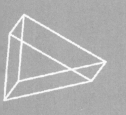

内科疾病检查与治疗方法

费秀斌　主编

中国纺织出版社有限公司

图书在版编目（CIP）数据

内科疾病检查与治疗方法 / 费秀斌主编. -- 北京：
中国纺织出版社有限公司, 2022.8
　　ISBN 978-7-5180-9709-8

　　Ⅰ.①内…　Ⅱ.①费…　Ⅲ.①内科－疾病－诊疗
Ⅳ.①R5

中国版本图书馆CIP数据核字（2022）第130137号

责任编辑：范红梅　　责任校对：高　涵　　责任印制：王艳丽

中国纺织出版社有限公司出版发行
地址：北京市朝阳区百子湾东里A407号楼　邮政编码：100124
销售电话：010—67004422　传真：010—87155801
http://www.c-textilep.com
中国纺织出版社天猫旗舰店
官方微博 http://weibo.com/2119887771
唐山玺诚印务有限公司印刷　各地新华书店经销
2022年8月第1版第1次印刷
开本：889×1194　1/16　印张：10.75
字数：284千字　定价：78.00元

凡购本书，如有缺页、倒页、脱页，由本社图书营销中心调换

编 委 会

主　编　费秀斌　张承巍　任芳兰　尹雪松　张　芸

副主编　张宏佳　韩　蹊　房泽慧　宋　梅
　　　　林颖慧　刘永刚　刘宏林　刘　扬

编　委　(按姓氏笔画排序)

尹雪松　哈尔滨医科大学附属第四医院
田文华　哈尔滨医科大学附属第四医院
白晓鹏　哈尔滨医科大学附属第四医院
任芳兰　佳木斯大学附属第一医院
刘　扬　哈尔滨医科大学附属第一医院
刘永刚　佳木斯大学附属第一医院
刘宏林　广东省东莞市石排镇石排医院
杨梅梅　哈尔滨医科大学附属第四医院
吴耿茂　揭阳市人民医院
宋　梅　江西省新余市人民医院
张　芸　内蒙古医科大学附属医院
张宏佳　齐齐哈尔医学院附属第一医院
张承巍　哈尔滨医科大学附属第二医院
林颖慧　哈尔滨医科大学附属第四医院
单　蕾　哈尔滨医科大学附属第一医院
房泽慧　哈尔滨医科大学附属第四医院
费秀斌　佳木斯大学附属第一医院
柴玉斌　哈尔滨医科大学附属第二医院
韩　蹊　佳木斯大学附属第一医院
楚飞云　中国人民军放军联勤保障部队第九八九医院
雷红韦　哈尔滨医科大学附属第二医院

前　言

内科学是对医学科学发展有重要影响的学科，其涉及面广，整体性强，是临床医学各科的基础学科，与各临床学科之间有着密切的联系。随着社会经济和医学科技的发展，临床内科学也在快速发展。为适应内科学的发展，更好地治疗内科疾病，缓解医患关系，减轻患者经济负担，提高患者生活质量，本书编者参考了大量国内外文献资料，结合国内临床的实际情况，编写了此书。

本书重点介绍了临床内科常见病、多发病的病因、发病机制、临床表现、诊断方法和防治手段。本书内容全面系统、条理清晰、规范实用。本书的编者从事内科临床工作多年，具有丰富的诊疗经验和深厚的理论功底，希望本书能为各级医院内科医师及相关科室医护同仁处理相关问题时提供参考。

由于参编者较多，写作方式和文笔风格不一，再加上临床内科学内容繁多，编者时间有限，书中疏漏和不足之处难免，望广大读者提出宝贵意见和建议，以便再版时修订。

编　者
2022 年 4 月

目 录

第一章

呼吸内科疾病

第一节　气道反应性检查

支气管激发试验是通过物理、化学、生物等人工刺激，诱发气道平滑肌收缩，借助肺功能指标的改变来判断支气管是否缩窄及其程度的方法，是测定气道高反应性（AHR）最常用、最准确的临床检查。支气管激发试验方法很多，吸入型激发试验是最常用的激发方法，组织胺和乙酰胆碱是最常用的激发剂。

一、适应证与禁忌证

（一）适应证

1. 临床疑诊为哮喘的患者

对临床症状不典型但疑诊为哮喘的患者，可以进行支气管激发试验检查；一般不用于临床已明确诊断的哮喘患者，尤其在急性发作期。不典型的哮喘症状主要包括：在吸入冷空气、运动、呼吸道感染、暴露于工作场所或吸入过敏原后可引起的喘息、呼吸困难、胸闷或咳嗽等症状。若支气管激发试验为阳性，表明气道反应性增高，有助于临床哮喘的诊断。

2. 慢性咳嗽查因的患者

引起慢性咳嗽的原因众多，常见的有：咳嗽变异型哮喘（CVA）、上气道咳嗽综合征（UACS）、嗜酸性粒细胞性支气管炎（EB）、变应性咳嗽（AC）、胃食管反流性咳嗽（GERC）等。若支气管激发试验为阴性，表明无气道高反应性，有助于临床排除 CVA 的诊断。

3. 反复发作性胸闷、呼吸困难的患者

引起反复发作性胸闷、呼吸困难症状的原因众多，哮喘，包括胸闷变异型哮喘（CTVA）是常见原因之一。支气管激发试验有助于临床确诊或排除哮喘。

4. 对哮喘治疗效果的评估

哮喘患者经长期治疗后，症状和体征消失，肺通气功能正常，且持续很长一段时间仍能维持稳定，此时可进行气道反应性测定，若支气管激发试验为阴性或气道高反应性程度减轻，可调整治疗方案，予以减药或停药。

5. 其他需要了解气道反应性的疾病

变应性鼻炎与哮喘密切相关，常同时存在或先后发生。部分变应性鼻炎患者存在 AHR 的现象，有可能发展为哮喘。通过支气管激发试验筛查出这部分患者，对于哮喘的预防和早期干预具有重要的指导作用。

（二）禁忌证

1. 绝对禁忌证

（1）曾有过致死性哮喘发作，或近 3 个月内曾有因哮喘发作需机械通气治疗者。

（2）对吸入的激发剂有明确的超敏反应。

（3）基础肺通气功能损害严重（FEV_1 < 60%预计值或成人 < 1 L）。

（4）不能解释的荨麻疹。

（5）在过去的 3 个月内有心肌梗死或卒中。

（6）未控制的高血压（收缩压 > 200 mmHg 或舒张压 > 100 mmHg）。

（7）有其他不适宜用力通气功能检查的禁忌证。

2. 相对禁忌证

（1）基础肺功能呈中度阻塞（FEV_1 < 70%预计值），但如严格观察并做好充足的准备，则 FEV_1 > 60%预计值者仍可考虑予以激发试验。

（2）肺通气功能检查已诱发气道阻塞发生，在未吸入激发剂的状态下 FEV_1 下降 ≥ 20%。

（3）基础肺功能检查不能很好配合的受试者。

（4）近期呼吸道感染（< 4 周）。

（5）哮喘发作或加重期。

（6）妊娠、哺乳期的女性。

（7）正在使用胆碱酶抑制剂（治疗重症肌无力）的患者不宜做乙酰胆碱激发试验；正在使用抗组胺药物的患者不宜做组胺激发试验。

二、试验流程

（一）测定基础肺功能

肺功能常用指标包括 FEV_1、PEF 和比气道传导率（sGaw）等，以 FEV_1 最常用。

（二）吸入生理盐水再测定肺功能

一方面，让患者认识吸入激发试剂的过程，减轻其心理负担，熟悉吸入方法，增加吸入过程的协从性；另一方面，观察稀释液生理盐水是否对肺通气功能有所影响，作为以后吸入激发物的对照。若吸入生理盐水后 FEV_1 下降 ≥ 10%，则其本身即可增加气道反应性，或患者经数次深吸气诱发气道痉挛，其气道反应性较高，此时试验不宜继续进行，或采用最低浓度（剂量）的激发物作起始激发，但需严密观察，谨慎进行，同时在试验报告中注明。

（三）吸入激发试剂

从低浓度（剂量）开始，按不同方法吸入激发试剂，吸入后再测定肺功能，直至 FEV_1 较对照值下降 ≥ 20%，或出现明显的不适及临床症状，或吸入最高浓度（剂量）为止。

（四）吸入支气管舒张剂

若激发试验阳性且伴有明显气促、喘息，应给予支气管舒张剂吸入以缓解患者症状，经过 10 ~ 20 分钟肺功能指标恢复后终止试验。

三、支气管激发试验的临床应用

（一）安全性

尽管检查中危急重症的发生率很低，但是仍应引起医护人员的重视，做好安全防范措施：

（1）检查前需详细了解病史，掌握检查的禁忌证，签署知情同意书。

（2）肺功能室应配备相关的监护设备、急救物品和吸氧装置。

（3）在激发试验过程中，操作者除观察肺功能指标的改变外，还应对受试者的反应（如有无出现咳嗽、喘息、呼吸困难等）进行严密观察，对可能发生的危险备有应急预案。

（4）激发剂应从低浓度（剂量）开始，逐渐增加；当 FEV_1 较对照值下降 ≥ 20%即应及时终止激发试验；激发后应及时给予短效支气管舒张剂吸入，以便快速扩张已收缩的支气管。

（二）结果判断

尽管肺功能测试指标众多，但 FEV_1 仍是目前最主要和最常用的判断指标。

1. 定性判断

在试验过程中，当 FEV_1 较对照值下降 $\geqslant 20\%$ 可判断为激发试验阳性，即气道反应性增高；当吸入最大浓度激发剂后，FEV_1 仍未达上述标准，则为气道反应性正常，激发试验阴性。

2. 定量判断

累积激发剂量（PD）或累积激发浓度（PC）常可用于定量判断气道反应性。如 PD_{20}-FEV_1 是指使 FEV_1 较基线下降 20% 时累积吸入刺激物的剂量，PC_{20}-FEV_1 是使 FEV_1 较基线下降 20% 的累积激发浓度。而且，可以依据 PD_{20}-FEV_1 或 PC_{20}-FEV_1 对 AHR 的严重程度进行分级（表1-1）。

表1-1　气道高反应性分级

分级	组织胺	乙酰胆碱	
	PD_{20}-FEV_1 [mg（μmol）]	PD_{20}-FEV_1 [mg（μmol）]	PC_{20}-FEV_1（g/L）
重度	<0.031（0.1）	<0.035（0.18）	<1.0
中度	0.031～0.275（0.1～0.8）	0.035～0.293（0.18～1.4）	<1.0
轻度	0.276～1.012（0.9～3.2）	0.294～1.075（1.5～5.4）	1.0～4.0
可疑或极轻度	1.013～2.400（3.3～7.8）	1.076～2.500（5.5～12.8）	4.0～16
正常	>2.400（>7.8）	>2.500（>12.8）	>16

（三）临床应用

支气管激发试验主要适用于协助临床诊断 AHR，尤其是对支气管哮喘的诊断及鉴别诊断。此外，也用于对支气管哮喘患者病情严重度的判断和治疗效果的分析；并可用于对气道疾病发病机制的研究。

（1）协助哮喘的诊断及鉴别诊断：典型的支气管哮喘在排除可能相关的其他肺部疾病后，根据病史、体征比较容易得出诊断。但对于轻度支气管哮喘、CVA 或患有变应性鼻炎而哮喘处于潜伏期的患者，AHR 可能是唯一的临床特征和诊断依据。AHR 的早期发现对于支气管哮喘的预防和早期治疗具有重要的指导作用。

支气管激发试验阴性者可考虑排除哮喘，但阳性者并不一定就是哮喘。许多其他疾病，如变应性鼻炎、慢阻肺、病毒性上呼吸道感染、过敏性肺泡炎、结节病、支气管扩张症、左心衰竭以及长期吸烟等也可能出现 AHR，表现为支气管激发试验阳性，但阳性时 PD_{20}-FEV_1 或 PC_{20}-FEV_1 较高，而哮喘患者则较低。

（2）评估哮喘严重程度及预后。

（3）判断疗效。

（费秀斌）

第二节　内镜检查

一、经支气管镜活检术

经支气管镜活检术的适应证包括各种气管、支气管腔内病变，如良性肿瘤、恶性肿瘤、肉芽肿、感染（结核、曲菌等）、淀粉样变等，所需器械为支气管镜、细胞刷、活检钳等。患者的术前准备及麻醉同常规支气管镜检查。

操作时在支气管镜抵达病变部位上方后，先将其表面覆盖的分泌物及血迹予以清除。观察病变的性质，估计其可能出血的程度。对于可能出血量较大的病灶，应准备好活检后止血的预案，如局部喷洒凝血酶溶液或使用高频电刀、氩气刀或激光等止血手段，以避免活检后出血，使得操作者手忙脚乱。根据病变的部位和性质选择最佳的活检器具。几乎所有的文献报道结果都显示，一次检查中使用两种或两种以上的器具（如毛刷、活检钳、穿刺针及刮匙等），可以提高肺部疾病诊断的阳性率。对于黏膜病变可采用穿刺针进行取材，可显著提高阳性率。该方法有时甚至是唯一能获得恶性细胞阳性标本的方法，取材一般 3~4 块。有研究显示，对于一个内镜可视的肿块病灶，取活检组织 3~4 块可达到最高的诊断准确率。而多于 4 块，诊断效率并不随之提高。

支气管腔内病变最多见的是中心型支气管肺癌，支气管镜在临床得以广泛应用后，肺癌，尤其是中心型肺癌的确诊率有了非常显著的提高，但由于肿瘤所在部位、采样方法及技术的不同，其诊断的阳性率有很大差异。一般而言，支气管镜下可见肿瘤的活检阳性率高于未见肿瘤者，增殖型的阳性率高于浸润型者，增殖型的钳检阳性率高，浸润型则刷检阳性率相对较高。也有作者认为刷检的总体阳性率要高于钳检。其实阳性率在很大程度上与使用的工具本身、操作者的技术、病理科技术员操作习惯和熟练程度以及病理科医师的经验与水平有关。

对于支气管腔内的其他病变，如支气管内膜结核、支气管淀粉样变及结节病等，其在诊断操作技术方面与支气管腔内肿瘤大同小异，只是所采取的病理学方法不同而已。

除了在进行支气管镜检查时常见的并发症，如喉痉挛、支气管痉挛和低氧血症等，使用毛刷和活检钳检查时，最常见的两种并发症是出血和气胸。有研究报道，9% 的经支气管镜活检患者发生少量至大量的出血，在免疫功能受损患者中为 29%，尿毒症患者中为 45%，大量出血可导致死亡。

二、经支气管肺活检术

对肺周边部位病变，常规支气管镜检查不能窥见时，将活检钳通过病变部位相应的支气管达到远端病灶进行活检，即经支气管肺活检（TBLB）。对局灶性病变，可在 X 线透视或 CT 引导下施行，以达到准确取材，提高手术成功率的目的。如为弥漫性病变，可通过支气管镜直接进行肺活检，无须 X 线或 CT 引导。

TBLB 的适应证包括：经各项非创伤性检查不能确诊的肺弥漫性病变和肺周围肿块、结节或浸润，同时无出血体质、心肺功能能够耐受该项检查。肺动脉高压和肺大疱患者不宜接受 TBLB 检查。

对局灶性病变肺活检者，完成常规检查后，将支气管镜直接插入病变区的段支气管，在 X 线导向下将活检钳循所选择的亚段支气管插入，转动体位多轴透视，核对活检钳位置对准活检目标无误后，张开活检钳，向前推进少许，在患者呼气末关闭活检钳并缓慢退出。如无明显出血，可同法钳取活组织 3~5 小块，置入 10% 甲醛溶液中，如为肺组织则呈绒毛状飘浮于固定液中。为防止钳取后出血，可在活检前预先滴入 1∶10 000 肾上腺素 1~2 mL。

对弥漫性病变肺活检者，活检部位应选择病变多的一侧肺下叶，如两侧病变大致相同，则选择右下叶。支气管镜送达下叶支气管后，经活检孔插入活检钳至事先选择的段支气管内，直至遇到阻力或感到微痛时，再将活检钳后退 1~2 cm。此时嘱患者深呼吸，在深吸气末张开活检钳，并向前推进至遇阻力时，一般推进 1 cm 左右，于呼气末关闭活检钳并缓慢撤出，术者此时可感到对肺组织的牵拉感。按同样操作在不同的段或亚段支气管取肺组织 3~5 小块，置入固定液中送检。

TBLB 宜限制在一个肺叶内进行，不宜在中叶、舌叶或左右两侧肺同时进行。活检钳必须锐利，关钳用力宜适当，既要钳断肺组织而又不造成肺撕裂伤。活检时患者应无剧烈咳嗽或深大呼吸动作。

通过 TBLB 可以有效获取远端肺组织内的病灶标准，是诊断肺实质局灶型病变和弥漫型肺部病变的有效技术手段。研究表明对表现为周围型肺结节的肺部恶性病灶，在无透视引导下行 TBLB 检查的阳性率为 54.2%，其中腺癌为 50.9%，鳞癌为 61.5%，低分化癌为 72.7%，小细胞癌可达到 100%，值得注意的是，肺内转移性肿瘤的阳性率只有 12.5%。当有透视引导时，其整体阳性率可以达到 82.4%。

三、经支气管针吸活检术

经支气管针吸活检术（TBNA）是一种通过穿刺针吸或切割，获取气道壁、肺实质以及气管、支气管相邻部位纵隔内病变的细胞学、组织学或微生物学标本的技术。近年来，随着病灶定位方法和穿刺针的不断改进，已广泛应用于各种良、恶性肺癌及纵隔疾病的诊断，极大地提高了气管镜的诊断率，并拓展了其临床应用范围。由于该项技术可对纵隔淋巴结进行活检，确定肺癌患者纵隔肿大淋巴结的性质，使气管镜检查直接参与肺癌的临床分期和纵隔疾病的诊断，一些发达国家已将此技术列为呼吸专科医生必须掌握的技能。

TBNA 最初是为纵隔病变的诊断而设计的，但随着技术的发展和经验的积累，其适应证范围已大大拓展。其主要适应证包括：①对纵隔和肺门淋巴结的取样以明确诊断，同时对支气管源性肿瘤进行分期；②对气管（支气管）旁的肿块、黏膜下病变和肺外周结节进行取样；③适用于支气管内坏死和出血性病灶的病因诊断；④预测气管、支气管源性肿瘤外科手术的切除范围；⑤纵隔囊肿和脓肿的病因诊断及引流。

受操作者技术水平、穿刺针本身以及助手和病理医师配合等方面的影响，各单位报道的阳性率差异较大。对于肺癌患者而言，影响 TBNA 阳性率的主要因素是纵隔淋巴结转移的发生率和操作者的熟练程度，因为受到纵隔淋巴结转移发生率的限制，应用 TBNA 对肺癌进行分期，其阳性率为 30% ~ 50%，但其特异性高达 95% 以上。在评价肺外周型结节方面，TBNA 技术可以将常规支气管镜下的刷检和活检的检出率提高 20% ~ 25%。在诊断结节病方面，Trisolini 等报道，以 TBNA 诊断 1 期结节病，阳性率可达到 72%，如联合使用 TBLB，可使阳性率达到 87%。Morales 等的研究表明在原有方法上加用 TBNA 技术诊断结节病，可以使 1 期患者的诊断率提高 23%，2 期患者的诊断率提高 7%。此外，TBNA 技术还可以显著提高黏膜下病变、结核及淋巴瘤等纵隔淋巴结增大的病因检出率。

由于 TBNA 的操作者不能直接窥见病灶，要提高活检的阳性率，准确定位是关键。现有影像学检查只能提供纵隔的平面图像，操作者必须对纵隔解剖结构非常熟悉，并且拥有良好的空间想象力，在想象中重构纵隔的立体结构和病灶的相对位置，才能准确指导穿刺的定位，避开重要结构，保证操作的安全。但新近开发出的支气管腔内超声引导下的 TBNA（EBUS-TBNA）可在超声显示下对病灶或淋巴结实施实时穿刺，有效地克服了盲目 TBNA 定位难的缺陷，使 TBNA 的阳性率大幅度提高。研究表明，和传统 TBNA 相比，EBUS-TBNA 对隆突下淋巴结的穿刺阳性率由 76% 提高到 84%；而对其他部位淋巴结的穿刺阳性率更由 58% 提高到 84%；对于 CT 可见的肺门、纵隔淋巴结，其敏感性和特异性分别达到 95.7% 和 100%，诊断准确率达到了 97.5%。可见 EBUS-TBNA 在对肺癌的淋巴结分期方面不仅优于传统 TBNA，而且无论是在敏感性还是准确性方面，均优于纵隔镜检查，故有人预测 EBUS-TBNA 将取代纵隔镜成为肺癌分期的"金标准"。

近年的临床应用证明，TBNA 是一种安全、实用的活检技术。已有报道显示，仅少数患者术后发生气胸，其发生率不足 1%。此外，有极少数的患者发生纵隔气肿和纵隔出血等。TBNA 对支气管黏膜损伤最小，尖端具有斜面的穿刺针穿刺时其出血程度较之活检钳撕裂组织所致者小，仅在穿刺部位有少许出血，即使刺入血管或刺入易脆的肿瘤组织内，引起出血量也不多，目前尚无致命性出血的报道。熟练掌握纵隔结构的解剖学知识，术前认真复习胸部 CT 片，可有效地避免不必要的组织损伤。除此之外，还应避免穿刺针对支气管镜的损伤。

四、支气管肺泡灌洗术

支气管肺泡灌洗术（BAL）检查是利用纤维支气管镜向支气管肺泡注入生理盐水并随即抽吸、收集肺泡表面液，检查其细胞成分和可溶性物质的一种方法。主要用作有关疾病的临床诊断以及研究肺部疾病的病因、发病机制，评价疗效和预后等。BAL 还可通过液体的直接冲洗，清除呼吸道和（或）肺泡中滞留的物质，以缓解气道阻塞，改善呼吸功能，控制感染，用于某些疾病的治疗。

支气管肺泡灌洗术的适应证包括：①为了明确肺部肿块、复发性或持续性肺不张或肺浸润、肺部弥漫性疾病等的病因诊断；②支气管－肺感染需要获取标本用作病原微生物检查以及作药物敏感试验者；③为研究支气管－肺疾病的病因、发病机制等需要获取标本者；④需要冲洗和清除呼吸道和（或）肺泡中滞留的物质者。

禁忌证包括：①严重心、肺功能损害者，如呼吸衰竭、心力衰竭、严重心律失常；②新近发生急性心肌梗死的患者；③新近大咯血者；④活动性肺结核未经治疗者。

BAL 在纤支镜检查时进行。先向需要灌洗的肺叶支气管注入 2% 利多卡因 1 mL 局部麻醉后，将纤支镜前端嵌入肺段或亚段支气管开口，经纤支镜吸引管推注生理盐水 25 ~ 50 mL 至肺段或肺亚段，共 4 ~ 6 次，总量 100 ~ 250 mL，一般不超过 300 mL。儿童灌洗量一般为 3 mL/kg。每次注入后，随即负压吸引。灌洗部位通常在右肺中叶或左肺舌叶，其他肺叶也可以进行。负压吸引的压力为 25 ~ 100 mmHg（3.3 ~ 13.3 kPa），不能过大、过猛。中叶或舌叶灌洗回收量应达到灌洗液的 40% 以上，下叶或其他肺叶应为 30% 以上。

回收的支气管肺泡灌洗液（BALF）应记录回收量，置于内壁涂硅的容器（或其他防止巨噬细胞贴壁的容器）中，周围宜被冰水 −4℃ 包围，30 分钟内送至实验室，通常在 2 ~ 3 小时内处理。分别注入的液体每次回收后混合在一起进行检查，第一份回收的标本往往混有支气管内成分，可将第一份标本与其他标本分开检查。先用单层纱布过滤以去除黏液，将滤液离心后分离上清液供生化和免疫学检查，沉淀物供细胞学检查，微生物检查的标本需严格无菌操作。合格的 BALF 标准：①达到规定的回收比例；②不混有血液，红细胞数小于 10%；③不应混有多量的上皮细胞（一般小于 3%）。

回收的 BALF 作计量后，取少量标本置于白细胞计算盘进行细胞计数。在高倍显微镜下计数除上皮细胞及红细胞以外的所有细胞（巨噬细胞、淋巴细胞、粒细胞等）。以每毫升回收液的细胞数和灌洗液回收细胞的总数表示。

BAL 的最大特点是能获取肺泡表面衬液，通过对其所含成分进行研究，可研究多种肺部疾病的发病机制。在临床诊断方面，BAL 主要用于肺部感染、肿瘤、间质性肺病等的诊断。

五、荧光支气管镜

早期诊断是支气管肺癌治疗成功的关键。支气管肺癌的发生早期为不典型增生或原位癌，而肺癌高危人群中有 10% 的人存在不典型增生或原位癌。从正常组织发展成肺癌的过程中，不典型增生阶段可长达 3 ~ 4 年，原位癌的阶段也有 6 个月的时间；同时肺癌中的 50% ~ 60%（特别是鳞状细胞癌），主要的发病部位在中央气道。因此，以上两点为经支气管镜早期诊断支气管肺癌提供了时间和空间上的可行性。

普通白光支气管镜（WLB）诊断肺癌主要是根据支气管黏膜改变，如局部隆起、黏膜粗糙、水肿、出血等，再行活检、针吸活检、刷检等操作加以明确。但由于不典型增生或原位癌阶段支气管黏膜局部的改变并不明显，因此诊断的阳性率较低，仅为 15%。随着光学和计算机技术的发展，近年来已研制出主要用于肺癌早期筛查的自荧光支气管镜（AFB）。文献报道，WLB 基础上加用 AFB，支气管腔内型早期肺癌的诊断阳性率可增加到 78%。

"荧光"是一种特殊的物理现象，是指某些物体在特定波长光线的照射下，该物体可以受激发，辐射出波长比照射光线长的光。辐射出的波长较长的光线就是荧光。20 世纪初，人们就发现人体组织存在荧光现象，并发现肿瘤组织和正常组织的荧光显像不同。人体内的荧光反应物质（荧光载体）有很多种类，包括：色氨酸、胶原、弹性蛋白、紫菜碱、磷酸吡哆醛等。人体组织辐射荧光的波长和强度决定于其中不同荧光载体的含量、入射光的最大吸收和反射值以及入射光源自身的特性。

当一束 442 nm 的单色光照射在黏膜上时，上皮下的荧光载体被激发，辐射出波长较长的光线。这种荧光是混合光，由波长 520 nm 的绿光和波长 630 nm 的红光组成。其中绿光较强，红光较弱，显示屏上看到的是绿色图像。在有组织增生和原位癌（CIS）的部位，荧光辐射会减弱，并且绿光减弱更明显，图像就会偏红色。引起荧光减弱的原因可能有：上皮增厚（吸收入射光增加）、组织充血（血红蛋白吸收绿光增加）、肿瘤基质中的还原性物质减低了荧光载体的含量等。利用肿瘤组织和正常组织荧光显像的不同，就能分辨普通光线下无法发现的早期肿瘤病灶。

与肉眼可以看见的普通光线不同，支气管黏膜的自发荧光非常微弱，不通过一定的辅助技术，肉眼是无法看到的。目前通常采用的技术分为两大类：①增强照射光的强度和纯度，采用特殊摄像机增加感受荧光的灵敏度；②应用能在肿瘤组织浓聚的光敏药物，增强肿瘤组织的荧光辐射。根据所用技术的不同，可将荧光支气管镜分为两大类。

1. 激光成像荧光支气管镜（LIFE）

此类荧光支气管镜统称为 LIFE，通过外源性光源照射，激发组织的自发荧光，来分辨肿瘤组织，而不需使用光敏药物。LIFE 系统使用低能量氦－镉激光产生的 442 nm 紫外光作为照射光。摄像系统采用两台高分辨率 CCD 荧光摄像机，灵敏度达到普通摄像机的 30 000 倍，分别单独感受绿光和红光，并将数字信号传送到主机进行合成。这样，在监视屏上就能看到支气管黏膜的实时荧光图像。在 LIFE 系统中，肉眼看不到入射的紫外光，正常黏膜为绿色，增生或 CIS 黏膜为红色或棕色。此类荧光支气管镜的代表是加拿大 Xillix 公司生产的 LIFE 系统和日本 Pentax 公司生产的 SAFE-1000 系统。

2. 自荧光支气管镜（AFI）

此类荧光支气管镜工作时，入射光波长范围 380～460 nm。观察时，为增加对荧光的分辨率，需要将大部分直接反射的蓝光屏蔽。同时，为了增强视野的总体光线强度，还要保留一小部分散射蓝光。这样，观察正常黏膜时，由于绿色荧光较强，掩盖了蓝光，显示绿色；增生或 CIS 黏膜的绿色荧光明显减弱，黏膜显像就呈蓝/红色或是两种颜色融合成的暗视野区。某些光敏药物能选择性浓聚在肿瘤组织中，使用这些药物能增强病变部位的荧光显像，提高成像质量和检出率。早期常用的光敏剂是血卟啉衍生物，因为其光过敏副反应较明显，20 世纪 90 年代起，逐渐被 5-氨基乙酰丙酸（5-ALA）取代，当患者使用 5-ALA 后，以荧光支气管镜检查，就可以在肿瘤组织见到较强的红色光。

两种荧光支气管镜系统各有特点。LIFE 系统在北美使用较广，具有副反应小、分辨率高、不需使用光敏剂的优点；但是它费用昂贵、系统结构复杂、操作时白光和自荧光模式转换不便。AFI 系统在欧洲使用较广，具有价格较低、白光和自荧光模式转换方便的优点；但是也有自荧光模式下分辨率不如 LIFE 系统、使用光敏剂会带来药物不良反应的风险。

AFB 在中央气道黏膜不典型增生、原位癌诊断中是一种有效的早期定性、定位诊断工具，其一般联合 WLB 开展工作。Moro-Sibilot 等联合检查 244 例肺癌高危人群（有症状的吸烟者及有肺癌手术史或头颈部肿瘤手术史者），所有发现异常者都进行活检确认，共发现 92 处低度病变、42 处高度病变（中、重度增生和原位癌）及 39 处侵袭性肿瘤病灶。当用于早期中央型肺癌的诊断时，与单独 WLB 检查相比，WLB 和 AFB 联合检查发现病变的敏感性可提高 10%～30%，但是特异性会降低 5%～10%。这些研究提示 WLB 联合 AFB 对癌前病变和早期肿瘤的监测有很高的价值。通过对痰检阳性而影像学阴性的肺癌患者的研究发现，AFB 可以观察到的病灶范围要大于 WLB 单独检查，AFB 检查的分期更准确，而根据 AFB 检查的结果调整了分期和治疗原则以后，患者的预后获得了相应的改善。说明 AFB 在早期肿瘤的分期中同样有很高的价值。

六、内科胸腔镜技术

内科胸腔镜，又称胸膜腔镜，它有别于外科电视辅助胸腔镜。其操作通常是在清醒镇静加局麻下进行，一般在胸壁上仅行单点穿刺，整个操作可以在支气管镜室或诊所内进行。内科胸腔镜检术主要用于诊断胸膜和部分肺部疾病，并可实施胸膜粘连术。

内科胸腔镜检术的适应证包括：①不明原因的胸腔积液；②胸膜占位性病变；③气胸；④弥漫性肺病变及肺外周病变；⑤肺癌分期。

患者术前需建立人工气胸，可于局部麻醉下以过滤空气 400～800 mL 注入胸膜腔，对胸腔积液患者应在抽胸液后再注入空气，并行胸部 X 线透视或摄片确认。进镜切口的选择不宜离病灶太近，最好取病灶相对方向，以便于观察病灶；如为弥漫性病变，一般取侧卧位，切口定于腋中线或腋后线第 6～7 肋间，此处进镜便于观察整个胸膜腔。同时，切口的选择应避开胸膜粘连处，以免进镜时使粘连带撕裂出血，影响观察、干扰检查结果。为全面了解病变的范围，检查中必须养成一定的习惯，按顺序观察整个胸腔以免漏诊，然后再观察异常组织的大小、数目、侵及范围、硬度、有无搏动等情况。对每个病变部位需取活检 2～4 块，活检后应仔细观察，如有出血可用冰肾上腺素盐水局部灌注，仍不止血可用凝血酶或电凝止血。术毕，缓慢抽尽胸腔内气体，并留置胸腔引流管行闭式引流，持续引流残余气体或胸液，同时观察有无漏气、出血，必要时可向胸腔内注药或冲洗。

传统的内科胸腔镜多为硬质镜，而新近问世的"软硬镜"为一种改良型的胸腔镜，其镜身的硬质，远端则可弯曲，这样大大地扩展了其视野。在我国有一些单位采用纤维支气管镜代替胸腔镜进行胸膜疾病的诊断，也取得了一定的疗效，其不足就是在活检时，镜体不太容易固定，活检部位的准确性受到一些影响。另需注意的是镜体的消毒必须彻底，以避免因此而导致的医源性感染。

因为癌性病灶在胸膜上往往呈点状分布，结核病灶多分布于胸膜基底部或膈胸膜，所以直接经胸壁进行胸膜穿刺活检的阳性率较低。而通过内科胸腔镜检查可以直接窥视整个胸膜腔，能发现微小病灶；在直视下进行活检，能避开大血管、清除病变表面糜烂坏死组织及覆盖物，活检标本质量大大提高；不仅能取脏层胸膜、纵隔、膈面胸膜处病变，也能取肋胸膜及肋膈窦处病变，使胸腔积液病因诊断的阳性率明显提高。文献报道以内科胸腔镜检查结合胸液的癌标及细胞学结果，对于癌性胸腔积液，其诊断的准确性可达90%以上；而对于结核性胸腔积液，其诊断的准确性可达100%。此外，对于一些孤立性胸膜转移、结节病等，其诊断的准确性要显著高于常规胸腔穿刺和闭式胸膜活检术。其并发症包括：活检部位的出血（绝大多数为自限性）、持续性气胸、肋间神经和血管的损伤。其操作的相关死亡率低，仅为0.01%~0.24%。

（费秀斌）

第三节　急性上呼吸道感染

一、病因

急性上呼吸道感染是指鼻、咽、喉部急性感染性炎症。多由病毒感染（占70%~80%）引起，称为感冒，少数由细菌直接感染所致，病毒感染后常继发细菌感染。常见的病毒有流感、副流感病毒、呼吸道合胞病毒、腺病毒、鼻病毒、冠状病毒、埃可病毒、柯萨奇病毒、麻疹及风疹病毒等；常见的感染菌为溶血性链球菌、流感嗜血杆菌、肺炎球菌、葡萄球菌，以及支原体、衣原体等。感染多发生于受凉或过度疲劳，机体抵抗力下降时，老幼体弱、防御功能差者易罹患。

二、诊断

临床主要表现为鼻炎、咽喉炎及扁桃体炎。有急性鼻咽部卡他症状，如鼻痒、咽干或烧灼感、打喷嚏、鼻塞、流清鼻涕、咽喉痛、声嘶、咳嗽，开始以干咳为主，继发细菌感染时，咳黏液痰或脓痰，可伴有畏冷、发热、头痛、身痛、乏力、全身不适症状。检查可见咽部充血或扁桃体肿大，颌下淋巴结肿大、压痛。病毒感染血象一般正常或白细胞总数偏低，细菌感染时血白细胞总数及中性粒细胞增高。上呼吸道感染一般症状较轻，多为自限性，病程一周左右，严重者可因并发症死亡。呼吸道合胞病毒感染，可发生喘息症状，特别是婴幼儿；急性呼吸道症状缓解后，可出现持续干咳达8周以上，与炎症导致气道高反应性有关。

近些年来，发现新呼吸道病毒，如汉坦病毒、尼帕病毒、亨德拉病毒、偏肺病毒，或变异病毒，如SARS、中东呼吸综合征（变异冠状病毒）、禽流感病毒等，常以流感样症状起病，造成广泛流行，引起严重肺部感染，呼吸衰竭死亡，需与一般急性上呼吸道感染区别。

三、治疗

上呼吸道病毒感染，目前尚无满意的特效治疗，主要对症处理和防治继发细菌感染。

（一）对症治疗

由于病毒感染多为自限性，故青壮年体质好，症状轻，无并发症者无须进行特殊治疗，注意休息，避免受凉和劳累，保持居室空气流通。病情重或伴有发热者，应卧床休息，发热、头痛可用止痛退热药，如对乙酰氨基酚、阿司匹林、氨基比林、布洛芬等，对乙酰氨基酚对凝血机制影响小，胃肠刺激小，作用快、缓和持久，应用较安全，每次 0.3~0.6 g，每日 3 次。年老体弱者，需注意发汗造成血容量不足，出现低血压，应多饮水，必要时静脉补液；鼻塞、流鼻涕可用 1% 麻黄碱或苯丙醇胺溶液滴鼻；咽喉痛可用消炎喉片含服或局部雾化吸入治疗；咳嗽给予止咳祛痰剂，如复方氯化铵甘草合剂 10 mL，每日 3 次；溴己新（必嗽平）16 mg，每日 3 次；或用氨溴索 30 mg，每日 3 次。剧烈干咳可用喷托维林（咳必清）25 mg，每日 3 次；苯丙哌林（咳快好）20 mg，每日 3 次；氢溴酸右美沙芬 15~30 mg，每日 3 次；或可待因每次 0.03 g 治疗。目前市售有多种复方制剂，可有效地消除上呼吸道卡他症状，商品名繁多（如泰诺、白加黑等），其配方类似，含有止痛退热药（如对乙酰氨基酚）、鼻黏膜血管收缩剂（如麻黄碱）、止咳剂（右美沙芬）及抗过敏剂（氯苯那敏），部分复方制剂加用抗病毒药物如金刚烷胺，或加用中药（板蓝根、岗梅根、穿心莲、金银花、连翘等）制成中西药混合制剂。有喘息症状者，可适当使用平喘药，如氨茶碱 0.1~0.2 g，每日 3 次。

（二）抗病毒治疗

化学合成的抗病毒药，目前尚不成熟，其临床疗效也不满意。抗病毒药应早期应用，常用药吗啉胍（ABOB）对流感、腺病毒和鼻病毒有一定疗效，每次 0.1 g，每日 3 次；利巴韦林（病毒唑）为广谱抗病毒药，对流感及腺病毒、呼吸道合胞病毒、疱疹、麻疹病毒有效，可用 50~100 mg 含服，或以 10~15 mg/（kg·d）剂量，分 2 次静脉滴注；金刚烷胺或金刚乙胺 0.1 g，每日 2 次口服，奥司他韦 75 mg 每日 2 次或扎那米韦 5 mg 每日 2 次，对流感病毒有效；阿糖腺苷对腺病毒有效；利福平对腺病毒及流感病毒有效；干扰素或干扰素诱导剂聚肌胞有抑制病毒复制作用。由于病毒感染具有自限性，症状多在短期内逐渐消失，因此普通感冒临床上一般以对症处理为主，抗病毒药的使用并不普遍。

（三）抗菌治疗

单纯病毒感染，不用抗菌治疗。若为原发上呼吸道细菌感染（如细菌性咽、扁桃体炎），或病毒感染后继发细菌感染，应给予抗菌药治疗。病程长、症状重，发热不退，或咳嗽、咳痰加重，痰脓性、量多，伴血白细胞升高，提示细菌感染，应及时使用抗生素，如大环内酯类（红霉素、罗红、阿奇霉素）、青霉素、头孢霉素或喹诺酮类（如左氧氟沙星、加替沙星、莫西沙星）抗生素。一般感染者给予口服，重症感染可肌肉或静脉途径给药。

对易感者可适当使用免疫调节剂，如死卡介苗皮上划痕法接种，每周 1~2 次，连续 60~70 次，或用卡介菌提取物多糖核酸，每周 2 次肌内注射，30~50 次为一疗程，或用草分枝杆菌制剂（乌体林斯）1.72 μg，每周 2 次肌内注射，10 周为一疗程。可以提高机体防御力，减少或避免发病，发病后可使症状减轻、病程缩短。高免疫球蛋白注射是一种被动免疫，对体弱免疫力低下者有短时防治作用。疫苗接种，如流感灭活疫苗，对流感具有特异性免疫预防作用，但由于流感病毒抗原易变性，其有效性受疫苗病毒与当前流行病毒抗原匹配性影响，通常只有部分免疫预防效果。

中医中药对上呼吸道感染治疗有一定疗效，可按辨证施治。目前市售中成药较多，服用方便，可以适当选用。风热型可选用桑菊感冒片、银翘解毒丸、羚羊感冒片；风寒型可用参苏理肺丸、九味羌活丸、通宣理肺丸。

（张承巍）

第四节　慢性阻塞性肺疾病

慢性阻塞性肺疾病（COPD）是一种可以预防和治疗的常见疾病。其特征是持续存在的气流受限，气流受限呈进行性发展，伴有气道与肺部对有害气体或颗粒所致慢性炎症反应的增加。急性加重和并发症影响着患者整体疾病的严重程度。

一、流行病学

慢性阻塞性肺疾病（COPD）由于其患病人数多，死亡率高，社会经济负担重，已成为一个重要的公共卫生问题。在我国，COPD 同样是严重危害人民身体健康的重要慢性呼吸系统疾病。近期对我国 7 个地区的 20 245 名成年人群进行调查，COPD 患病率在 40 岁以上人群高达 8.2%。

二、诊断

与 COPD 密切相关的疾病主要为慢性支气管炎和肺气肿，当其气流受限出现不完全可逆时，即为 COPD。支气管哮喘气流受限为可逆性，不属于 COPD，但哮喘并有慢性支气管炎，或慢性支气管炎合并哮喘，也可表现为不完全可逆的气流受限。

COPD 起病缓慢，病程较长，主要表现为慢性咳嗽、咳痰及进行性气短、呼吸困难。部分病者出现喘息。检查有肺气肿体征，肺部可闻及干湿啰音，肺功能显示阻塞性通气功能障碍，吸入支气管舒张剂后 $FEV_1/FVC < 70\%$，$FEV_1 < 80\%$ 预计值。COPD 常发展为慢性呼吸衰竭及肺源性心脏病。

三、COPD 稳定期治疗

（一）治疗目的

（1）减轻症状，阻止病情发展。

（2）缓解或阻止肺功能下降。

（3）改善活动能力，提高生活质量。

（4）降低急性加重风险及病死率。

（二）教育与管理

通过教育与管理可以提高患者及有关人员对 COPD 的认识和自身处理疾病的能力，更好地配合治疗和加强预防措施，减少反复加重，维持病情稳定，提高生活质量。主要内容包括：①教育与督促患者戒烟，迄今能证明有效延缓肺功能进行性下降的措施仅有戒烟；②使患者了解 COPD 的病理生理与临床基础知识；③掌握一般和某些特殊的治疗方法；④学会自我控制病情的技巧，如腹式呼吸及缩唇呼吸锻炼等；⑤了解赴医院就诊的时机；⑥社区医生定期随访管理；⑦由专科医师定期对 COPD 患者进行健康教育和康复指导。

（三）控制职业性或环境污染

避免或防止粉尘、烟雾及有害气体吸入，因职业因素所致者应脱离污染环境。

（四）药物治疗

1. 支气管舒张药

包括短期按需应用以暂时缓解症状以及长期规则应用以预防和减轻症状两类。

（1）β_2 受体激动剂：主要有沙丁胺醇、特布他林等，为短效定量雾化吸入剂，数分钟内起效，15~30 分钟达峰值，药效持续 4~5 小时，主要用于缓解症状，按需使用。福莫特罗、沙莫特罗为中长效定量吸入剂，每日仅需吸入 2 次。茚达特罗为长效定量吸入剂，每日仅需吸入 1 次。

（2）抗胆碱药：采用气雾或粉剂吸入治疗，常用品种为异丙托溴铵、噻托溴铵和格隆溴铵，后两者作用时间长，每日 1 次即可。长期应用可改善 COPD 患者运动耐力和生活质量，也可减少患者急性加重的频率。目前认为长效抗胆碱药物为 COPD 稳定期用药的重要选项。

（3）茶碱类药物：可解除气道平滑肌痉挛、改善心输出量、兴奋呼吸中枢并有抗炎作用，广泛应用于 COPD 治疗，可用 0.1~0.2 g 每日 3 次口服或用 4~6 mg/kg 静脉缓慢注射，其缓释或控释片 0.2 g，每 12 小时一次。

2. 糖皮质激素

长期吸入糖皮质激素联合长效支气管扩张剂适用于急性加重高风险的中、重度 COPD 患者。联合吸入 β_2 受体激动剂，比各自单用效果好，临床应用的有布地奈德福莫特罗、氟替卡松沙美特罗及维兰特罗/糠酸氟替卡松三种联合制剂，不推荐长期单一应用口服或吸入糖皮质激素治疗 COPD。

3. 其他药物

①祛痰药：包括盐酸氨溴索、乙酰半胱氨酸；②抗氧化剂：如 N-乙酰半胱氨酸；③免疫调节剂：可选用卡介苗多糖核酸，草分枝杆菌提取物；④疫苗：流感疫苗，肺炎球菌疫苗已在 COPD 患者中应用，取得了较好的临床疗效；⑤中医中药治疗：中医中药对 COPD 患者辨证施治，有祛痰、舒张支气管、调节免疫等作用。

（五）长期家庭氧疗

可提高 COPD 慢性呼吸衰竭患者的生活质量和生存率，应用指征：①$PaO_2 \leqslant 55$ mmHg 或 $SaO_2 \leqslant 88\%$，有或没有高碳酸血症；②PaO_2 55~60 mmHg 或 $SaO_2 < 89\%$ 并有肺动脉高压，心力衰竭或红细胞增多（血细胞比容 >0.55）。一般采用鼻导管吸氧，氧流量为 1.0~2.0 L/min，吸氧时间 >15 h/d。

（六）康复治疗

包括呼吸生理治疗、肌肉训练、营养支持、精神治疗与教育等各方面措施，具体措施包括帮助患者咳嗽、缩唇呼吸、腹式呼吸、散步、登楼梯、踏车等。营养支持应避免高碳水化合物饮食，并尽量使患者达到理想体重。

（七）外科治疗

对有指征的患者可考虑行肺大疱切除术、肺减容术、肺移植术等。

四、COPD 急性加重期的治疗

1. 确定急性加重期的原因及病情严重程度

最常见的急性加重期原因是细菌或病毒所致的呼吸道感染，部分患者加重的原因难以确定。

2. 评估病情严重程度决定门诊或住院治疗

COPD 加重的主要症状是气促加重，常伴有喘息、胸闷、咳嗽加剧、痰量增加、痰液颜色和（或）黏度改变以及发热等，此外也可出现全身不适、失眠、嗜睡、疲乏、抑郁和精神紊乱等症状。当患者出现运动耐力下降、发热和（或）胸部影像异常时，可能为 COPD 加重的征兆。气促加重、咳嗽、痰量增多及出现脓性痰，常提示细菌感染。与加重前的病史、症状、体征、肺功能测定、动脉血气检测和其他实验室检查指标进行比较，对判断 COPD 加重的严重程度甚为重要。

3. 控制性吸氧

一般先予持续低流量鼻导管吸氧，吸入氧浓度控制在 25%~30%，避免吸入氧浓度过高加重二氧化碳潴留。根据氧流量计算吸氧浓度的公式为：吸入氧浓度（%）=21+4×氧流量（L/min）。也可根据病情选用的面罩吸氧，无创呼吸机辅助呼吸（BIPAP），严重时可建立人工气道，呼吸机辅助呼吸。

4. 合理选用抗生素

COPD 急性加重的常见原因是感染，故抗生素治疗是关键，可根据以往痰菌学资料，既往应用抗生素情况经验用药，疗程 5~10 天。临床上常用的品种有第二、第三代头孢菌素，β-内酰胺类/β-内酰胺酶抑制剂、大环内酯类或喹诺酮类药。积极做痰细菌培养以明确致病菌，并根据痰菌培养结果调整抗生素。给药途径多选用静脉滴注给药，感染较重者可联合应用抗生素，确定有真菌感染者，需积极抗真菌治疗。

5. 支气管舒张剂

合并支气管痉挛者，可给予支气管舒张剂以缓解症状，如沙丁胺醇、异丙托溴铵雾化吸入或（和）静脉滴注茶碱。

6. 糖皮质激素

部分患者仍需用糖皮质激素治疗，可选用甲泼尼龙 40 mg/d 静脉滴注，疗程不宜过长，一般控制在 5 天。

7. 预防血栓形成

鉴于因 COPD 急性加重住院的患者深静脉血栓及肺栓塞的风险增加，应加强预防血栓形成的措施。

8. 其他治疗措施

注意维持水电解质平衡，注意补充营养，对不能进食者应经胃肠或静脉补充营养。

9. 加强护理

对痰多、咳痰不畅者，要注意痰液引流，以防窒息，长期卧床者需防压疮（褥疮）。

（张承巍）

第五节　支气管扩张症

一、发病机制

支气管扩张症（简称支扩）是以支气管扩张变形为特征的慢性支气管疾病。多由于支气管－肺组织感染和支气管阻塞，导致支气管壁破坏或支气管周围肺组织纤维化牵拉管壁，造成支气管扩张变形。幼儿期支气管感染多、管腔小、管壁弱，易发生支扩，麻疹、百日咳、支气管肺炎是感染引起支扩最常见的原因；肺结核纤维化牵拉可引起结核性支扩；支气管先天性发育不良导致支扩，临床较少见。扩张的支气管可呈柱状或囊状，或呈不规则扩张、串珠样改变，多在段以下支气管，以左侧下叶基底段及上叶舌支、右侧中叶及下叶支气管多见。其黏膜表面常有慢性溃疡，纤毛上皮细胞破坏，管壁弹力组织、肌层及软骨受损，并代之以纤维组织，常伴有毛细血管扩张、支气管动脉和肺动脉终末支可扩张、吻合，形成瘤状，易破裂出血。

二、诊断

长期反复感染可引起肺阻塞性通气功能障碍及肺气肿，甚至肺心病。临床主要表现为慢性咳嗽、咳大量脓痰和反复咯血，常伴有支气管扩张肺段反复感染。少数病例以咯血为唯一症状，或伴有轻咳、无痰，称之为干性支扩。轻症常无体征，重症或继发感染者，病变处可闻及固定持久、局限性粗湿啰音或哮鸣音。根据病史及临床表现，结合 X 线胸片肺纹理增多、增粗紊乱，有多个不规则环状透光影，或支气管呈卷发状改变，可作出临床诊断，肺部高分辨 CT 检查（HRCT）或支气管造影发现囊状或柱状扩张的支气管影像，可确定诊断。

三、治疗

支扩治疗主要是防治呼吸道感染，促进痰液排出，咯血者给予止血治疗，某些患者可行手术切除。

（一）控制感染

支扩常并反复感染，感染可局限于支气管腔内或蔓延至周围肺组织，由于痰液引流不畅，加之支气管腔内抗生素浓度低，病原菌常难以彻底清除，细菌耐药率高，治疗往往不彻底。因此抗感染治疗时，应加强痰液引流、痰菌培养及药敏试验，尽量做到有针对性地应用抗生素。在全身用药的同时，配合局部用药，增加支气管腔内药物浓度，有助于对感染的控制。痰培养结果没有出来之前，详细询问患者过去用药史或感染菌种，结合病情选用抗生素及给药途径，可用青霉素或半合成青霉素、头孢霉素、喹诺酮类等药物治疗。轻症可口服氨苄或羟氨苄西林 0.5 g，每日 4 次，或用头孢氨苄或头孢羟氨苄、头孢拉定、头孢呋辛钠，或环丙沙星、左氧氟沙星口服。红霉素、氯霉素及磺胺药也可应用；重症可采用静脉途径给药，严重病例可用青霉素或头孢菌素类联合氨基糖苷类药治疗，以后根据药敏情况再行调整。由于支扩常反复感染，绿脓杆菌感染概率增多，选用抗生素时，最好兼顾绿脓杆菌有效的抗生素。局部给药目前多采取雾化吸入，鼻导管给药已少用，纤维支气管镜注入多在吸痰后采用。局部使用抗生素最好与全身给药种类相同，这样有利于增加该药在管腔内的浓度。

（二）排出痰液

促进痰液排出，可用祛痰剂、雾化疗法、体位引流，必要时采用纤维支气管镜抽吸。

祛痰剂常用氯化铵、碘化钾（0.3 g，每日 3 次）、溴己新（必嗽平）或氨溴索等。可用 α-糜蛋白酶、氨溴索或胰脱氧核糖核酸酶加生理盐水雾化吸入，使痰液稀释，促进排痰。

体位引流由于扩张的支气管缺乏弹性和纤毛上皮脱落，自动排痰较困难，常需采用体位引流，以促使痰液排出。其原则是使病变部位处于高位，引流支气管口向下，利用重力使痰液顺体位引流至气管后咳出。应根据病变部位，采取不同体位，如病变在下叶基底部，取俯卧位，头及上身向下伸出床外，紧贴床沿，两手撑在地面矮凳上，深呼吸咳嗽，将痰排出；如患者体力太差，可俯卧，将床脚抬高，呈头低脚高位。病变在左舌支或右中叶，患者仰卧，床脚抬高，取头低脚高位，患侧胸下垫高（约 45°角）。体位引流时，可间歇行深呼吸后用力咳嗽，助手可配以轻拍患侧背部。痰量较多者，应让其逐渐咳出，避免过多痰液涌出造成窒息。体位引流每日可行 2~4 次，每次 15~30 min，最好在早晚空腹时进行，餐后咳嗽排痰，易引起呕吐。

纤维支气管镜吸痰，适用于痰量多或痰浓不易咳出者，可进行抽吸，并用生理盐水反复冲洗抽吸，痰液清除后可经纤维支气管镜注入抗生素治疗。纤支镜吸痰较彻底，效果明显，既可抽吸、冲洗，又可注入药物，并直接取下呼吸道痰液进行细菌培养。有些患者开始恐惧，经抽吸治疗后症状明显改善，常自动要求治疗，有学者曾见一例支扩并绿脓杆菌感染者，每日咳大量脓痰（300~500 mL），肺部仍有多量湿啰音，抗生素治疗效果不佳，行纤支镜抽吸冲洗并注入抗生素，每次抽出痰液均在 200~300 mL 以上，每周进行 2~3 次，经 11 次抽吸治疗后，获得控制出院。

（三）手术治疗

若患者反复感染或咯血，且咯血量较多，机体一般情况好，高分辨 CT 或支气管造影，显示病变局限于一叶，不超过二叶，可考虑手术切除治疗。年轻、病变局限者，手术效果好。病变广泛或伴心、肺功能不全者，不宜手术。病变局限在上肺部，无明显症状，不必手术治疗。

（任芳兰）

第六节　支气管哮喘

支气管哮喘（简称哮喘）是由多种细胞包括气道的炎性细胞和结构细胞（如嗜酸性粒细胞、肥大细胞、T 淋巴细胞、中性粒细胞、平滑肌细胞、气道上皮细胞等）和细胞组因子参与的气道慢性炎症性疾病。这种慢性炎症导致气道高反应发生，通常出现广泛多变的可逆性气流受限，并引起反复发作性的喘息、气急、胸闷或咳嗽等症状，常在夜间和（或）清晨发作、加剧，多数患者可自行缓解或经治疗缓解。哮喘是常见病，目前全球哮喘患者至少有 3 亿人，中国患者约 3 000 万人，且近年来全球哮喘患病率呈逐年增长的趋势。

一、发病机制

哮喘病因及发病机制尚未完全明了，免疫失衡、气道上皮缺陷、气道平滑肌痉挛及神经源性炎性等因素及其相互作用被认为与哮喘的发病关系密切。发病往往与吸入某些过敏原（如花粉、尘螨、真菌孢子、动物毛屑等）、工业粉尘或气体，进食鱼虾、牛奶、蛋类，以及呼吸道病毒、细菌、寄生虫感染，接触药物等因素有关，遗传及精神因素、内分泌变化也起重要作用，具有特异性体质者，可由上述因素激发。

目前认为哮喘是在过敏原或非过敏因素刺激下，出现以嗜酸性粒细胞、肥大细胞及 T 淋巴细胞等反应为主的气道炎症。T 淋巴细胞是气道炎症的始动细胞，在抗原的激发下，T 淋巴细胞活化并释放细胞因子，如 IL-3、IL-4、IL-5（白细胞介素）和 GM-CSF（巨细胞集落刺激因子）等，在 T 淋巴细胞及其分泌的细胞因子作用下，嗜酸性粒细胞、肥大细胞等炎性细胞在气道聚集、活化，并促进 B 淋巴细胞合成和分泌 IgE，炎性细胞释放各种细胞因子及炎性介质，如组胺、嗜酸性和中性粒细胞趋化因子、中性蛋白酶、酸性水解酶、肝素蛋白聚糖、血小板激活因子（PAF）、前列腺素 PGF_{2a}、D_2、白三烯（LTB_4、C_4、D_4、E_4）、嗜酸性粒细胞主要碱性蛋白（MBP）、阳离子蛋白（ECP）、嗜酸性粒细胞衍生神经毒素（EDN）、嗜酸性粒细胞过氧化酶（EPO）等，造成气道上皮损伤、介导免疫反应、诱导气道高反应。上皮损伤造成组织神经暴露，使气道对各种理化刺激敏感性增高和胆碱能神经反应亢进；炎性介质使血管渗漏、黏膜充血水肿、分泌物增多，造成气道狭窄及反应性增高，在各种因素刺激下，出现支气管收缩。此外，在炎性细胞因子诱导下，支气管上皮细胞及血管内皮细胞自分泌内皮素，也可引起支气管强烈收缩。

二、诊断

哮喘的典型临床表现为反复发作的喘息、气急，伴或不伴胸闷或咳嗽，夜间及晨间多发，常与接触变应原、冷空气、物理、化学性刺激及上呼吸道感染、运动有关。发作期肺部闻及散在或弥漫性哮鸣音，呼气相延长。存在可变的气流受限，肺功能表现为支气管舒张试验阳性或支气管激发试验阳性或 PEF 昼夜变异率 >10%，或 PEF 周变异率 >20%。根据临床表现哮喘可分为急性发作期、慢性持续期和临床缓解期。哮喘急性发作是指喘息、气急、咳嗽、胸闷等症状突然发生，或原有症状加重，并以呼气流量降低为其特征，常因接触变应原、刺激物或呼吸道感染诱发。慢性持续期是指每周均不同频度和（或）不同程度地出现喘息、气急、胸闷、咳嗽等症状。临床缓解期是指患者无喘息、气急、胸闷、咳嗽等症状，并维持 1 年以上。

三、治疗

尽管哮喘的病因及发病机理均未完全阐明，但目前的治疗方法，只要规范化治疗，绝大多数患者哮喘症状能够得到临床控制。药物吸入疗法是达到较好疗效和减少不良反应的重要措施。

（一）哮喘良好控制的定义

过去 4 周内，无（≤2 次/周）日间哮喘症状；无夜间因哮喘憋醒，无（≤2 次/周）缓解药（短效 β 受体激动剂）的使用；肺功能正常或接近正常；正常活动不受影响。

（二）成功的哮喘治疗的目标

（1）尽可能控制症状，包括夜间症状，无夜间憋醒。

（2）改善活动能力和生活质量。

（3）使肺功能接近正常，PEF 或 FEV_1 正常。

（4）预防发作及加剧，不使用缓解药物或≤2 次/周。

（5）提高自我认识和处理急性加重的能力，减少急诊或住院。

（6）避免影响其他医疗问题。

（7）避免药物的副作用。

（8）预防哮喘引起死亡。

（三）控制药物

控制药物是指需要长期每日使用的药物，又称急救药物。这些药物主要通过抗炎作用使哮喘维持临床控制，其中包括吸入糖皮质激素（ICS）、全身用糖皮质激素、白三烯受体拮抗剂、长效 $β_2$ 受体激动剂、M 受体阻滞剂、茶碱类、色甘酸钠、抗 IgE 抗体及其他等。

（四）缓解药物

缓解药物是指按需使用的药物。这些药物通过迅速解除气道痉挛从而缓解哮喘症状，其中包括速效吸入 $β_2$ 受体激动剂、全身用糖皮质激素、吸入性抗胆碱能药物、短效茶碱及短效口服 $β_2$ 受体激动剂等。

具体用药分类和说明如下。

1. 糖皮质激素

糖皮质激素（简称激素）是最有效的控制气道炎症的药物。给药途径包括吸入、口服和静脉应用等。

（1）吸入给药：吸入型糖皮质激素（ICS）的局部抗炎作用强；通过吸气过程给药，药物直接作用于呼吸道，所需剂量较小，全身性不良反应较少，因此是哮喘控制用药的首选。研究证明 ICS 可以有效减轻哮喘症状、提高生活质量、改善肺功能、降低气道高反应性、控制气道炎症，减少哮喘发作的频率和减轻发作的严重程度，降低病死率。当使用不同的吸入装置时，可能产生不同的治疗效果。多数成人哮喘患者吸入小剂量激素即可较好的控制哮喘。过多增加 ICS 剂量对控制哮喘的获益较小而副作用增加。由于吸烟可以降低 ICS 的效果，故吸烟患者须戒烟并给予较高剂量的 ICS。ICS 的剂量与预防哮喘严重急性发作的作用之间有非常明确的关系，所以，对于严重哮喘患者长期大剂量吸入糖皮质激素是有益的。ICS 在口咽部局部的不良反应包括声音嘶哑、咽部不适和念珠菌感染。吸药后及时用清水含漱口咽部、选用干粉吸入剂或加用储雾器可减少上述不良反应。ICS 的全身不良反应的大小与药物剂量、药物的生物利用度、在肠道的吸收、肝脏首过代谢率及全身吸收药物的半衰期等因素有关。上市的 ICS 中，以丙酸氟替卡松和布地奈德的全身不良反应较少。目前有证据表明：成人哮喘患者每日吸入低 - 中剂量激素，不会出现明显的全身不良反应。长期高剂量吸入糖皮质激素后可能出现的全身副作用包括皮肤瘀斑、肾上腺功能的抑制和骨密度降低等。已经有研究证据表明，ICS 可能与白内障和青光眼的发生有关，但前瞻性研究没有证据表明与后囊下白内障的发生有明确的关系。目前没有证据表明 ICS 可以增加肺部感染（包括肺结核）的发生率。因此伴有活动性肺结核的哮喘患者可以在抗结核的同时给予 ICS 治疗。

1）气雾剂：临床上常用的 ICS 药物见表 1-2。

2）干粉吸入剂：包括二丙酸倍氯米松碟剂、布地奈德都保、丙酸氟替卡松碟剂等。一般而言，使用干粉吸入装置比普通定量气雾剂方便，吸入下呼吸道的药物量较多。

3）溶液：布地奈德溶液经以压缩空气为动力的射流装置雾化吸入，对患者吸入配合的要求不高，起效较快，适用于哮喘急性发作时的治疗。

ICS 是长期治疗哮喘的首选药物。国际上推荐的每日 ICS 剂量见表 1-2。我国哮喘患者接受全球支气管哮喘防治倡议（GINA）推荐高限 ICS 剂量的 50%，也能获得与高限剂量相似的效果。

表 1-2　常用 ICS 药物及其每日剂量与互换关系 ［成人和青少年（12 岁及以上）］

药物	低剂量（μg）	中剂量（μg）	高剂量（μg）
二丙酸倍氯米松（CFC）	200～500	500～1 000	>1 000
二丙酸倍氯米松（CFC）	100～200	200～400	>400
布地奈德（DPI）	200～400	400～800	>800
环索奈德（HFA）	80～160	160～320	>320
丙酸氟替卡松（DPI）	100～250	250～500	>500
丙酸氟替卡松（HFA）	100～250	250～500	>500
糠酸莫米松	110～220	220～440	>440
曲安奈德	400～1 000	1 000～2 000	>2 000

（2）口服给药：适用于中度哮喘发作、慢性持续哮喘吸入大剂量 ICS 治疗无效的患者和作为静脉应用激素治疗后的序贯治疗。一般使用半衰期较短的糖皮质激素，如泼尼松、泼尼松龙或甲泼尼龙等。对于糖皮质激素依赖型哮喘，可采用每日或隔日清晨顿服给药的方式，以减少外源性激素对下丘脑 - 垂体 - 肾上腺轴的抑制作用。泼尼松的维持剂量最好每日≤10 mg。长期口服糖皮质激素可以引起骨质疏松症、高血压、糖尿病、下丘脑 - 垂体 - 肾上腺轴的抑制、肥胖症、白内障、青光眼、皮肤菲薄导致皮纹和瘀斑、肌无力。对于伴有结核病、寄生虫感染、骨质疏松、青光眼、糖尿病、严重忧郁或消化性溃疡的哮喘患者，全身给予糖皮质激素治疗时应慎重，并应密切随访。致命的疱疹病毒的感染对于长期甚至短期全身使用糖皮质激素的哮喘患者已有报道，应引起重视，尽量避免这些患者暴露于疱疹病毒是必

要的。尽管全身使用激素不是一种经常使用的缓解哮喘症状的方法。但是，对于严重的急性哮喘是需要的，因为它可以预防哮喘的恶化、减少因哮喘而急诊或住院的机会、预防早期的复发、降低病死率。推荐剂量：泼尼松龙 40 ~ 50 mg/d，5 ~ 10 天。具体使用要根据病情的严重程度，当症状缓解或其肺功能已经达到个人最好值，可以考虑停药或减量。地塞米松因对垂体 - 肾上腺的抑制作用大，不推荐长期使用。

（3）静脉用药：严重急性哮喘发作时，应经静脉及时给予琥珀酸氢化可的松（400 ~ 1 000 mg/d）或甲泼尼龙（80 ~ 160 mg/d）。无糖皮质激素依赖倾向者，可在短期（3 ~ 5 天）内停药；有激素依赖倾向者应延长给药时间，控制哮喘症状后改为口服给药，并逐步减少激素用量。

2. β_2 受体激动剂

通过对气道平滑肌和肥大细胞膜表面的 β_2 受体的兴奋，舒张气道平滑肌、减少肥大细胞和嗜碱性粒细胞脱颗粒和介质的释放、降低微血管的通透性、增加气道上皮纤毛的摆动等，缓解哮喘症状。此类药物较多，可分为短效（作用维持 4 ~ 6 小时）和长效（维持 12 小时）β_2 受体激动剂，后者又可分为速效（数分钟起效）和缓慢起效（半小时起效）两种。见表 1-3。

表 1-3　β_2 受体激动剂的分类

起效时间	作用维持时间	
	短效	长效
速效	沙丁胺醇吸入剂	福莫特罗吸入剂
	特布他林吸入剂	
	非诺特罗吸入剂	
慢效	沙丁胺醇口服剂	沙美特罗吸入剂
	特布他林口服剂	

（1）短效 β_2 受体激动剂（简称 SABA）：常用的药物如沙丁胺醇和特布他林等。

1）吸入：可供吸入的短效 β_2 受体激动剂包括气雾剂、干粉剂和溶液等。这类药物松弛气道平滑肌作用强，通常在数分钟内起效，疗效可维持数小时，是缓解轻 - 中度急性哮喘症状的首选药物，也可用于运动性哮喘的预防。如沙丁胺醇每次吸入 100 ~ 200 μg 或特布他林 250 ~ 500 μg，必要时每 20 分钟重复 1 次。1 小时后疗效不满意者，不应重复使用，应向医生咨询或去急诊就诊。这类药物应按需间歇使用，不宜长期、单一使用。也不宜过量应用，否则可引起骨骼肌震颤、低血钾、心律失常等不良反应。压力型定量手控气雾剂（pMDI）和干粉吸入装置吸入短效 β_2 受体激动剂不适用于重度哮喘发作；其溶液（如沙丁胺醇、特布他林、非诺特罗及其复方制剂）经雾化泵吸入适用于轻 - 重度哮喘发作。

2）口服：如沙丁胺醇、特布他林、丙卡特罗片等，通常在服药后 15 ~ 30 分钟起效，疗效维持 4 ~ 6 小时。如沙丁胺醇 2 ~ 4 mg，特布他林 1.25 ~ 2.5 mg，每日 3 次；丙卡特罗 25 ~ 50 μg，每日 2 次。使用虽较方便，但心悸、骨骼肌震颤等不良反应比吸入给药时明显。缓释剂型和控释剂型的平喘作用维持时间可达 8 ~ 12 小时，特布他林的前体药班布特罗的作用可维持 24 小时，可减少用药次数，适用于夜间哮喘患者的预防和治疗。长期、单一应用 β_2 受体激动剂可造成细胞膜 β_2 受体的向下调节，表现为临床耐药现象，故应予避免。

3）注射：如肾上腺素，可作为哮喘发作的特殊抢救药物，虽然平喘作用较为迅速，但因全身不良反应的发生率较高，已较少使用。

4）贴剂：为透皮吸收剂型。现有产品有妥洛特罗，分为 0.5 mg、1 mg、2 mg 3 种用量。由于采用结晶储存系统来控制药物的释放，药物经过皮肤吸收，因此可以减轻全身性副作用，每日只需贴附 1次，效果可维持 24 小时。对预防晨降有效，使用方法简单。

（2）长效 β_2 受体激动剂（简称 LABA）：这类 β_2 受体激动剂的分子结构中具有较长的侧链，舒张支气管平滑肌的作用可维持 12 小时以上。目前在我国临床使用的吸入型 LABA 有两种。沙美特罗：经气雾剂或碟剂装置给药，给药后 30 分钟起效，平喘作用维持 12 小时以上。推荐剂量 50 μg，每日 2 次吸入。福莫特罗：经都保装置给药，给药后 3~5 分钟起效，平喘作用维持 8~12 小时以上。平喘作用具有一定的剂量依赖性，推荐剂量 4.5~9 μg，每日 2 次吸入。吸入 LABA 适用于哮喘（尤其是夜间哮喘和运动诱发哮喘）的预防和治疗。福莫特罗因起效迅速，也可按需用于哮喘急性发作时的治疗。近年来推荐联合 ICS 和 LABA 治疗哮喘。这两者具有协同的抗炎和平喘作用，可获得相当于（或优于）应用加倍剂量 ICS 时的疗效，同时不会叠加两种药物的副作用，并可增加患者的依从性、减少较大剂量 ICS 引起的不良反应，尤其适合于中-重度持续哮喘患者的长期治疗。LABA 不推荐长期单独使用，应该在医生指导下与 ICS 联合使用。如对激素反应较重的患者，特殊情况下可单用，如茚达特罗（长效，作用时间持续 24 小时）等。

3. 白三烯受体拮抗剂

目前在国内应用主要是半胱氨酰白三烯受体拮抗剂。半胱氨酰白三烯受体拮抗剂通过对气道平滑肌和其他细胞表面白三烯（cysLT1）受体的拮抗，抑制肥大细胞和嗜酸性粒细胞释放出的半胱氨酰白三烯的致喘和致炎作用，产生轻度支气管舒张和减轻变应原、运动和 SO_2 诱发的支气管痉挛等作用，并具有一定程度的抗炎作用。本品可减轻哮喘症状、改善肺功能、减少哮喘的恶化。但其作用不如 ICS，也不能取代糖皮质激素。作为联合治疗中的一种药物，本品可减少中-重度哮喘患者每日吸入糖皮质激素的剂量，并可提高吸入糖皮质激素治疗的临床疗效，本品与 ICS 的联用的疗效比吸入 IABA 与 ICS 联用的疗效稍差。但本品服用方便。尤适用于阿司匹林哮喘、运动性哮喘和伴有过敏性鼻炎哮喘患者的治疗。本品使用较为安全。虽然有文献报道接受这类药物治疗的患者可出现 Churg-Strauss 综合征，但其与白三烯受体拮抗剂因果关系尚未肯定，可能与全身应用糖皮质激素剂量的减少有关。通常口服给药。扎鲁司特 20 mg，每日 2 次；孟鲁司特 10 mg，每日 1 次；异丁司特 10 mg，每日 2 次。

4. 茶碱

具有舒张支气管平滑肌作用，并具有强心、利尿、扩张冠状动脉、兴奋呼吸中枢和呼吸肌等作用。有研究资料显示，低浓度茶碱具有抗炎和免疫调节作用。作为症状缓解药，尽管现在临床上在治疗重症哮喘时仍然静脉使用茶碱，但短效茶碱治疗哮喘恶化还存在争议，因为它在支气管舒展方面对比足量使用的快速 $β_2$ 受体激动剂而言没有任何优势，但是它有可能使呼吸驱动力改善。短效茶碱不推荐给已经长期服用缓释型茶碱的患者使用，除非该患者的血清中茶碱浓度较低或者可以进行血清茶碱浓度监测。

（1）口服给药：包括氨茶碱和控（缓）释型茶碱。用于轻-中度哮喘发作和维持治疗，一般剂量为每日 6~10 mg/kg。控（缓）释型茶碱口服后昼夜血药浓度平稳，平喘作用可维持 12~24 小时，尤适用于夜间哮喘症状的控制。茶碱与糖皮质激素和抗胆碱药物联合应用具有协同作用。但本品与 β 受体激动剂联合应用时，易出现心率增快和心律失常，应慎用并适当减少剂量。

（2）静脉给药：氨茶碱加入葡萄糖溶液中，缓慢静脉注射［注射速度不宜超过 0.25 mg/（kg·min）］或静脉滴注，适用于哮喘急性发作且近 24 小时内未用过茶碱类药物的患者。负荷剂量为 4~6 mg/kg，维持剂量为 0.6~0.8 mg/（kg·h）。由于茶碱的"治疗窗"窄，以及茶碱代谢存在较大的个体差异，可引起心律失常、血压下降，甚至死亡，在有条件的情况下应监测其血药浓度，及时调整浓度和滴速。茶碱有效、安全的血药浓度范围应在 6~15 mg/L。影响茶碱代谢的因素较多如发热性疾病、妊娠、抗结核治疗可以降低茶碱的血药浓度；而肝脏疾患、充血性心力衰竭以及合用西咪替丁或喹诺酮类、大环内酯类等药物均可影响茶碱代谢而使其排泄减慢，导致茶碱的毒性作用，应引起临床医师们的重视，并酌情调整剂量。多索茶碱的作用与氨茶碱相同，但不良反应较轻。双羟丙茶碱（商品名为喘定）的作用较弱，不良反应也较少。

5. 抗胆碱药物

吸入抗胆碱药物如溴化异丙托品、溴化氧托品和溴化泰乌托品等，可阻断节后迷走神经传出支，通过降低迷走神经张力而舒张支气管。其舒张支气管的作用比 $β_2$ 受体激动剂弱，起效也较慢，但长期应用不易产生耐药，对老年人的疗效不低于年轻人。本品有气雾剂和雾化溶液两种剂型。经压力定量气雾剂（pMDI）吸入溴化异丙托品气雾剂，常用剂量为 40~80 μg，每日 3~4 次；经雾化泵吸入溴化异丙托品溶液的常用剂量为 50～125 μg，每日 3～4 次。溴化泰乌托品系新近上市的长效抗胆碱药物，对 M_1 和 M_3 受体具有选择性抑制作用，仅需每日 1 次吸入给药。本品与 $β_2$ 受体激动剂联合应用具有协同、互补作用。本品对有吸烟史的老年哮喘患者较为适宜，但对妊娠早期妇女和患有青光眼或前列腺肥大的患者应慎用。

6. 抗 IgE 治疗

抗 IgE 单克隆抗体可应用于血清 IgE 水平增高的哮喘的治疗。目前，它主要使用于经过 ICS 和 LABA 联合治疗后症状仍未控制的严重过敏性哮喘患者。目前在 11～50 岁的哮喘患者的治疗研究中尚没有发现抗 IgE 治疗的明显毒副作用，但因该药临床使用的时间尚短，其远期疗效与安全性有待进一步的观察。价格昂贵也使其临床应用受到限制。

7. 变应原特异性免疫疗法（SIT）

即脱敏疗法，该疗法通过皮下给予常见吸入变应原提取液（如尘螨、猫毛、豚草等），可减轻哮喘症状和降低气道高反应性，适用于过敏原明确但难以避免的哮喘患者，但其远期疗效和安全性尚待进一步研究与评价。变应原制备的标准化工作也有待加强。哮喘患者应用此疗法期间应严格在医师指导下进行。目前已试用舌下给药、皮下注射和脱敏皮肤贴的变应原免疫疗法。SIT 应该是在严格的环境隔离和药物干预无效（包括吸入糖皮质激素）情况下考虑的治疗方法。现在没有研究比较其和药物干预的疗效差异。使用复合变应原进行免疫治疗的价值现在还没有证据支持。哮喘急性发作期禁止 SIT 治疗。

8. 其他治疗哮喘药物

（1）抗组胺药物：口服第二代抗组胺药物（H_1 受体拮抗剂）如酮替芬、氯雷他定、阿司咪唑、氮卓斯汀、特非那定等具有抗变态反应作用，其在哮喘治疗中的作用较弱。可用于伴有变应性鼻炎哮喘患者的治疗。这类药物的不良反应主要是嗜睡。阿司咪唑和特非那定可引起严重的心血管不良反应，应谨慎使用。

（2）其他口服抗变态反应药物：如曲尼司特、瑞吡司特、色甘酸钠等可应用于轻－中度哮喘的治疗。其主要不良反应是嗜睡。

（3）可能减少口服激素剂量的药物：包括口服免疫调节剂（氨甲蝶呤、环孢素、金制剂等）、秋水仙碱、硫酸镁（缓解平滑肌痉挛）、某些大环内酯类抗生素和静脉应用免疫球蛋白等。其疗效尚待进一步研究。

（4）中医中药：主要有针灸、皮肤贴剂、口服中药等，采用辨证施治，有助于慢性缓解期哮喘的治疗，不适用于急性发作期。有必要对临床疗效较为确切的中（成）药或方剂开展多中心随机双盲的临床研究。

（五）长期治疗方案的确定

哮喘的治疗应以患者的病情严重程度为基础，根据其控制水平类别选择适当的治疗方案。哮喘药物的选择既要考虑药物的疗效及其安全性，也要考虑患者的实际状况，如经济收入和当地的医疗资源等。要为每个初诊患者制定哮喘防治计划、定期随访、监测，改善患者的依从性，并根据患者病情变化及时修订治疗方案。哮喘患者长期治疗方案分为 5 级，见表1-4。

患者症状明显，应直接选择第 3 级治疗方案。从第 2 级到第 5 级的治疗方案中都有不同的哮喘控制药物可供选择。而在每一级中缓解药物都应按需使用，以迅速缓解哮喘症状。如果使用含有福莫特罗和布地奈德单一吸入装置进行联合治疗时，可作为控制和缓解药物应用。

如果使用的该治疗方案不能够使哮喘得到控制，应该升级治疗直至达到哮喘控制为止。当哮喘控制并维持至少 3 个月后，治疗方案可考虑降级。建议减量方案：

（1）单独吸入中－高剂量激素的患者，将吸入激素剂量减少50%。

（2）单独吸入低剂量激素的患者，可改为每日 1 次用药。

（3）吸入激素和长效 $β_2$ 受体激动剂联合用药的患者，将吸入激素剂量减少50%，仍继续使用长效

β_2 受体激动剂联合治疗。当达到低剂量联合治疗时，可选择改为每日 1 次联合用药或停用长效 β_2 受体激动剂，单用吸入激素治疗。若患者使用最低剂量控制药物达到哮喘控制 1 年，并且哮喘症状不再发作，可考虑停用药物治疗。通常情况下，患者在初诊后 2~4 周回访，以后每 1~3 个月随访一次。出现哮喘发作时应及时就诊，哮喘发作后 2 周至 1 个月内进行回访。

表1-4 根据哮喘病情控制分级制定方案

<----- 降 级 治疗级别 升 级 ----->

第 1 级	第 2 级	第 3 级	第 4 级	第 5 级
哮喘教育、环境控制				
按需使用短效 β_2 受体激动剂	按需使用短效 β_2 受体激动剂			
控制性药物	选用一种	选用一种	加用一种或以上	加用一种或两种
	低剂量的 ICS	低剂量的 ICS 加 LABA	中高剂量的 ICS 加 LABA	口服最小剂量的糖皮质激素
	白三烯调节剂	中高剂量的 ICS	白三烯调节剂	抗 IgE 治疗
		低剂量的 ICS 加白三烯调节剂	缓释茶碱	
		低剂量的 ICS 加缓释茶碱		

（六）急性发作期治疗

急性发作的治疗目的是尽快缓解气道阻塞，纠正低氧血症，恢复肺功能，预防进一步恶化或再次发作，防止并发症。首先要脱离诱发因素，并且根据病情的分度进行综合性治疗。

1. 常规治疗方法

（1）轻度：每日定时吸入糖皮质激素（丙酸倍氯米松 200~500 μg）。重复吸入速效 β_2 受体激动剂，在第一小时每 20 分钟吸入 2~4 喷。随后根据治疗反应，可调整为每 3~4 小时 2~4 喷。如果对吸入性 β_2 受体激动剂反应良好（呼吸困难显著缓解，PEF >80% 预计值或个人最佳值，且疗效维持 3~4 小时），通常不需要使用其他的药物。如果治疗反应不完全，尤其是在控制性治疗的基础上发生的急性发作，应尽早口服糖皮质激素（泼尼松龙 0.5~1 mg/kg 或等效剂量的其他激素）。

（2）中度：吸入糖皮质激素剂量一般为丙酸倍氯米松每日 500~1 000 μg，部分中度和所有重度急性发作均应到急诊室或医院治疗。除氧疗外，应重复使用速效 β_2 受体激动剂，可通过带储雾器的 MDI 给药，也可通过射流雾化装置给药。推荐在初始治疗时连续雾化给药，随后根据需要间断给药（每 4 小时 1 次）。目前尚无证据支持常规静脉使用 β_2 受体激动剂。联合使用 β_2 受体激动剂和抗胆碱能制剂（如异丙托溴铵）能够取得更好的支气管舒张作用。茶碱的支气管舒张作用弱于短效 β_2 受体激动剂，副作用较大，应谨慎使用。对规则服用茶碱缓释制剂的患者，静脉使用茶碱应尽可能监测茶碱血药浓度。中重度哮喘急性发作应尽早使用全身糖皮质激素，特别是对速效 β_2 受体激动剂初始治疗反应不完全或疗效不能维持的，以及在口服糖皮质激素基础上仍然出现急性发作的患者。口服糖皮质激素与静脉给药疗效相当，副作用小，为首选给药途径。推荐用法：泼尼松龙 30~50 mg 或等效的其他激素，每日单次给药。严重的急性发作或口服激素不能耐受时，可采用静脉注射或滴注，如甲泼尼龙 80~160 mg，或氢化可的松 400~1 000 mg 分次给药。地塞米松因半衰期较长，对肾上腺皮质功能抑制作用较强，一般不推荐使用。全身糖皮质激素的疗程一般为 5~7 天，通常不需要递减撤药。静脉给药和口服给药的序贯疗法有可能减少激素用量和不良反应，如静脉使用激素 2~3 天，继之以口服激素 3~5 天。镁制剂不推荐常规使用，可用于重度急性发作（FEV_1 25%~30%）或对初始治疗反应不良者。

2. 重度和危重哮喘急性发作

经过上述药物治疗，临床症状和肺功能无改善甚至继续恶化的，应及时给予机械通气治疗，其指征主要包括：神志改变、呼吸肌疲劳、动脉血二氧化碳分压（$PaCO_2$）≥45 mmHg等。可先采用经鼻或面罩无创机械通气，若无效应及早行气管插管机械通气。哮喘急性发作机械通气需要较高的吸气压，可使用适当水平的呼气末正压（PEEP）治疗。如果需要过高的气道峰压和平台压才能维持正常通气容积，可试用允许性高碳酸血症通气策略以减少呼吸机相关肺损伤。

3. 非常规治疗

（1）肾上腺素、异丙肾上腺素：皮下或肌内注射，适用于治疗急性过敏反应和血管性水肿，并非哮喘急性发作的常规治疗适应证。盐酸肾上腺素1 mg加入500～1 000 mL葡萄糖溶液中静脉滴注，每日1～2次。异丙肾上腺素1～2 mg加入500 mL葡萄糖溶液中静脉滴注，15～20滴/分，密切观察心率、心律、血压。以上二药不宜同时使用，忌与碱性药物配伍。严重缺氧、心律失常、器质性心脏病、甲状腺功能亢进患者忌用。

（2）硫酸镁、异氟烷、吸入氦－氧混合气体等。可根据患者情况酌情使用。

（七）镇咳、祛痰及抗感染治疗

哮喘患者可由于过敏、刺激性粉尘或气体、感染等因素引起咳嗽，应针对病因进行治疗，除非剧咳，一般不用强镇咳剂。发作期常有痰液黏稠不易咳出，阻塞气道，并促使气道痉挛，加重缺氧，可适当用祛痰剂，如溴己新8～16 mg，每日3次，或氨溴索30 mg，每日3次，或用复方氯化铵合剂10 mL，每日3次口服，以促进痰液排出，但可能会加重咳嗽；气雾吸入可湿化气道，稀释痰液，有助排痰，可用生理盐水加α-糜蛋白酶或乙酰半胱氨酸（痰易净）气雾吸入，每日2～3次，气雾液中也可加入平喘药物。

大多数哮喘急性发作并非由细菌感染引起，应严格控制抗生素使用的指征，除非有细菌感染的证据，或属于重度或危重哮喘急性发作。

（八）缓解期治疗

目的是巩固疗效，防止复发。应尽量找出过敏原和各种非特异性诱因，进行病因治疗和增强体质。

1. 免疫疗法

分为特异性和非特异性两种，前者又称脱敏疗法（或称减敏疗法）。由于60%以上的哮喘发病与特异性变应原有关，采用特异性变应原（如螨、花粉、猫毛等）做反复皮下注射，剂量由低至高，以产生免疫耐受性，使患者脱（减）敏。例如采用标化质量（standard quality，SQ）单位的变应原疫苗，起始浓度为100SQ-U/mL，每周皮下注射一次，15周达到维持量，治疗1～2年，若治疗反应良好，可支持3～5年。脱敏治疗局部反应发生率5%～30%（皮肤红肿、风团、瘙痒等），全身反应包括荨麻疹、结膜炎/鼻炎、喉头水肿、支气管痉挛以致过敏性休克等，有个别报道死亡者（死亡率1/10万以下），因而脱敏治疗需要在有抢救措施的医院进行。

除常规的脱敏疗法外，季节前免疫法，对于一些季节性发作的哮喘患者（多为花粉致敏）可在发病季节前3～4个月开始治疗，除皮下注射以外，目前还发展了口服或舌下（变应原）免疫疗法，但尚不成熟。

2. 非特异性免疫疗法

如注射卡介苗、转移因子、疫苗等生物制品抑制变应原反应的过程，有一定辅助疗效。目前采用基因工程制备的人重组抗IgE单克隆抗体治疗中重度变应性哮喘，已取得较好效果。

四、哮喘的教育与管理

哮喘患者的教育和管理是提高疗效，减少复发，提高患者生活质量的重要措施。根据不同的对象和具体情况，采用适当的、灵活多样的、为患者及其家属乐意接受的方式对他们进行系统教育，提高积极治疗的主动性，提高用药的依从性，才能保证疗效。对哮喘患者进行长期系统管理，包括以下6个相关的部分：①鼓励哮喘患者与医护人员建立伙伴关系；②通过规律的肺功能监测（PEF）客观地评价哮喘发作的程度；③避免和控制哮喘诱发因素，减少复发；④制定哮喘长期管理的用药计划；⑤制定发作期处理方案；⑥长期定期随访保健。

（任芳兰）

第二章

心内科疾病

第一节　心电图运动负荷检查

在临床运动负荷试验中，对所记录的心电图进行分析，根据测定参数对受试者心脏功能状态和心肌缺血作出判断，其适应证从最初的诊断冠心病已扩展至筛选高危冠心病患者以及心脏病内外科疗效评价，已成为应用广泛的无创心功能检测方法之一。

一、常用方式

目前多采用活动平板运动试验或踏车运动试验两种方式。

1. 活动平板试验

采用活动平板，以改变平板机转速及坡度来改变受试者的运动量。每级运动时间为 2 ~ 3 分钟。运动中连续心电图监护，每间隔 2 ~ 3 分钟记录 1 次心电图、测量血压，保证其安全性。国际上，活动平板试验尚无统一的方案。目前 Bruce 及其改进方案在临床应用较为广泛，积累了许多经验资料，并为许多医院所采用。

2. 踏车运动试验

采用踏车功量计，运动量以 kg/（m·min）为单位，计量方法客观准确，过程与活动平板试验相似。在踏车运动试验中，通常设定每级运动时间为 3 分钟，递增运动量为 150 ~ 300 kg/（m·min），记录每阶段的运动心电信号。其优点是易于保持受试者上身相对平稳，易于检测血压，并使所监测的运动心电图基线稳定，受噪声影响较小，能为进一步分析提供高质量的心电图记录，也为大多数医疗中心所采用。

二、负荷强度

目前常采用极量运动试验和次极量运动试验。

1. 极量运动试验

是指在逐级增加运动量时，氧耗量平行增加，在达到某一最高水平运动量时耗氧量也达到最大，并且继续增加运动量，耗氧量不再增加，这时的运动量称为极量运动。临床运动试验中无须直接测量耗氧量，可根据既定的试验方案由换算表直接查出每级运动的耗氧量，当受试者运动至"筋疲力尽"时可认为已达到极量运动。此时，心率应达到该年龄组的最大心率平均值。由于"筋疲力尽"这个量难以掌握，因此极量运动的应用受到一定的限制。

2. 次极量运动试验

是指运动量相当于极量运动试验的 85% ~ 90%，如以耗氧量为准则，应相当于最大心肌耗氧量的 85% ~ 90%。临床大多采用次极量运动试验的心率为目标心率。不同年龄组这一目标心率是不同的。目前，通常采用下列公式来计算目标心率：目标心率 = 195 - 受试者年龄（岁）。

三、禁忌证

1. 绝对禁忌证

（1）急性心肌梗死 5 天内。

（2）近期内心绞痛频繁发作及不稳定型心绞痛。

（3）静息心电图已有明显缺血性改变或有心肌梗死改变者。

（4）心脏明显扩大并有心力衰竭者。

（5）有引起症状或血流动力障碍的未控制的严重心律失常。

（6）血压 >180/110 mmHg 的高血压患者。

（7）急慢性心瓣膜病、心肌病及其他器质性心脏病患者。

（8）妊娠、贫血、甲状腺功能亢进、肺气肿及患有其他严重疾病者。

（9）电解质紊乱或服用强心苷类药物者。

（10）急性心肌炎、心包炎或心内膜炎。

（11）急性主动脉夹层。

（12）急性肺栓塞或肺梗死。

2. 相对禁忌证

（1）冠状动脉左主干狭窄。

（2）中度狭窄的心脏瓣膜病。

（3）电解质异常（低钾血症、低镁血症等）。

（4）肥厚型梗阻性心肌病及其他形式的流出道梗阻。

（5）导致不能充分运动的精神障碍。

（6）高度房室传导阻滞。

（7）频发或复杂的室性异位心律。

（8）固定频率起搏器。

（9）室壁瘤。

（10）晚期或有并发症的妊娠。

四、试验方案

国际上尚无统一的运动方案，目前常用的方案有 4 种，即 Bruce 方案、Balke 方案、Ellestad 方案和 Astrand 方案，这 4 种方案各有其优缺点。各方案的最大耗氧量、心率和血压的变化等均无明显差异。对于绝大多数无特殊要求的患者，国内外普遍采用的是 Bruce 方案，该方案有 7 级，每级运动时间均为 3 分钟，以便在增加运动负量之前达到稳定状态。缺点在于运动级之间的摄氧量（VO_2）增加相对较大，从 0 级开始就增加了 10% 的坡度，运动速度和坡度逐级增加，到第 3 级后由于速度较快，多数受检者往往需跑步，加之坡度较大，与行走相比消耗的体力更多，对于多数心脏病患者而言也就达到了最大负荷量。对于高龄和病情较重的患者而言运动负荷量偏重。修订后的 Bruce 方案分为 9 级，对初始运动速度和坡度均做了调整，降低了运动中的负荷，更有利于不能耐受大运动量或不能适应在短时间内运动量剧增的患者。

国内多采用 Bruce 方案，方法为逐渐增加运动量，由 1 级开始，每 3 分钟增加 1 级并相应增加坡度、直到达到次最大心率后，立即停止运动并测量血压，每分钟 1 次，直至达到试验前水平。同时记录即刻、2 分钟、4 分钟、6 分钟的心电图，必要时增加记录 8 分钟和 10 分钟的心电图，直至恢复正常。

1. 症状限制性运动试验

在冠心病患者，运动试验常在未达到极量或次极量运动水平时已出现重度心肌缺血（心绞痛、ST 段下降）而终止运动。症状限制性运动是以患者出现重度症状、体征为终止运动的指标。除心肌缺血表现外尚有血压下降、严重心律失常、呼吸困难、头晕、步态不稳等。

2. 极量运动试验和次极量运动试验

前者是逐渐增加运动量，耗氧量平行增加，达到某一高水平运动量时耗氧量最大，继续增加运动量耗氧量不再增加，这时的运动量称为极量运动。当受试者运动至筋疲力尽时可认为已达到极量运动，此时心率应达到该年龄组的最大心率平均值。后者是一种人为的指标，一般取平均预期最大心率的 85% 或 90% 为其预期心率。部分患者不易达到最大预期心率，则可按此心率为终点。对次极量运动结果的诊断评价应注意假阴性。次极量运动还可作为某些患有周围血管病变、肺疾病等患者的一种替代方案。

五、常规准备

（1）必须在电极放置的位置做适当的皮肤准备，电极－放大器－记录系统的关键点是电极与皮肤间的界面，因此检查前 1 天应该洗澡。

（2）放电极部位应先剃毛并用乙醇纱布洗涤擦拭，在皮肤干后用细砂纸或粗布擦一下，擦掉皮肤表浅层可明显降低阻力，减少信噪比，再贴上特制电极。

（3）女性，尤其是乳房大的肥胖者，应戴胸罩固定乳房，减少胸部电极移动造成伪差。

（4）当使用单通道心电图记录仪时，最广泛使用的是改良的双极导联系统，正极放置在左腋前线第 5 肋间隙，负极可放置在下列各部位，如额部、右锁骨下、右肩胛位、胸骨柄、左第 5 肋间隙或背部。

（5）采集完整病史，完成体格检查。

（6）认真审查适应证和禁忌证；判定是否存在心脏急症情况或潜在的禁忌证，运动前描记 12 导联心电图。

（7）仔细考虑能引起心电图试验假阳性或假阴性的各种因素。应仔细查明患者是否服用过能影响心电图运动试验结果的药物。

（8）胸部 X 线摄片（必要时）。虽然不必在运动试验前即时拍摄胸部 X 线片，但最好在运动试验前数周完成胸部 X 线摄片。

（9）在运动试验之前，应让患者签署运动试验知情同意书。

（10）进行皮肤准备，并放置相应电极。

（11）向患者做好解释工作，介绍检查方法，必要时可做示范动作。

（12）采用适当的心电图导联系统。

（13）试验前先记录静态心电图，并在过度通气后 30 秒再记录 1 次心电图，以做对照。

（14）运动试验过程中要严密观察心电图变化，每提高 1 次运动量均需测血压并记录心电图；定时测血压。

（15）患者可随时要求终止运动试验。运动中如出现心绞痛、明显气短、面色异常、严重心律失常或体力不支者，应立即停止试验并卧床描记心电图。

（16）运动试验结束后，受检者应休息 20 分钟，无不适方可离去。

（17）室内备有易于启用的心肺复苏设备和药物，以便发生意外情况时立即抢救。

六、操作步骤

（1）打开平板仪电脑主机电源开关并进入检查程序。

（2）打开平板仪跑台电源。

（3）给受检者进行皮肤准备，以降低电阻力，减少信噪比。

（4）在身体选定部位安放电极。

（5）让受检者平卧于检查床。

（6）描记卧位 12 导联心电图并测量卧位血压。

（7）让受检者立位，描记立位 12 导联心电图并测量立位血压。

（8）根据受检者实际情况选择运动方案。

（9）让受检者走上平板仪跑台，并开动平板仪，以 1 英里/小时（1.6 千米/小时）速度做适应性步行。

（10）按选择的运动方案进行检查。

（11）同步记录 12 导联心电图并每 3 分钟测量 1 次血压。

（12）当出现终止运动试验指征时立即终止运动。

（13）让受检者在平板仪跑台上做减速慢步 1 分钟。

（14）让受检者坐于检查床，同时监测心电图及血压 6~8 分钟。

（15）终止平板检查程序。

七、终止试验指征

1. 绝对指征

指所有严重表现，通常提示存在严重冠心病。

（1）急性心肌梗死或怀疑心肌梗死。

（2）新发作中、重度心绞痛或原有心绞痛加重。

（3）随工作负荷增加，收缩压较运动前下降 10 mmHg，伴心肌缺血症状。

（4）严重心律失常，如室性期前收缩二联律、多源性室性期前收缩、R-on-T 现象、室性心动过速、持续室上性心动过速等心律失常；二度或三度房室传导阻滞或缓慢型心律失常，出现束支阻滞或不能与室性心动过速相鉴别的室内阻滞。

（5）出现中枢神经系统症状，如共济失调、眩晕、视物模糊、近乎晕厥、步态不稳、精神错乱。

（6）周围灌注不良征象，如皮肤发绀或苍白。

（7）患者要求终止。

2. 相对指征

需要引起操作者注意与警惕，可能会导致终止试验的情况，主要依赖于操作者的判断，不应轻易做出继续试验的决定。

（1）心电图 ST 段水平或下斜型压低≥2 mm 或除 aVR 导联外 ST 段抬高 >2 mm。

（2）任何形式的胸痛加重。

（3）体征或主诉严重疲乏或气喘。

（4）下肢抽搐或间歇性跛行。

（5）血压升高，收缩压 >260 mmHg，舒张压 >115 mmHg。

（6）不严重的心律失常，如室上性心动过速。

（7）运动诱发的不能和室性心动过速相鉴别的束支传导阻滞。

八、应急处理

1. 心绞痛

立即停止运动，休息、给氧、注意监护，硝酸甘油 0.3~0.6 mg 舌下含化，或硝酸异山梨酯 5~10 mg 舌下含化。同时可考虑应用镇静药。

2. 急性心肌梗死

立即休息、给氧、监护、解除疼痛，注意消除心律失常，控制休克，尽早进行再灌注心肌治疗。

3. 室性心动过速

患者如无显著的血流动力学障碍，首先给予静脉注射利多卡因或普鲁卡因胺，同时静脉持续滴注。利多卡因先用 50~100 mg 静脉注射，每 5~10 分钟重复 1 次，继以 1~3 mg/min 的速度静脉滴注维持，情况稳定后改服美西律 150 mg，1 次/6 小时维持。奎尼丁静脉注射会引起低血压，应避免使用。静脉注射索他洛尔与普罗帕酮也十分有效。其他药物治疗无效时，可以选用胺碘酮注射或改用直流电复律。如患者已出现低血压、休克、心绞痛、充血性心力衰竭或脑血流灌注不足等症状，应迅速施行直流电复律。

4. 心室扑动和颤动

两者均为致命性心律失常，心室扑动呈正弦波图形，波幅大而规则，频率150~300/min，心室颤动的波形、振幅、频率均极不规则，无法识别 QRS 波群、ST 段与 T 波。临床症状包括意识丧失、抽搐、呼吸停顿甚至死亡。一旦出现心搏骤停，应立即尝试捶击复律。方法是从20~25 cm 高度向胸骨中下1/3段交界处捶击 1~2 次，部分患者可瞬即复律。失败者立即施行人工呼吸、胸按压、电除颤和复律，并给予利多卡因、葡萄糖酸钙、肾上腺素、阿托品等药物治疗。注意防治脑缺氧和脑水肿、急性肾衰竭等，加强监护。

5. 房室传导阻滞

一度房室阻滞与二度Ⅰ型房室阻滞心室率不太慢者，无须接受治疗。二度Ⅱ型房室阻滞与三度房室阻滞如心室率显著缓慢，伴有血流动力学障碍者，甚至 Adams-Stokes 综合征发作者，应给予适当治疗。可给予阿托品 0.5~2.0 mg 静脉注射，或异丙肾上腺素 1~4 mg/min 静脉滴注。值得注意的是急性心肌梗死时异丙肾上腺素的应用应十分慎重，因可能导致严重室性心律失常。因此对于症状明显、心室率缓慢者，应及早给予临时性心脏起搏治疗。

6. 室上性心动过速

首选腺苷 6~12 mg 快速静脉注射，或用维拉帕米 5 mg 静脉注射，还可以应用洋地黄、β 受体阻滞药控制心室率，不能控制时宜用同步直流电转复窦性心率或用抗快速心律失常的起搏治疗。

7. 心房扑动、心房颤动

出现心室率过快时，应用钙拮抗药或 β 受体阻滞药、洋地黄制剂控制心室率，也可以应用直流电复律。

九、注意事项

1. 受检者准备

（1）试验前详细询问受检者病史并查体，评估疾病状态，避免急性期症状或严重精神障碍。

（2）告知受检者试验过程中可能出现的并发症并签署书面知情同意书。

（3）试验前 1 天嘱咐受检者晚上洗澡，穿棉质短袖内衣、宽大罩衫或宽松的便裤及运动鞋，避免穿紧身内衣。

（4）试验当天避免明显的劳累或运动。

（5）告知受检者试验后可能会疲劳，提前安排家属接送。

（6）应在试验前 3 小时内限制摄入不消化食物、乙醇、咖啡因或吸烟，以免影响试验结果。

（7）年老体弱受检者应嘱咐家属或保健医师亲自陪同。

（8）如果试验以诊断为目的，与心内科医师商量停用心血管药物的可能性及防范措施；如果试验以功能测试为目的，则受检者应照常服药，以使对运动的反应能力与运动训练中预期的反应能力保持一致。

（9）运动前描记 12 导联心电图，记录运动试验开始前及过换气后的心电图可有助于发现假阳性心电图改变。

2. 试验药物准备

受检者携带用药清单备用。试验之前，在主管医师指导下停用心血管药物，对提高试验的敏感性有重要意义。

（1）β 受体阻滞药：服用中等剂量或大剂量 β 受体阻滞药者，心率常不能充分的增加以达到试验所需的负荷水平，但也不提倡突然停药，因其可导致反射性心动过速。最好的解决方法是只要可能，在试验前逐渐停用 β 受体阻滞药 4~5 个半衰期（通常约 48 小时）。但由于时间限制或治疗需要，通常不可能停用该类药物，检查医师应当记录在试验时服用了 β 受体阻滞药。在高危患者中，试验一般仍会呈阳性。

（2）地高辛：可能会对试验的解释造成干扰。为避免出现不能用于明确诊断的记录，应在试验前2周停用地高辛。

（3）抗心绞痛药物：能改变血流动力学对运动的反应，显著降低缺血性心电图改变的敏感性，如能耐受，尽量减为短效制剂或停用。

（4）利尿药：试验前停用。

（5）抗高血压药物和血管扩张药：对运动试验的影响主要是改变了血压的血流动力学反应。根据情况停用。

（6）氟卡尼：可导致运动诱发的急性室性心动过速，如非必需，可停用。

3. 试验后处理

某些异常反应只发生在运动后的恢复期。如想获得最大敏感性，试验后减速慢步1分钟。医师应扶患者下平板仪让患者取坐位。试验后的心电监测应持续6~8分钟直到变化趋于稳定，心率及心电图接近基础水平，约85%有异常反应的患者只在此时出现异常或同时有其他时间的异常，只在恢复期出现心电图异常反应的并非罕见。增加恢复期可增加试验的安全性。恢复时程可从30秒至数分钟不等。总的原则是保证足够的时间使心率降至110/min以下。

（尹雪松）

第二节　冠状动脉造影检查

1964年，Sones完成了第一例经肱动脉切开的冠状动脉造影术。1967年，Judkins采用穿刺股动脉的方法进行选择性冠状动脉造影，使这一技术进一步完善并得以广泛推广应用。冠状动脉造影是利用导管对冠状动脉进行的放射影像学检查，迄今为止，它仍是评价冠状动脉疾病的重要方法之一，是决定究竟对冠状动脉疾病进行药物治疗、经皮冠状动脉介入治疗（PCI）还是行冠状动脉旁路移植术（CABG）的主要判断依据。

一、冠状动脉造影的适应证

1. 以诊断为主要目的

（1）不明原因的胸痛，无创性检查不能确诊，临床怀疑冠心病。

（2）不明原因的心律失常，如顽固的室性心律失常或新发传导阻滞；冠状动脉造影可用于由冠心病引起的心律失常。

（3）不明原因的左心功能不全，主要见于扩张型心肌病或缺血性心肌病，两者鉴别往往需要行冠状动脉造影。

（4）经皮冠状动脉介入治疗（PCI）或冠状动脉旁路移植术后复发心绞痛时，查明冠状动脉及桥血管情况。

（5）先天性心脏病和瓣膜病等重大手术前，患者年龄大于50岁，因其容易合并冠状动脉畸形或动脉粥样硬化，需要在外科手术前查明冠状动脉情况，必要时可以在外科手术的同时对冠状动脉进行干预。

（6）无症状但需排除冠心病者，如患者从事高危职业：飞行员、汽车司机、警察、运动员及消防队员等，或在医疗保险有此需要时。

2. 以治疗为主要目的

（1）稳定型心绞痛或陈旧心肌梗死，内科治疗效果不佳，影响学习、工作及生活时。

（2）不稳定型心绞痛，首先采取积极的内科强化治疗，一旦病情稳定，行冠状动脉造影，必要时血运重建；内科药物治疗无效，一般需紧急造影尽快提供治疗决策。对于高危的不稳定型心绞痛患者，以自发性为主，伴有明显心电图的ST段改变及梗死后心绞痛，也可直接行冠状动脉造影以决定血运重建策略。

（3）发作 6 小时以内的急性心肌梗死（AMI）或发病在 6 小时以上仍有持续性胸痛，拟行急诊 PCI 手术；如无条件开展 PCI 术，对于 AMI 后溶栓有禁忌的患者，应尽量转入有条件的医院。AMI 后静脉溶栓未再通的患者，应适时争取补救性 PCI。对于 AMI 无并发症的患者，应考虑梗死后 1 周左右择期行冠状动脉造影。AMI 伴有心源性休克、室间隔穿孔等并发症应尽早在辅助循环的帮助下行血管再灌注治疗。对于高度怀疑 AMI 而不能确诊，特别是伴有左束支传导阻滞、肺栓塞、主动脉夹层、心包炎的患者，可直接行冠状动脉造影明确诊断。

（4）无症状性冠心病，其中对运动试验阳性、伴有明显危险因素的患者，应行冠状动脉造影明确诊断。

（5）CT 等影像学检查发现或高度怀疑冠状动脉中度以上狭窄或存在不稳定斑块者，可行冠状动脉造影明确病变程度。

（6）原发性心搏骤停复苏成功、左主干病变或前降支近段病变可能性较大的高危人群，应早期进行血管病变干预治疗，需要评价冠状动脉。

（7）冠状动脉旁路移植术后或 PCI 术后，心绞痛复发，往往需要再行冠状动脉造影评价病变。

二、冠状动脉造影的禁忌证

（1）对碘或造影剂过敏者。
（2）有严重的心肺功能不全，不能耐受手术者。
（3）未控制的严重心律失常，如室性心律失常者。
（4）存在未纠正的电解质紊乱。
（5）严重的肝、肾功能不全者。

三、冠状动脉造影的术前准备

（1）导管室应具备一定的设备、抢救药品及具有相应资质的工作人员。
（2）患者及家属在术前签署手术的知情同意书。
（3）术前完善超声心动图，X 线片，生化，血、尿、便常规，凝血指标等常规检查。
（4）术前为患者备皮、行碘过敏试验和留置穿刺针等。

四、冠状动脉造影的血管入路及造影方法

1. 动脉选择

冠状动脉造影多取四肢动脉为入路，尤其经皮穿刺桡动脉最常用，也可穿刺股动脉或肱动脉。

2. 左冠状动脉造影

经桡动脉途径行左冠状动脉造影首选 5F 多功能导管（经桡动脉途径）或 JL4.0（经股动脉途径）。当然，一般女性，年轻、较瘦时可选用 JL3.0 导管；男性伴有明显的主动脉硬化、高血压病、主动脉疾病者，可选用 L 4.5 或 JL5.0 导管。最主要的还是要根据影像的状态来调整所用的导管，以保证成功率。所有的推进导管的操作，要严格遵循 J 型导丝引路的原则，即导丝在前，导管在后，无阻力前进，特别要避免盲目进管。导管达主动脉弓水平时，一定要在 X 线下操作，尽量避免导管反复进入头臂动脉系统，减少不必要的并发症的发生。最常用的 X 线体位是取正位投照下推送进管，当导丝达升主动脉水平时，由助手固定导丝，术者推送导管达主动脉根部，撤除导丝，连接好压力监测系统，缓慢推送，当发现管尖明显地向前跳动时，提示导管进入左冠状动脉口内。正位 X 线下，导管尖端一般要达脊柱的左侧 1～2 cm，此时试推造影剂证实导管在冠状动脉开口内，采用不同体位进行造影。在缓慢推进导管进入冠状动脉开口内时，有时需要缓慢逆或顺时针旋转导管，以保证导管尖端指向左冠状动脉开口。

3. 右冠状动脉造影

右冠状动脉造影的基本要求与左冠状动脉造影相同，包括推送导管技术，注射造影剂的方法和原

则。导管首选 5F 多功能导管（经桡动脉途径）或 JR4.0（经股动脉途径），X 线体位选左前斜位 45°，右冠状动脉造影时在导管达主动脉根部时，需要顺时针旋转 180°方能使导管进入右冠状动脉开口内，操作时其关键之处在于要慢。先将导管送达主动脉瓣上，稍向上提 1 ~ 2 cm，管尖指向后，此时右手慢慢顺时针旋转导管，同时左手轻轻向上提导管，一边旋转一边上提，使管尖逐渐转向前，进入右冠状动脉开口。上提导管可以避免导管进入右冠状动脉过深，引起嵌顿，缓慢旋转才能使导管的尖端与尾端保持同步，避免管尖在进入右冠状动脉开口部位后，仍在尾端旋转，使导管在冠状动脉内转圈。主动脉内径的宽度与导管的臂长的选择关系不大。如果右冠状动脉开口朝上，可选择 JR3.5 导管，导管尖端可指向上。如果右冠状动脉开口朝下，可选用 Amplatzer 导管。

五、冠状动脉的投照体位

冠状动脉造影只能看到主要的心外膜支及其第 2、3 级分支，第 4 级和无数的心肌内分支是看不见的。心脏倾斜地位于胸腔内，主要冠状动脉横跨房室沟和室间沟，依次排列成心脏的长轴和短轴。从冠状动脉的解剖可知，左回旋支和右冠状动脉分别在左、右房室沟内走行并在心脏背面相连，形成冠状动脉水平环。左前降支和后降支分别在前、后室间沟内走行并在心尖部附近相连，形成冠状动脉的纵环。两环分别位于心脏的房室瓣平面和室间隔平面上且相互垂直。在右前斜（RAO）30°投照时，沿房室瓣平面观察，面对的是室间隔平面；在左前斜（LAO）60°投照时，沿室间隔平面观察，面对的是房室瓣平面。故冠状动脉造影检查的最佳投照位是斜位。但心脏的 RAO 和 LAO 有导致冠状动脉分支重叠和假性缩短的缺点，故投照时几乎总是需要伴随头和足向的倾角。头位投影冠状动脉近中段短缩，足位可充分显示中远段血管。冠状动脉造影显示病变必须采用两个相互垂直的角度，例如 LAO 与 RAO 成垂直角度，头位与足位成垂直角度。血管造影投照位的选择在很大程度上还要取决于体型、冠状动脉解剖的变异和病变的部位。

六、冠状动脉造影结果分析

（一）冠状动脉血流的血管造影评估

TIMI 0 级：无灌注。闭塞远端血管无前向血流灌注。

TIMI I 级：部分灌注。造影剂穿过阻塞点，但进入远段血管的速度慢于同一患者的非阻塞动脉。

TIMI II 级：经 3 个以上的心动周期后，病变远端血管才完全充盈。

TIMI III 级：完全灌注，在 3 个心动周期内造影剂完全充盈病变远端血管。

（二）冠状侧支循环

冠状动脉之间的吻合在出生后即存在，但这些冠状动脉侧支通常是关闭的，只有在冠状动脉严重狭窄或闭塞时才会开放。在正常人的心肌中，有无数细小的吻合血管。这些吻合支的直径大多数 < 200 μm，它们是形成侧支循环的基础。在正常或有轻度冠状动脉病变患者的冠状动脉造影图中，它们不能被看见，因为它们只携带极少量的血流，同时它们细小的内径超过了影像系统的空间分辨能力。然而，一旦发生冠状动脉主支阻塞，会在连接受累冠状动脉远段的吻合处及病变冠状动脉的近段或靠近其他正常血管的吻合处产生压力阶差。随着这种压差的产生，增加的血量被推进并通过吻合血管，这些吻合血管进行性地扩张，并最终变成血管造影时可见的侧支通道。部分患者侧支循环建立较好，部分建立较差。这个侧支建立过程在有些患者中似乎有效地发生，而在另一些患者中未能有效地发生，形成这种差异的原因还不完全清楚，但它可能牵涉到发生阻塞的速度。最有利的临床情况是病变血管的阻塞逐渐发生，这样允许在其完全阻塞之前有足够的时间让侧支血管来代偿供血。

影响侧支发生的其他因素是滋养动脉的通畅和阻塞后血管段的大小以及血管的阻力。在冠状动脉造影时，侧支通常不能被显示，除非该病变血管已发生肉眼估计下至少 90%的直径狭窄。

在严重冠状动脉疾病的患者中存在大量侧支循环。研究发现严重冠状动脉阻塞而无侧支循环的患者[201]铊心肌灌注缺损的发生率明显高于有侧支循环的患者。这提示侧支可能改善缺血区心肌的灌注。

经皮腔内冠状动脉成形术（PTCA）的问世，提供了研究冠状侧支循环血流动力学方面和血管造影特点的机会，因为在行 PTCA 时，球囊扩张类似以前狭窄血管的突然闭塞。Rentrop 和 Cohen 利用双侧冠状动脉造影发展了一个 0~3 级的分级系统，分级如下：

0 级：无侧支存在。1 级：勉强能检出的侧支血流。造影剂通过并显示侧支管道，但在任何时候接受侧支的血管主支均不显影。2 级：部分侧支血流。造影剂进入，但不能使接受侧支的血管主支血管完全显影。3 级：完全灌注。造影剂进入，并使接受侧支的血管主支血管完全显影。

侧支循环的方式：①同侧侧支循环；②对侧侧支循环；③双侧侧支循环；④桥侧支——自身搭桥。

侧支循环的作用：①改善病变冠状动脉供血区内的心肌功能；②缩小心肌梗死范围；③若侧支循环建立在冠状动脉完全闭塞之前，则可避免心肌梗死的发生；④在冠状动脉介入性治疗时，可保证病变冠状动脉区的心肌供血，从而增加手术的安全性。

与侧支循环发育不良的患者相比，有良好的侧支循环患者较少感到胸痛，较少见左室收缩不协调，心电图上 ST 段抬高的总和较低。远侧冠状动脉的灌注压在有良好发育侧支的患者中比侧支发育不良的患者中更高。

（三）冠状动脉病变形态学

冠状动脉病变的分析和评价是选择治疗方案和估计预后的重要依据，病变类型按 1988 年美国心脏病学会/美国心脏协会（ACC/AHA）专家组总结过去 10 年的经验，被定义为简单型（A 型）、中度复杂型（B 型）和复杂型（C 型）（表 2-1），多数病变为中等复杂型。

表 2-1　ACC/AHA 冠状动脉病变分型

A 型病变	
局限性（长度 <10 mm）	无或有轻度钙化
中心性	未完全闭塞
容易到达	非开口病变
管壁光滑	未累及大分支
无血栓	非成角病变（<45°）
B 型病变	
管状狭窄（长度 10~20 mm）	中、重度钙化
偏心性	完全闭塞（<3 个月）
近端血管中度迂曲	开口处病变
管壁不规则	分叉处病变
冠状动脉内血栓	成角病变（>45°且 <90°）
C 型病变	
弥漫性（长度 >20 mm）	近端血管严重迂曲
易碎的退化静脉桥病变	完全闭塞（>3 个月）
严重成角病变（>90°）	

1. 狭窄冠状动脉病变类型

狭窄的分析方法：

（1）目测法：以紧邻狭窄段的近心端和远心端的正常血管段内径为 100%，狭窄处血管直径减少的百分数为狭窄程度。估测直径时，参照已知导管的直径（6F = 2.0 mm，7F = 2.3 mm，8F = 2.7 mm）与动脉的粗细比较便可。目测狭窄直径简单易行，至今仍广泛应用，缺点是重复性差和常常高估狭窄程度。

（2）计算机辅助的定量冠状动脉造影（QCA）：目前的血管造影机多具有 QCA 功能，其机制是血管轮廓测定或影像密度的测定。QCA 的优点是重复性好，大规模临床研究通常采用这种方法。

（3）血管内超声检测（IVUS）：有助于对狭窄程度作出较为精确的判断。

2. 钙化

冠状动脉钙化在 X 线透视下，一般为沿血管走行的条状影，其亮度和大小反映了钙化的严重程度。钙化的观察对判断病变的性质和部位，以及选择治疗方案很有帮助。

3. 血栓

血栓在冠状动脉造影上的表现分成两大类：一类是虽有血栓但血管还是通畅的，在造影上主要表现为球状的充盈缺损，完整地被造影剂所围绕，通常位于最严重狭窄点的远侧；另一类是血栓很大以致完全阻塞了血管。

4. 夹层

多为 PTCA 并发症，诊断性动脉造影操作偶尔伴有血管夹层分离形成。美国心肺血液研究所根据夹层的形态将其分为 6 型，见表 2-2。

表 2-2　冠状动脉夹层的分型

类型	影像特征
A	X 线透光区，无或有少量造影剂滞留
B	X 线透光区，形成假腔，无或仅有少量造影剂滞留
C	造影剂出现在管腔外，且有明显造影剂滞留
D	螺旋状充盈缺损影，常伴广泛造影剂滞留
E	新出现且持续的充盈缺损影
F	夹层血管无前向血流充盈

5. 瘤样扩张或冠状动脉瘤

动脉粥样硬化的后果既可以是狭窄，也可以是动脉瘤或瘤样扩张。

6. 心肌桥

冠状动脉主要在心脏的心外膜表面上经过，其小分支以垂直于心脏表面方向穿入心肌。因为心肌纤维"桥"每次收缩期都可引起动脉的狭窄。造影上特征性的表现是在舒张期桥段血管的内径正常，但在每次收缩期都有突然的狭窄，不应与动脉粥样硬化斑块相混淆。当它在收缩期严重狭窄时，可产生心肌缺血，甚至心肌梗死。

7. 其他各种冠状动脉病变特征

（1）成角病变：狭窄端血管的中心线与狭窄远端血管的中心线夹角 ≥45°。

（2）偏心狭窄：需在两个相互垂直的造影平面观察，病变始于一侧血管壁至直径的 3/4 以上。

（3）分叉处病变：在血管狭窄部位有中等或较大分支（直径 >1.5 mm）发出，或者待扩张的病变累及重要边支。

（4）病变长度：从未使病变短缩的体位测量，病变的两个"肩部"之间的距离。

（5）病变血管迂曲：中度迂曲是指病变近端血管有 2 个弯曲；重度迂曲指病变血管近端有 3 个或 3 个以上弯曲。

（6）开口处病变：位于前降支、回旋支或右冠状动脉起始部，距开口 3 mm 以内的病变。

七、冠状动脉造影术后的常规处理

（1）监测患者有无不适，注意心电图变化及生命体征等。

（2）补足液体，防止迷走反射。心功能差者补液慎重。

（3）桡动脉穿刺径路在拔除鞘管后对穿刺点局部压迫 4~6 小时后可以拆除加压绷带。股动脉入路在进行冠状动脉造影后，可即刻拔管，常规压迫穿刺点 20 分钟后，若穿刺点无活动性出血，可进行术侧制动并加压包扎，18~24 小时后可以拆除绷带开始轻度活动。如果使用封堵器，患者可以在平卧制动 6 小时后开始床上活动。

（4）注意穿刺点有无渗血、红肿及杂音，穿刺的肢体动脉搏动情况、皮肤颜色、张力、温度及活动有无异常。

（5）术后或次日查血常规、尿常规、电解质、肝肾功能、心肌酶等。

八、冠状动脉造影术后的常见并发症

1. 假性动脉瘤

指血液自股动脉穿刺的破口流出并被邻近的组织局限性包裹而形成的血肿。血液可经此破口在股动脉和瘤体之间来回流动。假性动脉瘤与真性动脉瘤的区别在于前者的瘤壁由血栓和周围组织构成，而无正常血管壁的组织结构。其常见症状为局部疼痛，有时较剧烈，瘤体过大时也可产生周围神经、血管的压迫症状。触诊可发现皮下血肿，有搏动感，听诊可闻及明显的血管收缩期杂音，其确诊有赖于超声多普勒检查。大部分直径较小的假性动脉瘤可自行愈合，无须特殊处理。而直径较大者可通过压迫、瘤体内凝血酶注射和外科修复等方法进行根治，前提是停用肝素、低分子肝素等抗凝药物。

2. 股动静脉瘘

指股动脉穿刺造成股动、静脉之间有异常通道形成。大部分股动静脉瘘无明显症状，也不导致严重并发症，许多小的动静脉瘘可自行愈合。少数情况下因动静脉瘘血流量大，可导致静脉扩张、曲张，或患者自身存在严重的股动脉远端血管狭窄，股动静脉瘘导致"窃血"现象，使下肢缺血加重。触诊皮下无血肿，听诊可闻及血管双期杂音。对未能自行愈合或有严重并发症的股动静脉瘘，可考虑手术治疗或在超声引导下压迫封闭瘘管。

3. 腹膜后出血

指血流经股动脉穿刺口、通常沿腰大肌边缘流入腹膜后腔隙。由于腹膜后腔隙具有更大的空间，可储存大量血液。腹膜后血肿起病隐匿，当有明显症状出现时（如低血压），常提示已有严重出血，如诊断处理不及时，会导致患者死亡。这是与股动脉径路相关的最凶险的并发症。其主要症状及体征是贫血、低血压、腹部紧张及下腹部疼痛及出汗等，确诊有赖于 CT 检查。治疗包括以下原则：①立即停用抗凝药物；②使用血管活性药物升压，快速补充血容量，输血、输液，控制输注量和速度以使血压持续稳定为目标；③严密监测血压、心率，定时复查血象，判断有无继续出血并给予针对性治疗；④患者应绝对卧床；⑤对不能有效止血的患者应尽早介入封堵或外科治疗。

4. 前臂血肿和前臂骨筋膜室综合征

前臂血肿是由于在桡动脉远离穿刺点的部位有破裂出血所致，常见的原因主要是超滑引导钢丝推送中极易进入桡动脉分支或桡侧返动脉，致其破裂穿孔或由于桡动脉痉挛、指引导管推送遇阻力时用力不慎、过大，致其破裂所致。其症状主要表现为前臂疼痛，触诊张力高。由于出血可为周围组织所局限，大部分前臂血肿有自限性。但如果桡动脉破裂穿孔大，出血量大，可导致前臂骨筋膜室综合征，是前臂血肿的极端表现。主要症状有疼痛、活动障碍、感觉障碍、被动牵拉痛、肢体肿胀、血管搏动减弱或消失及骨筋膜室内压力增高等。前臂血肿可使用弹力绷带包扎前臂，但应注意包扎力度。前臂骨筋膜室综合征应强调早诊断、早治疗。一旦确诊就要及时（6 小时内）切开深筋膜，彻底减压。切口要足够大，方能彻底解除骨筋膜室内的压力。手术要保持无菌，防止感染，如有肌肉坏死应一并切除干净。

5. 颈部及纵隔血肿

是经桡动脉介入治疗的特有并发症，主要原因为导丝误入颈胸部动脉小分支致其远端破裂，出血常导致颈部肿大、纵隔增宽和胸腔积血等，主要表现为相应部位疼痛、低血压等。如出血自限，预后良好；如有气管压迫，常有呼吸困难，表现凶险，应行气管插管。

6. 血管迷走反应及处理

常发生于冠状动脉造影术中、术后，拔除血管鞘管、压迫止血（股动脉）或穿刺点剧烈疼痛时。主要表现为面色苍白、大汗淋漓、头晕或神志改变，严重者可以意识丧失，部分患者可感气促、心悸、极度乏力。而最重要的表现为窦性心动过缓和低血压状态。处理措施包括静脉注射阿托品、快速扩容及应用多巴胺等升压药。

7. 冠状动脉穿孔和心脏压塞

偶尔在有阻力情况下用力推进钢丝引起血管穿孔破裂而导致心脏压塞。常表现为：精神焦虑不安、多需坐位、呼吸困难、以浅快多见，皮肤湿冷、脉压减少、血压下降、心率增快等。对于急性心脏压塞有诊断价值的检查是超声心动图和冠状动脉造影。本病强调早诊断、早处理。总的治疗原则：迅速逆转肝素化、导丝在真腔时以球囊封闭血管破裂口 15~20 分钟，若无效，及时置入带膜支架。如出现心脏压塞，应立即进行心包穿刺引流、抗休克治疗或外科干预。抗休克治疗包括麻醉机吸氧、多巴胺等升压药静注及静脉补液等。

8. 栓塞

重要脏器栓塞如脑栓塞、肺栓塞等。

（尹雪松）

第三节　高血压病

高血压病或称原发性高血压是指以血压增高为主要临床表现，伴或不伴有多种心血管危险因素的综合征，我国以及欧美国家的流行病学特点均表现为发病率随着年龄增长而增高。2013 年欧洲人群高血压患病率为 30%~45%，我国稍低，1959 年、1979 年、1991 年和 2002 年所作的 4 次大规模调查结果显示，15 岁以上人群高血压患病率分别为 5.11%、7.73%、13.58% 和 17.65%，呈明显的逐年上升趋势，《中国心血管病报告 2014》估算我国高血压患者达 2.7 亿人，每 10 位成人中至少有 2 人患高血压。长期高血压易致心、脑、肾等重要脏器产生危及生命的或致残的并发症。

一、临床表现

高血压患者可无自觉症状，或有头胀、头痛、乏力、心悸等不适，直到靶器官受损出现相应的临床症状或体征。因此成人应每年测血压 1 次，医疗机构应对 ≥35 岁的所有患者测量血压。以便早期发现，及时处理。

二、诊断

目前诊断高血压的测量方法有 3 种（表2-3）：诊室血压（OBPM）、家庭自测血压（HBPM）、动态血压（ABPM）。

表2-3　不同血压测量方法诊断高血压的标准（中国血压测量指南 2011）

测量方法	收缩压（mmHg）	舒张压（mmHg）
诊室血压（OBPM）	≥140	≥90
家庭自测血压（HBPM）	≥135	≥85
动态血压（ABPM）		
24 小时平均血压	≥130	≥80
白天平均血压	≥135	≥85

在未使用抗高血压药物的情况下，有上述 3 种情况之一均为高血压，既往有高血压史，目前正在使用抗高血压药物，现血压虽未达上述水平，也应诊断高血压。

血压水平目前仍依据诊室血压水平分类，见表2-4。

表2-4　血压水平的定义和分类

类别	收缩压（mmHg）	舒张压（mmHg）
理想血压	<120	<80
正常血压	120~129	80~84

类别	收缩压（mmHg）	舒张压（mmHg）
正常高值	130～139	85～89
高血压：	≥140	≥90
1 级高血压（轻度）	140～159	90～99
2 级高血压（中度）	160～179	100～109
3 级高血压（重度）	≥180	≥110
单纯收缩期高血压	≥140	<90

若患者的收缩压与舒张压分属不同的级别时，则以较高的分级为准。单纯收缩期高血压也可按照收缩压水平分为 1、2、3 级。

高血压的危险分层：高血压的诊断和治疗应与总体心血管危险相关。为了便于危险分层，根据危险因素、靶器官损害和临床疾病，评估以后发生心血管事件的风险（表 2-5、表 2-6）。

表 2-5　影响预后的因素

心血管病的危险因素	靶器官的损害（TOD）	并存的临床情况（ACC）
收缩压和舒张压水平（1～3 级）	左心室肥厚（心电图或 X 线）	脑血管病（脑卒中短暂性脑缺血发作）
男性 >55 岁	心脏超声提示 LVH	病史
女性 >65 岁	（LVMI 男性 ≥115 g/m^2，女性 ≥95 g/m^2）	心脏疾病（冠心病、心肌梗死史、心绞
一级亲属早发心血管病家族史，发病	颈 – 股 PWV >12 m/s	痛、冠状动脉血运重建、心力衰竭，包
年龄（男性 <55 岁，女性 <65 岁）	超声颈动脉内膜增厚或斑块	括 EF 正常的心力衰竭）病史
吸烟	血肌酐 ≥115 μmol/L（1.3 mg/dL）男，	周围血管病史
血脂异常 TC≥5.7 mmol/L	≥107 μmol/L（1.2 mg/dL）女；	肾脏病史
和（或）LDL-C >3.3 mmol/L	尿蛋白 ≥300 mg/24 h，微量白蛋白尿 30～	视网膜病变：出血或渗出，视盘水肿
和（或）HDL-C 男性 <1.0 mmol/L	300 mg/24 h 或蛋白/肌酐比 ≥22 mg/g	糖尿病
女性 <1.2 mmol/L		
和（或）甘油三酯 >1.7 mmol/L		
腹型肥胖或肥胖		
腹型肥胖 WC 男性 ≥90 cm		
女性 ≥85 cm		
肥胖 BMI≥28		

注：TC，总胆固醇；LDC-C，低密度脂蛋白胆固醇；HDL-C，高密度脂蛋白胆固醇；LVMI，左室质量指数；IMT，颈动脉内膜中层厚度；BMI，体质指数；WC，腰围。

表 2-6　按心血管危险分层（《中国高血压基层管理指南》2014 年）

其他危险因素和病史	血压（mmHg）		
	1 级高血压	2 级高血压	3 级高血压
无其他危险因素	低危	中危	高危
1～2 个危险因素	中危	中 – 高危	高危
≥3 个危险因素	中 – 高危	高危	高危
靶器官损害、并存的临床疾病	高危	高危	高危

本节主要阐述原发性高血压，5%～10% 的高血压患者为继发性高血压，常见继发性高血压有：慢性肾脏病、睡眠呼吸暂停综合征、原发性醛固酮增多症、肾动脉狭窄、嗜铬细胞瘤、皮质醇增多症、大动脉疾病、药物引起的高血压等。以下几种情况应警惕继发性高血压的可能：①高血压发病年龄 <30 岁；②重度高血压（高血压 3 级）；③降压效果差，血压不易控制；④血尿、蛋白尿或有肾脏疾病史；

⑤夜间睡眠时打鼾并出现呼吸暂停；⑥血压升高伴肢体肌无力或麻痹，常呈周期性发作或伴自发性低血钾；⑦阵发性高血压，发作时伴头痛、心悸、皮肤苍白及多汗等；⑧下肢血压明显低于上肢，双侧上肢血压差值 >20 mmHg，股动脉等搏动减弱或不能触及；⑨长期口服避孕药者。

三、治疗

（一）治疗目标

高血压患者的首要治疗目标是最大限度地降低长期心血管事件和死亡率，改善生活质量。这需要治疗所有已明确的可逆危险因素，包括吸烟、血脂异常和糖尿病等，在治疗高血压的同时，还要合理控制并存的临床疾患。

降压目标：一般患者血压降至 140/90 mmHg 以下，老年（≥65 岁）高血压患者的血压降至 150/90 mmHg 以下。慢性肾脏疾病、糖尿病、并发症少和年轻患者如能耐受，可将血压进一步降低至 130/80 ~ 85 mmHg 以下。

（二）非药物治疗

高血压是生活方式疾病，其首要的基础治疗就是改变生活方式。非药物治疗包括提倡健康的生活方式，改变不利于心理和身体健康的行为和习惯，达到减少高血压以及其他心血管病的发病危险，具体内容见心血管疾病的预防等章节。

（三）药物治疗

降压药物治疗可以有效地降低心血管疾病的发病率和死亡率，防止卒中、冠心病、心力衰竭和肾病的发生和发展，是治疗高血压的主要手段。

1. 治疗对策及药物治疗开始时机

检查患者及全面评估其总体危险后，判断患者风险属低危、中危或高危（表 2-5 和表 2-6）。

对高危患者立即开始对高血压及并存的危险因素和临床情况进行药物治疗。中、低危患者分别随访 1 个月或 3 个月，在此期间给予非药物治疗，如仍多次测量血压≥140/90 mmHg 可开始药物治疗。

2. 降压药的种类

当前常用于降压的药物主要有以下 5 类，即利尿药、β 受体阻滞剂、血管紧张素转换酶抑制剂（ACEI）、血管紧张素 II 受体阻滞剂（ARB）、钙拮抗剂。

3. 主要降压药种类的适应证和禁忌证（表 2-7）

表 2-7 主要降压药的适应证和禁忌证

分类	适应证	禁忌证	
		绝对	相对
钙拮抗剂（二氢吡啶类）	老年高血压、周围血管病、单纯收缩期高血压、稳定型心绞痛、颈动脉粥样硬化、冠状动脉粥样硬化	无	快速型心律失常，充血性心力衰竭
钙拮抗剂（非二氢吡啶类）	心绞痛、颈动脉粥样硬化、室上性心动过速	二、三度房室传导阻滞和充血性心力衰竭	
ACEI	充血性心力衰竭、心肌梗死后、左心室肥厚、左心室功能不全、心房颤动预防、颈动脉粥样硬化、非糖尿病肾病、糖尿病肾病、蛋白尿/微量白蛋白尿、代谢综合征	妊娠、高血钾、双侧肾动脉狭窄	可能怀孕的妇女
ARB	糖尿病肾病、蛋白尿/微量白蛋白尿、冠心病、心力衰竭、左心室肥厚、心房颤动预防、ACEI 引起的咳嗽者、代谢综合征	妊娠、高血钾、双侧肾动脉狭窄	可能怀孕的妇女

续表

分类	适应证	禁忌证	
		绝对	相对
利尿剂（噻嗪类）	充血性心力衰竭、老年高血压、高龄老年高血压、单纯收缩期高血压	痛风	妊娠
利尿剂（袢利尿剂）	肾功能不全、充血性心力衰竭		
利尿剂（抗醛固酮药）	充血性心力衰竭、心肌梗死后	肾衰竭、高钾血症	
β受体阻滞剂	心绞痛、心肌梗死后、快速心律失常、慢性心力衰竭	二、三度房室传导阻滞和哮喘	慢性阻塞性肺病、糖耐量减低、周围血管病、运动员

注：ACEI，血管紧张素转换酶抑制剂；ARB，血管紧张素受体拮抗剂。

4. 降压药的联合应用

可提高疗效，减少药物的不良反应，优先推荐以下降压药组合：①ACEI/ARB＋钙拮抗剂；②ACEI/ARB＋利尿剂；③钙拮抗剂＋利尿剂；④二氢吡啶类钙拮抗剂＋β受体阻滞剂；⑤ACEI/ARB＋钙拮抗剂＋利尿剂。

5. 降压治疗的策略

（1）大多数慢性高血压患者应该在几周内逐渐降低血压至目标水平，这样对减少远期事件有益。

（2）推荐应用长效制剂，其作用可长达24小时，每日服用一次，这样可以减少血压的波动、降低主要心血管事件的发生危险和防治靶器官损害，并提高用药的依从性。要特别注意患者晨间和夜间血压是否达标，必要时可调整服药时间或在睡前加服中长效降压药物。

（3）根据基线血压水平、有无靶器官损害和危险因素，选用单药治疗或联合治疗。

1）单一药物开始，未达标时上调到最大剂量，仍未达标时加用第二种药物，如还未达标加用第三种药物，直至血压达标。

2）单一药物开始，未达标时加用第二种药物，仍未达标时将两种药物上调到最大剂量，仍未达标加第三种药物，直至血压达标。

3）联合用药开始（自由组合或复方），未达标时上调到最大剂量，仍未达标加第三种药物，直至血压达标。

以上3种方法均可选择。

（4）一般调整降压药的时间间隔为2周左右，因为：①降压速度不宜太快，以免引起不必要的副作用；②大多数口服抗高血压药需4~6周才能发挥最大效果。一般而言，在数周内血压得到控制即可。对那些高危病人可适当缩短调整药物剂量的时间（如1~2周），提高药物最大剂量，而且多数需要一开始就使用一种以上的药物进行治疗。

（5）高血压患者伴有高同型半胱氨酸血症或卒中家族史，在服用降压药的同时，加用叶酸0.8mg/d，可显著降低首次发生卒中的风险。

（6）二、三种降压药物联合应用仍不能降压达标的患者可考虑加用螺内酯20~40mg/d。

（四）高血压治疗的特殊问题

1. 急进型高血压（恶性高血压）

此型目前已少见，发生机制不明，起病急或由中、重度高血压发展而来。表现为血压显著升高，舒张压≥130mmHg，头痛，视物模糊，眼底出血，渗出和视盘水肿，迅速出现肾功能不全，预后不佳。治疗关键在于迅速控制血压，防治靶器官特别是肾功能损害。

2. 高血压危象的治疗

高血压危象可根据其有无急性靶器官损害分为两类：高血压急症和高血压亚急症。

高血压急症：特点是血压严重升高（BP > 180/120 mmHg）并伴发进行性靶器官功能不全的表现。高血压急症需立即进行降压治疗以阻止靶器官进一步损害。高血压急症包括高血压脑病、颅内出血、急性心肌梗死、急性左室衰竭伴肺水肿、不稳定型心绞痛、主动脉夹层动脉瘤。

高血压亚急症：特点是血压严重升高但不伴靶器官损害。包括高血压病Ⅲ期、急进型或恶性高血压而无合并症者以及严重的围术期高血压等，允许于 24 小时内使血压下降。

当不能明确区分属哪一类时应按高血压急症处理。治疗高血压危象的关键是迅速将血压控制在安全水平，同时应对靶器官的损害和功能障碍予以处理。这类患者应进入监护室，持续监测血压和尽快应用适合的降压药。以静脉滴注方法给予降压药最适宜，以便随时调整药物剂量。多选用硝普钠静脉滴注，开始以每分钟 10 ~ 25 μg 静滴，然后根据血压反应，可每隔 5 ~ 15 分钟增加剂量。也可使用硝酸甘油、酚妥拉明等。第一步，1 小时使平均动脉血压迅速下降但不超过 25%；第二步，在以后的 2 ~ 6 小时内血压降至 160/（100 ~ 110） mmHg。血压过度降低可引起肾、脑或冠状动脉缺血。如果这样的血压水平可耐受和临床情况稳定，在以后 24 ~ 48 小时逐步降低血压达到正常水平。下列情况应除外：对脑梗死和脑出血第一天血压 < 200/120 mmHg 时，不主张降压；主动脉夹层应将收缩压迅速降至 100 mmHg 左右（如能耐受）。

高血压亚急症，一般可直接口服药控制血压。可选钙拮抗剂、呋塞米（速尿）等，也可考虑静脉用药。在处理高血压急症时降压幅度不宜太大、速度不宜太快，否则可因血压过度降低，超过脑循环自动调节的限度而发生脑血管意外的事件或因血压下降太快而加重脑缺血症状和器官的功能障碍。

3. 妊娠高血压

（1）妊娠高血压综合征的定义：妊娠 20 周后，孕妇发生高血压、蛋白尿及水肿称为妊娠高血压综合征。

高血压：血压升高≥140/90 mmHg，或较孕前或孕早期血压升高≥30/15 mmHg，至少 2 次，间隔 6 小时。

蛋白尿：单次尿蛋白检查≥30 mg，至少 2 次，间隔 6 小时，或 24 小时尿蛋白定量≥0.3 g。

水肿：体重增加 >0.5 千克/周为隐性水肿。按水肿的严重程度可分为（＋）：局限踝部及小腿；（＋＋）：水肿延及大腿；（＋＋＋）：水肿延及会阴部及腹部。

妊娠高血压：仅有高血压，伴或不伴有水肿，不伴有蛋白尿。

先兆子痫：是多系统受累的情况，主要的是母体异常发生于肾、肝、脑及凝血系统，由于胎盘血流减少可引起胎儿生长迟缓或胎死宫内。

轻度先兆子痫：有高血压并伴有蛋白尿的存在。

重度先兆子痫：血压≥160/110 mmHg；蛋白尿≥3 g/24 小时；伴有头痛，视物不清，恶心，呕吐，右上腹疼痛；眼底不仅有痉挛还有渗出或出血；肝、肾功能异常，或有凝血机制的异常；伴有心衰或/及肺水肿的存在。

子痫：妊娠高血压综合征的孕产妇发生抽搐。

（2）妊娠高血压综合征的治疗。

1）镇静防抽搐、止抽搐：常用的药物如下。

硫酸镁：患者剂量取决于体重及尿量。尿量 <600 mL/24 h；呼吸 <16 次/分；腱反射消失，需及时停药。硫酸镁预防子痫和治疗癫痫发作的疗效是明确的。

镇静剂：常用有冬眠 1 号 1/3 量肌内注射，6 小时一次；或安定 10 mg 肌内注射，或静脉缓慢推注，6 小时一次。

2）积极降压：见下述。

3）终止妊娠：①轻度妊娠高血压综合征。在严密的母、儿监测下，至妊娠 37 周，若病情仍不好转，可根据产科情况决定终止妊娠的方法；②重度妊娠高血压综合征。胎龄 >37 周应及时终止妊娠，胎龄 <35 周促胎肺成熟后，终止妊娠。终止妊娠的方式取决于产科的情况。

（3）降压药的应用：虽然治疗高血压目的是减少母亲的危险，但必须选择对胎儿安全的有效药物。

当血压升高＞160/100 mmHg 时，积极降压，以防卒中及子痫发生。究竟血压降至多低合适，目前尚无一致的意见。

1）常用于紧急降压的药物。①硝苯地平：10 mg 口服，60 分钟后必要时再给药；②拉贝洛尔：25～100 mg 加入 5% 葡萄糖 20～24 mL，静脉推注。15 分钟后可重复；③肼屈嗪：5 mg 加 5% 葡萄糖 20 mL 静脉缓慢推注，每 5 分钟测血压一次，20 分钟后，若血压仍＞160/110 mmHg，可重复给药 5～10 mg。若舒张压达 90 mmHg 或以下则停药（由于围生期静脉注射肼屈嗪不良反应过大，不再选用）。

2）常用缓慢降压的药物。①氧烯洛尔：20～40 mg，每日 3 次（可引起心动过缓）；②阿替洛尔 100 mg，1 次/日。长期使用 β 受体阻断剂，有引起胎儿生长迟缓的可能，且应监测胎儿心率；③甲基多巴：0.25～0.5 g，3 次/日；④肼屈嗪：口服 25～50 mg，3 次/日；⑤伊拉地平：2.5 mg，2 次/日。注意钙拮抗剂不能与硫酸镁合用（潜在的协同作用可导致低血压）。

3）其他药物。①伴发肺水肿的子痫前期患者可选用硝酸甘油；②高血压危象时，可静脉滴注硝普钠，但应避免长期使用（胎儿氰化物中毒）；③低剂量阿司匹林可作为有早发子痫前期病史女性的预防用药。

4）孕期不宜使用的降压药。①ACEI：可能引起胎儿生长迟缓，羊水过少，或新生儿肾衰，也可能引起胎儿畸形；②ARB：副作用同上；③利尿剂：可进一步减少血容量，使胎儿缺氧加重。先兆子痫妇女血容量减少，一般不宜使用利尿剂。

4. 高血压与外科手术

术前用利尿剂者，应注意水电解质平衡。对失血患者，利尿剂可降低内源性拟交感胺的缩血管效应，宜加注意。β 受体阻滞剂可抑制术中应激反应，原则上术前 34～48 小时应停用。

5. 老年高血压的治疗

（1）定义：老年高血压（年龄≥65 岁）患者常伴有多种危险因素，靶器官损害和临床疾患，而且易发生直立性低血压，因此应逐渐降压达标，切忌操之过急。

大量随机临床试验均证实，无论是收缩/舒张期高血压，还是单纯收缩期高血压，降压治疗对老年患者均可减少心脑血管病及死亡。

（2）老年人降压治疗的用药：大量随机临床试验均已明确，各年龄段（＜80 岁）高血压患者均受益于利尿剂、钙拮抗剂、β 受体阻滞剂、ACEI 等抗高血压治疗。

（3）关于高龄老人的降压治疗：老年（＞65 岁）降压药务必从小剂量开始，根据耐受性逐步降压，应测量用药前后坐立位血压；尤其对体质较弱者更应谨慎。注意原有的以及药物治疗后出现的直立性低血压。老年人有较多危险因素、靶器官损害，合并心血管病、糖尿病等情况也较多，常需多药合用。各年龄段高血压患者应用利尿剂、钙拮抗剂、ACEI 或 ARB 等抗高血压治疗均有益。≥80 岁的一般体质尚好的高龄老年高血压患者进行适度降压治疗也有好处，当收缩压≥160 mmHg 者，可用小剂量的利尿剂或钙拮抗剂，必要时加小剂量 ACEI。目标收缩压＜150 mmHg。降压达标时间适当延长。部分舒张压低的老年单纯收缩期高血压患者的降压治疗有一定难度。舒张压＜60 mmHg，如收缩压＜150 mmHg，则观察；如收缩压≥150 mmHg，则谨慎用小剂量利尿剂、ACEI、钙拮抗剂。

6. 难治性高血压

（1）定义：在改善生活方式的基础上应用了合理可耐受的足量的 3 种以上降压药物，并包括利尿剂治疗 1 个月以上血压仍未达标或服用 3 种以上降压药物血压才能有效控制，称为难治性高血压（resistant hypertension，RH）。

（2）难治性高血压的原因：①未查出的继发原因；②降压治疗依从性差；③仍在应用影响降压疗效的药物（肾上腺类固醇类、可卡因、甘草、麻黄、非甾体消炎药、口服避孕药）；④改善生活方式失败（体重增加，大量酒精摄入）；⑤容量负荷过重（利尿剂治疗不充分，进展性肾功能不全，高盐摄入，醛固酮增多症）；⑥阻塞性睡眠呼吸暂停；⑦不可逆或几乎不可逆的器官损害。

此外还包括假性难治性高血压，其原因常见为：单纯性诊所（白大衣）高血压；测压方法有问题

（患者上臂较粗时未使用较大的袖带）；假性高血压。

（3）处理原则：找出原因处理后仍无效果时，基层医生应把难治性高血压患者转至高血压专科进行治疗。在所有努力失败后，在进行严密观察下停用现有降压药，重新开始应用一种新的简单的治疗方案可能有助于打破这种恶性循环。据个案病例报道，通过植入设备长期电刺激颈动脉窦神经及经皮肾动脉去交感神经术可以降低顽固性高血压患者的收缩压和舒张压。但是此两种方法的降压效果仍待进一步证实。

7. 口服避孕药与高血压

口服避孕药中即使雌激素含量较低，也可增加高血压、卒中和心肌梗死的风险。不少研究资料证明：长期服用口服避孕药者，其血压水平较不服避孕药者升高，发生高血压的发病率也大大多于不服避孕药者。因此，生育期妇女发现高血压时，应询问患者有无服用避孕药历史或是否正在服用避孕药，如仍在服用，应劝患者停服，改用其他避孕方法。在使用避孕药前及过程中，应观察血压变化，必要时停药。

（五）相关危险因素的治疗

1. 调脂治疗

所有确诊为心血管疾病或 2 型糖尿病的高血压患者均应接受他汀类药物治疗，使血清总胆固醇 < 4.5 mmol/L（175 mg/dL），低密度脂蛋白胆固醇 < 2.5 mmol/L（100 mg/dL），甚至更低；无明显心血管疾病，但心血管风险较高（10 年事件发生风险 ≥10%）的高血压患者，也应考虑他汀类药物治疗。

2. 抗血小板治疗

有心血管事件病史的高血压患者，若无过高的出血风险，则应进行抗血小板治疗（特别是低剂量阿司匹林治疗）；50 岁以上、无心血管疾病病史、血清肌酐中度升高或心血管风险较高的高血压患者也应进行低剂量阿司匹林治疗。经研究证实，上述各种情况下，这种干预治疗均有良好的获益风险比（心肌梗死发生率的下降大于出血风险）。为了将出血性卒中的风险降至最低，应在血压控制良好后开始抗血小板治疗。

3. 血糖控制

对同时患有高血压和糖尿病的患者而言，有效地控制血糖极为重要。在这些患者中，糖尿病饮食和药物治疗的目标为血浆空腹血糖 ≤7.0 mmol/L，糖化血红蛋白 <7%。

（张　芸）

第四节　心力衰竭

心力衰竭（简称心衰）是由于心脏结构或功能异常导致心室充盈或射血能力受损的临床综合征。心衰为各种心脏疾病的严重和终末阶段，发病率高，已成为 21 世纪重要的心血管病症，有临床症状的患者 5 年生存率与恶性肿瘤相仿。

一、病理生理

心衰的病理生理改变有以下 3 个方面。①初始心肌损伤：由心肌梗死、心肌病、血流动力学负荷过重、炎症等各种因素所致，是心衰的启动因素；②心肌重构：指心室结构的改变，临床上可见心肌肥厚和心室容量的增加以及心室形状的改变，心肌细胞死亡和心室间质发生变化。心室重构是心衰发生发展的基本机制；③神经内分泌过度激活：在初始的心肌损伤后，交感神经系统和肾素 - 血管紧张素 - 醛固酮系统（RAAS）兴奋性增高，多种内源性的神经内分泌和细胞因子激活促进心肌重构，加重心肌损伤和心功能恶化，又进一步激活神经内分泌和细胞因子等，形成恶性循环，因此，阻断神经内分泌的过度激活，阻断心室重构是治疗心衰的关键。

二、分类与分级

心衰按部位分为左心衰竭、右心衰竭和全心衰竭。另一种分类法是根据左心室射血分数（LVEF），将心衰分为 LVEF 降低的心衰（HF-REF）和 LVEF 保留的心衰（HF-PEF），前者即传统意义上的收缩性心衰，后者指舒张性心衰，两者也可以共存。此外，根据心衰发生的时间、速度、严重程度可分为慢性心衰和急性心衰，前者指在慢性心脏疾病基础上逐渐出现心衰的症状和体征，后者指慢性心衰突然失代偿或心脏急性病变导致的新发心衰。

传统的心衰分级是按美国纽约心脏病学会（NYHA）心功能分级标准，根据患者自觉症状分为以下几项。

Ⅰ级：体力活动不受限，一般体力活动不引起过度或不相应的乏力、心悸、气促。

Ⅱ级：体力活动轻度受限，静息时无不适，日常体力活动可致乏力、心悸、气促。

Ⅲ级：体力活动明显受限，静息时无不适，但低于日常活动量可出现乏力、心悸、气促。

Ⅳ级：包括Ⅳa 和Ⅳb 级，Ⅳa 级指不能无症状地进行任何体力活动，休息时可有心力衰竭或心绞痛症状，任何体力活动都会加重不适。Ⅳb 级指不能下床并需静脉给药支持者。

2001 年美国心脏病协会/美国心脏学会（ACC/AHA）提出新的心衰划分阶段方法。该方法强调心衰的预防，将心衰分为 4 个阶段：阶段 A 有进展为心衰的危险，但心脏无结构性改变，也没有心衰的症状，这一阶段的人群主要有高血压病、冠心病、糖尿病等的患者；阶段 B 为已有心脏结构病变，但无心衰症状，可能有左室肥厚、左室收缩异常或无症状心脏瓣膜疾病；阶段 C 为过去或目前有心衰症状并有心脏结构的改变（大多数心衰患者属于此类）；阶段 D 为顽固性心衰需要特殊的干预治疗，如持续静脉给予正性肌力药物、机械循环支持、心脏移植等。

三、射血分数下降的慢性心力衰竭（CHF-REF）

（一）诊断

1. 临床表现及体征

CHF-REF 心力衰竭的主要临床表现为呼吸困难、乏力、腹胀、腹痛、纳差及水肿。典型的体征为肺底部湿啰音、心脏扩大及舒张期奔马律、颈静脉充盈、肝脏大、下肢水肿等。

2. 辅助检查

（1）二维超声心动图及多普勒超声：分析心脏结构及功能，对部分疾病有诊断作用，同时可评价治疗效果。推荐采用改良 Simpson 法，LVEF < 45% 是 CHF-REF 的诊断标准。

（2）心电图：可提供既往心肌梗死、左室肥厚等信息，同时可判断是否存在心脏收缩不同步。

（3）实验室检查：全血细胞计数、尿液分析、血生化、空腹血糖和糖化血红蛋白、血脂及甲状腺功能应列为常规。注意对特定心衰患者进行风湿性疾病、淀粉样变性、嗜铬细胞瘤的诊断性检查。

（4）生物学标志物。

1）B 型利钠肽（BNP）或 N 末端 B 型利钠肽（NT-proBNP）测定：可用于因呼吸困难而疑为心衰患者的诊断和鉴别诊断。BNP < 35 ng/L，NT-proBNP < 125 ng/L 时不支持慢性心衰诊断。利钠肽可用来评估慢性心衰的严重程度和预后。

2）心肌损伤标志物：心脏肌钙蛋白（cTn）可用于诊断原发病如急性心肌梗死，此外心衰患者 cTn 亦可轻度升高，提示高危人群且预后不良。

（5）X 线胸片：可提供心脏增大、肺淤血、肺水肿及原有肺部疾病的信息。

特殊情况下需要进一步检查，包括：①心脏磁共振。检测心腔容量、心肌质量和室壁运动，准确性和可重复性较好，当疑诊心肌病、心脏肿瘤或心包疾病时，MRI 有助于明确诊断；②冠状动脉造影。可鉴别缺血性或非缺血性心肌病。其他检查方法有核素心室造影及核素心肌灌注和代谢显像、经食管超声心动图、心肌活检等，可根据不同疾病不同目的来选择。

（二）治疗

1. 病因治疗

有明确病因的心脏病，针对病因治疗后，心衰可得到缓解或根除。如高血压、冠心病、瓣膜性心脏病、先天性心脏病、感染性心内膜炎等。

2. 处理诱发因素

心衰常见的诱因为感染（特别是呼吸道感染）、过度体力劳动、情绪激动、妊娠与分娩、严重的心律失常（如伴快速心室率的房颤、阵发性室上速等）、输血或输液过量过快、摄盐过多、强心药物如洋地黄的剂量不足或中毒、严重贫血或大量失血、进入高原地区等，应及时进行处理。

3. 测量体重

每日测量体重，若体重在 3~4 天内突然增加 2 kg 以上，提示患者已有水钠潴留，需要调整利尿剂剂量。

4. 调整生活方式

（1）限盐：一般不主张严格限制钠摄入，对轻度或稳定期心衰患者无须限盐，但限盐对缓解 NYHA Ⅲ~Ⅳ级心衰患者的淤血症状和体征有帮助。心衰急性发作伴有容量负荷过重的患者，限制钠摄入 <2 g/d。

（2）限水：当血钠 <130 mmol/L 时，液体摄入量应 <2 L/d。严重心衰患者液体量应限制在 1.5~2.0 L/d 有助于减轻症状和充血。轻中度心衰患者限制液体并无益处。

（3）调节饮食：心衰患者宜低脂饮食、戒烟。肥胖患者应减轻体重。对严重心衰伴明显消瘦者，应给以营养支持，如输注人血白蛋白等。

（4）休息和运动：休息是慢性心衰失代偿期减轻心脏负荷和治疗心衰的基本措施。休息时肌肉活动减少，静脉回流也减少，降低心脏前负荷；此外休息时血压降低，心脏后负荷也降低。但卧床休息时需多做被动运动，以防静脉血栓形成。一旦临床情况改善后，鼓励体力活动，以不引起症状为度。NYHA Ⅱ~Ⅲ级患者可在康复专业人员指导下进行运动训练。脑力休息也很重要。对病情较重且情绪不安或烦躁的患者，可使用适当镇静剂如地西泮等，使患者身心得到充分休息。

（5）心理干预：心衰患者多伴有抑郁、焦虑和孤独感，与预后相关，应给予心理疏导，必要时酌情给予抗焦虑或抗抑郁药物。

（6）吸氧：对慢性心衰无益。但对心衰合并中枢性睡眠呼吸障碍者，无创通气加低流量吸氧可能有益。

5. 药物治疗

（1）利尿剂：利尿剂是唯一能充分控制心衰患者液体潴留的药物，是标准治疗中必不可少的组成部分。

1）机制：利尿剂通过抑制肾小管特定部位钠或氯的重吸收，遏制心衰时的钠潴留，减少静脉回流和降低前负荷，减轻肺淤血，同时减轻其他脏器的淤血及水肿，器官的功能也相应改善和恢复，故利尿剂是缓解心衰症状最有效的药物。

2）适应证：有液体潴留证据的所有心衰患者均应给予利尿剂。

3）应用方法：①所有心衰患者有液体潴留的证据，均应给予利尿剂，且应在出现水钠潴留的早期应用；②应与 ACEI 和 β 受体阻断药物联合应用，应用利尿剂后即使心衰症状得到控制，也不能将利尿剂作为单一治疗；③利尿剂缓解症状最为有效，数小时或数天内即见效；④剂量由小到大，逐渐加量，一旦病情控制，以最小有效剂量长期维持；⑤长期维持期间，应根据液体潴留（或体重）情况随时调整剂量；⑥长期、大剂量及合用多种利尿剂时，应严密观察不良反应；⑦每日体重的变化是监测利尿剂效果和调整利尿剂剂量的最可靠指标。

4）利尿剂的制剂选择：①首选袢利尿剂，如呋塞米或托拉塞米，特别适用于有明显液体潴留或伴有肾功能受损的患者；呋塞米的剂量与效应呈线性关系，但不推荐很大剂量；②噻嗪类利尿剂仅适用于轻度液体潴留、伴高血压而肾功能正常的心衰患者；氢氯噻嗪 100 mg/d 已达最大效应，再增量也无效；③新型利尿剂托伐普坦是血管加压素 V_2 受体拮抗剂，具有仅排水不利钠的作用，伴顽固性水肿或低钠血症者疗效更显著。

5）不良反应：①电解质丢失。利尿剂可引起低钾血症、低镁血症，合用 ACEI 或给予保钾利尿剂能预防钾、镁的丢失。出现低钠血症时应注意区别缺钠性低钠血症和稀释性低钠血症，二者治疗原则不同；前者发生于大量利尿后，属于容量减少性低钠血症，患者可有直立性低血压，尿少而比重高，治疗应予以补充钠盐；后者又称难治性水肿，见于心衰进行性恶化者，此时钠水有潴留，但水潴留多于钠潴留，故称高容量性低钠血症，患者尿少而比重低，治疗应严格限水，并按利尿剂抵抗处理；②神经内分泌激活。利尿剂的使用可激活内源性神经内分泌系统，特别是 RAAS，因而利尿剂应与 ACEI 和 β 受体阻断药合用；③低血压和肾功能恶化。心衰患者如无液体潴留，出现低血压和氮质血症可能与容量减少有关，应减少利尿剂用量；若患者持续液体潴留，则低血压和氮质血症可能是心衰恶化和外周有效灌注量降低的反映，应针对病情进行处理，同时加用增加肾灌注的药物（如多巴胺）。

（2）ACEI：ACEI 是被证实能降低心衰患者病死率的一类药物，也是循证医学证据积累最多的药物，是公认的治疗心衰的基石和首选药物。

1）机制：①抑制 RAAS，组织 RAAS 在心肌重构中起关键作用，ACEI 能竞争性地阻断血管紧张素I转化为血管紧张素Ⅱ，从而降低循环和组织的血管紧张素Ⅱ水平，起到扩张血管及抗增生作用；②作用于激肽酶Ⅱ，抑制缓激肽的降解，提高缓激肽水平，通过缓激肽 - 前列腺素 - NO 通路而发挥有益作用。

2）适应证：所有 HF-REF 下降的心衰患者必须终身使用，除非有禁忌证或不耐受。

3）禁忌证：①对 ACEI 有致命性过敏反应（如血管性水肿导致喉头水肿）者、无尿性肾衰竭患者和妊娠妇女绝对禁用；②双侧肾动脉狭窄者慎用；③高钾血症（>5.5 mmol/L）慎用；④有症状性低血压者慎用；⑤左室流出道梗阻（如主动脉瓣狭窄、肥厚型梗阻性心肌病等）慎用；⑥血肌酐显著升高（>265.2 μmol/L）者慎用。

4）制剂和剂量：见表 2-8。

表 2-8　慢性心衰常用的 ACEI 及其剂量

药物	起始剂量	目标剂量
卡托普利	6.25 mg，3 次/天	50 mg，3 次/天
依那普利	2.5 mg，2 次/天	10 mg，2 次/天
福辛普利	5 mg，1 次/天	20~30 mg，1 次/天
赖诺普利	5 mg，1 次/天	20~30 mg，1 次/天
培哚普利	2 mg，1 次/天	4~8 mg，1 次/天
雷米普利	2.5 mg，1 次/天	10 mg，1 次/天
贝那普利	2.5 mg，1 次/天	10~20 mg，1 次/天

5）应用方法：从小剂量开始，逐渐增量，直至达到目标剂量，一般每隔 1~2 周剂量倍增 1 次。滴定剂量及过程需个体化。调整到合适剂量应终生维持使用，避免突然撤药。应监测血压、血钾和肾功能，如果肌酐增高 >30%，应减量，如仍继续升高，应停用。

6）不良反应：①与血管紧张素Ⅱ抑制有关的，如低血压、肾功能恶化、高血钾；②与缓激肽积聚有关的，如咳嗽和血管性水肿。

（3）ARB。

1）机制：ARB 可阻断血管紧张素Ⅱ与血管紧张素Ⅱ的 1 型受体（AT1R）结合，从而阻断或改善因 AT1R 过度兴奋导致的不良作用，如血管收缩、水钠潴留、组织增生、胶原沉积、促进细胞坏死和凋亡等，这些都在心衰发生发展中起作用。ARB 还可能通过加强血管紧张素Ⅱ与血管紧张素Ⅱ的 2 型受体结合发挥有益效应。循证医学证据表明该类药物对心衰患者有效。

2）适应证：基本与 ACEI 相同，推荐用于不能耐受 ACEI 的患者。也可用于经利尿剂、ACEI 和 β 受体阻滞剂治疗后临床状况改善仍不满意，又不能耐受醛固酮受体拮抗剂的有症状心衰患者。

3）应用方法：小剂量起作用，逐步将剂量增至目标推荐剂量或可耐受的最大剂量（表 2-9）。

表 2-9 慢性 HF-REF 常用的 ARB 及其剂量

药物	起始剂量	目标剂量
坎地沙坦	4 mg, 1 次/天	32 mg, 1 次/天
缬沙坦	20~40 mg, 1 次/天	80~160 mg, 2 次/天
氯沙坦	25 mg, 1 次/天	100~150 mg, 1 次/天
厄贝沙坦	75 mg, 1 次/天	300 mg, 1 次/天
替米沙坦	40 mg, 1 次/天	80 mg, 1 次/天
奥美沙坦	10 mg, 1 次/天	20~40 mg, 1 次/天

注：所列药物中坎地沙坦、缬沙坦和氯沙坦已有临床试验证实可降低心衰患者病死率。

4）注意事项：与 ACEI 相似，如可能引起低血压、肾功能不全和高血钾等；开始应用及改变剂量的 1~2 周内，应监测血压（包括不同体位血压）、肾功能和血钾。此类药物与 ACEI 相比，不良反应（如干咳）少，极少数患者也会发生血管性水肿。

（4）β 受体阻滞剂。

1）机制：由于长期持续性交感神经系统的过度激活和刺激，慢性心衰患者的心肌 β_1 受体下调和功能受损，β 受体阻滞剂治疗可恢复 β_1 受体的正常功能，使之上调。长期应用（>3 个月）可改善心功能，提高 LVEF；治疗 4~12 个月能降低心室肌重量和容量、改善心室形状，即可延缓或逆转心室重构。

2）适应证：结构性心脏病伴 LVEF 下降的无症状心衰患者，无论有无心肌梗死均可应用。有症状或曾经有症状的 NYHA Ⅱ~Ⅲ级、LVEF 下降、病情稳定的慢性心衰患者必须终生应用，除非有禁忌证或不能耐受。NYHA Ⅳa 级心衰患者在严密监护和专科医师指导下也可应用。伴二度及以上房室传导阻滞、活动性哮喘和反应性呼吸道疾病患者禁用。

3）应用方法：推荐使用具有循证医学证据的美托洛尔、比索洛尔或卡维地洛，均能改善患者预后。LVEF 下降的心衰患者一经诊断，症状较轻或得到改善后应尽快使用 β 受体阻滞剂，除非症状反复或进展。β 受体阻滞剂治疗心衰需达到目标剂量或最大可耐受剂量（表 2-10）。目标剂量是在既往临床试验中采用并证实有效的剂量。起始剂量宜小，避免药物抑制心肌收缩力诱发和加重心衰，一般为目标剂量的 1/8，每隔 2~4 周剂量递增 1 次，滴定的剂量及过程需个体化，往往需要持续用药 2~3 个月才能逐渐改善心功能。静息心率是评估心脏 β 受体有效阻滞的指标之一，通常心率降至 55~60 次/分的剂量为 β 受体阻滞剂应用的目标剂量或最大可耐受剂量。

表 2-10 慢性心衰常用的 β 受体阻滞剂及其剂量

药物	初始剂量	目标剂量
琥珀酸美托洛尔	11.875~23.750 mg, 1 次/天	142.5~190.0 mg, 1 次/天
比索洛尔	1.25 mg, 1 次/天	10 mg, 1 次/天
卡维地洛	3.125~6.250 mg, 2 次/天	25~50 mg, 2 次/天
酒石酸美托洛尔	6.25 mg, 2~3 次/天	50 mg, 2~3 次/天

4）不良反应：应用早期如出现某些轻度不良反应一般无须停药，可延迟加量直至不良反应消失。起始治疗时如引起液体潴留，应加大利尿剂剂量，直至恢复治疗前体重，再继续加量。

低血压：一般出现于首剂或加量的 24~48 小时内，通常无症状，可自动消失。首先考虑停用可影响血压的药物如血管扩张剂，减少利尿剂剂量，也可考虑暂时将 ACEI 减量。如低血压伴有低灌注的症状，则应将 β 受体阻滞剂减量或停用，并重新评定患者的临床情况。

液体潴留和心衰恶化：用药期间如心衰有轻或中度加重，应加大利尿剂用量。如病情恶化，且与 β 受体阻滞剂应用或加量相关，宜暂时减量或退回至之前的剂量。如病情恶化与 β 受体阻滞剂应用无关，则无须停用，应积极控制使心衰加重的诱因，并加强各种治疗措施。

心动过缓和房室传导阻滞：如心率低于 55 次/分，或伴有眩晕等症状，或出现二度或三度房室传导阻滞，应减量甚至停药。

（5）伊伐布雷定。

1）机制：伊伐布雷定是心脏窦房结起搏电流（If）的一种选择性特异性抑制剂，以剂量依赖性方式抑制电流，降低窦房结发放冲动的频率，从而减慢心率。由于心率减缓，舒张期延长，冠状动脉血流量增加，可产生抗心绞痛和改善心肌缺血的作用。循证医学证据表明，伊伐布雷定可降低心血管死亡或心衰住院的相对风险，同时改善患者左心室功能和生活质量。

2）适应证：适用于窦性心律的 HF-REF 患者。使用 ACEI 或 ARB、β 受体阻滞剂、醛固酮受体拮抗剂，已达到推荐剂量或最大耐受剂量，心率仍然 ≥70 次/分，并持续有症状（NYHA Ⅱ～Ⅳ级），可加用伊伐布雷定。不能耐受 β 受体阻滞剂、心率 ≥70 次/分的有症状患者，也可使用伊伐布雷定。

3）应用方法：起始剂量 2.5 mg、2 次/天，根据心率调整用量，最大剂量 7.5 mg、2 次/天，患者静息心率宜控制在 60 次/分左右，不宜低于 55 次/分。

4）不良反应：心动过缓、光幻症、视力模糊、心悸、胃肠道反应等，均少见。

（6）醛固酮受体拮抗剂。

1）机制：醛固酮对心肌重构，特别是对心肌细胞外基质促进纤维增生的不良影响独立和叠加于血管紧张素Ⅱ的作用。衰竭心脏心室醛固酮生成及活化增加，且与心衰严重程度成正比。长期应用 ACEI 或 ARB 时，起初醛固酮降低，随后即出现"逃逸现象"。因此，加用醛固酮受体拮抗剂，可抑制醛固酮的有害作用。循证医学证据证实，醛固酮受体拮抗剂可使 NYHA Ⅲ～Ⅳ级心衰患者和梗死后心衰患者显著获益。近期研究进一步发现，NYHA Ⅱ级患者同样获益。醛固酮拮抗剂还可与 β 受体阻滞剂一样降低心衰患者心脏性猝死率。

2）适应证：LVEF≤35%、NYHA Ⅱ～Ⅳ级的患者；已使用 ACEI（或 ARB）和 β 受体阻滞剂治疗，仍持续有症状的患者；AMI 后、LVEF≤40%，有心衰症状或既往有糖尿病病史者。

3）应用方法：从小剂量起始，逐渐加量，尤其螺内酯不推荐用大剂量。依普利酮初始剂量 12.5 mg、1 次/天，目标剂量 25～50 mg、1 次/天；螺内酯，初始剂量 10～20 mg、1 次/天，目标剂量 20 mg、1 次/天。

4）注意事项：血钾 >5.0 mmol/L、肾功能受损者（肌酐 >221 μmol/L，或 eGFR < 每分 30 mL/1.73 m²）不宜应用。使用后定期监测血钾和肾功能，如血钾 >5.5 mmol/L，应减量或停用。避免使用非甾体类抗炎药物和环氧化酶-2 抑制剂，尤其是老年人。螺内酯可引起男性乳房增生症，为可逆性，停药后消失。依普利酮不良反应少见。

（7）地高辛。

1）机制：洋地黄类药物通过抑制衰竭心肌细胞膜 Na⁺/K⁺-ATP 酶，使细胞内 Na⁺ 水平升高，促进 Na⁺-Ca²⁺ 交换，提高细胞内 Ca²⁺ 水平，发挥正性肌力作用。目前认为，其有益作用可能是通过降低神经内分泌系统活性，发挥治疗心衰的作用。但一些大型临床试验发现，地高辛对心衰患者总病死率的影响为中性。心衰伴快速心室率房颤患者，地高辛可减慢心室率。

2）适应证：适用于慢性 HF-REF 已应用利尿剂、ACEI（或 ARB）、β 受体阻滞剂和醛固酮受体拮抗剂，LVEF≤45%，仍持续有症状的患者，伴有快速心室率的房颤尤适合。心功能 NYHA Ⅰ级患者不宜应用地高辛。

3）应用方法：用维持量 0.125～0.25 mg/d，老年或肾功能受损者剂量减半。控制房颤的快速心室率，剂量可增加至 0.375～0.50 mg/d。应严格监测地高辛中毒等不良反应及药物浓度。

（8）神经内分泌抑制剂的联合使用。

1）ACEI 和 β 受体阻滞剂的联用：两药合用可产生相加或协同的有益效应，使死亡危险进一步下降。两药应尽早合用，先后使用顺序无影响。两药合用后可交替逐步增加剂量，以分别达到各自的目标剂量或最大耐受剂量。

2）ACEI、β 受体阻滞剂和醛固酮受体拮抗剂联用：是慢性 HF-REF 的基本治疗方案。但要严密监测血钾水平，通常与排钾利尿剂合用以免发生高钾血症。

3）ACEI 和 ARB 不推荐联合使用。

4）ARB 和 β 受体阻滞剂或醛固酮受体拮抗剂联用：不能耐受 ACEI 的患者，ARB 可代替应用。此时，ARB 和 β 受体阻滞剂及（或）醛固酮受体拮抗剂联用，类似于 ACEI 与上述药物联合使用。

（9）entresto：entresto 是首个 2 型血管紧张素受体（AT-Ⅱ）和脑啡肽酶（NEP）的双重抑制剂，由缬沙坦和 NEP 抑制剂前体药物 AHU377（1：1）组成。缬沙坦抑制 RAAS 系统，AHU377 通过抑制内啡肽酶作用使得利钠肽的浓度增加，并进一步增强对 RAAS 系统的抑制作用，因此可舒张血管，利钠和排水，降低交感神经兴奋性。数据表明，与依那普利比较，entresto 200 mg 一日两次可进一步降低因心衰住院率及心衰死亡率 20%，进一步降低全因死亡率 16%。entresto 组低血压、神经性水肿发生率更高，但肾功能损害、高钾血症、咳嗽发生率低，是非常有前途的新一类抗心衰药物。

6. 非药物治疗

（1）心脏再同步化治疗（CRT）：心衰患者当心电图出现 QRS 波时限延长 > 120 ms 提示可能存在心室收缩不同步。对于左右心室显著不同步的心衰患者，CRT 治疗可恢复正常的左右心室及心室内的同步激动，减轻二尖瓣反流，增加心输出量，改善心功能。适用于窦性心律，经标准和优化的药物治疗至少 3 ~ 6 个月仍持续有症状、LVEF 降低，预期生存期超过 1 年且状态良好者，按下述情况分别处理。

1）以下情况应该植入。

a. NYHA Ⅲ ~ Ⅳa 级患者，LVEF ≤ 35%，且伴左束支传导阻滞（LBBB）及 QRS ≥ 150 ms。

b. NYHA Ⅱ 级患者，LVEF ≤ 30%，LBBB 及 QRS ≥ 130 ms。

2）以下情况推荐植入。

a. NYHA Ⅲ ~ Ⅳa 级患者，LVEF ≤ 35%，LBBB 且 120 ms ≤ QRS < 150 ms。

b. NYHA Ⅲ ~ Ⅳa 级患者，LVEF ≤ 35%，非 LBBB 但 QRS ≥ 150 ms。

c. NYHA Ⅲ ~ Ⅳa 级患者，LVEF ≤ 35%，有常规起搏治疗指征，预计心室起搏比例 > 40%，无论 QRS 时限。

3）以下情况可考虑植入。

a. NYHA Ⅱ 级患者，LVEF ≤ 30%，非 LBBB 且 QRS ≥ 150 ms。

b. NYHA Ⅰ 级的缺血性心肌病患者：LVEF ≤ 30%，伴 LBBB 及 QRS ≥ 150 ms。

c. 永久性房颤、NYHA Ⅲ 或 Ⅳa 级，LVEF ≤ 35% 及 QRS ≥ 120 ms，固有心率缓慢需要起搏治疗，或房颤房室结消融术后。

（2）ICD：中度心衰患者半数以上死于严重室性心律失常所致的心脏性猝死，ICD 能降低猝死率，可用于心衰患者猝死的一级预防，也可降低心脏骤停存活者和有症状的持续性室性心律失常患者的病死率，即用作心衰患者猝死的二级预防。适应证如下。①二级预防：慢性心衰伴低 LVEF，曾有心脏停搏、心室颤动或室性心动过速伴血流动力学不稳定；②一级预防：LVEF ≤ 35%，长期优化药物治疗（至少 3 个月）后 NYHA Ⅱ 或 Ⅲ 级，预期生存期 > 1 年，且状态良好。若为缺血性心衰：MI 后至少 40 天，符合上述条件，ICD 可减少心脏性猝死和总死亡率；非缺血性心衰，符合上述条件，ICD 可减少心脏性猝死和总死亡率。

四、射血分数保留的慢性心力衰竭（CHF-PEF）

CHF-PEF 即舒张性心衰，目前认为，由于左心室舒张期主动松弛能力受损和心肌顺应性降低，即僵硬度增加，导致左心室在舒张期充盈受损，心搏量减少，左心室舒张末期压增高而发生的心衰。

HF-PEF 的诊断标准：①有典型心衰的症状和体征；②LVEF 正常或轻度下降（≥45%），且左心室不大；③有相关结构性心脏病存在的依据（如左心室肥厚、左心房扩大）和（或）舒张功能不全；④超声心动图可排除心包疾病、肥厚型心肌病、限制型（浸润性）心肌病等。

对于 CHF-PEF，目前未有大型临床研究证实 ACEI、ARB、β 受体阻滞剂等可改善 CHF-PEF 患者的预后及降低病死率，应针对 CHF-PEF 的症状、并存疾病及危险因素，采用综合性治疗。

1. 积极控制血压

目标血压宜低于 130/80 mmHg，五大类降压药均可应用优选 ACEI 或 ARB、β 受体阻滞剂。

2. 应用利尿剂

消除液体潴留和水肿十分重要，可缓解肺淤血，改善心功能。但不宜过度利尿，以免前负荷过度降低而致低血压。

3. 控制和治疗其他基础疾病和合并症

控制慢性房颤的心室率，可使用 β 受体阻滞剂或非二氢吡啶类 CCB（地尔硫䓬或维拉帕米）。如有可能，转复并维持窦性心律。积极治疗糖尿病和控制血糖。肥胖者要减轻体重。伴左室肥厚者，为逆转左室肥厚和改善左心室舒张功能，可用 ACEI、ARB、β 受体阻滞剂等，地高辛不推荐使用。

4. 血运重建治疗

心肌缺血可损害心室的舒张功能，冠心病患者有血运重建指征应接受血运重建治疗。

五、急性心力衰竭

急性心力衰竭是一种伴有心输出量减少、组织低灌注、肺毛细血管楔压增加和组织充血的临床综合征，分为慢性心衰急性加重、急性左心衰竭、急性右心衰竭。

急性左心衰早期症状表现为疲乏、运动耐力明显减低，继而出现劳力性呼吸困难、夜间阵发性呼吸困难和急性肺水肿，可表现为端坐呼吸、喘息不止、烦躁不安并有恐惧感，呼吸频率达 30~50 次/分，咳粉红色泡沫样血痰。体征表现为左心室增大、闻及舒张早期或中期奔马律、P2 亢进、两肺尤其肺底部有湿啰音，还可有干湿啰音和哮鸣音。心源性休克时可持续低血压，皮肤湿冷，心动过速，尿少（<20 mL/h）甚至无尿，并出现不同程度的意识障碍。

（一）临床评估及治疗目标

1. 临床评估

对患者应进行临床评估，评估因素包括：基础心血管疾病；急性心衰发生的诱因；病情的严重程度和分级，并估计预后；治疗的效果。评估应多次和动态进行，以调整治疗方案，且应强调个体化治疗。

2. 治疗目标

改善急性心衰症状，稳定血流动力学状态，维护重要脏器功能，避免急性心衰复发，改善远期预后。

（二）一般处理

1. 体位

静息时明显呼吸困难者应采取半卧位或端坐位，双腿下垂以减少回心血量，降低心脏前负荷。

2. 饮食

进食易消化食物，宜少量多餐（6~8 次/天）。应用襻利尿剂情况下不要过分限制钠盐摄入，避免低钠血症。利尿剂应用时间较长者要补充维生素和微量元素。

3. 吸氧

适用于低氧血症和呼吸困难明显，尤其是端血氧饱和度 <90% 的患者，使其 $SaO_2 = 95\%$（伴 COPD 者 $SaO_2 > 90\%$）。可采用不同方式。①鼻导管吸氧：低氧流量（1~2 L/min）开始，根据动脉血气分析结果调整氧流量；②面罩吸氧：适用于伴呼吸性碱中毒患者。

4. 出入水量管理

严格限制饮水量和静脉输液速度，每日液体摄入量一般宜在 1 500 mL 以内，不超过 2 000 mL。保持水出入量负平衡 500 mL/d，严重肺水肿的水负平衡 1 000~2 000 mL/d，甚至可达 3 000~5 000 mL/d，以减少水钠潴留、缓解症状。3~5 日后，如淤血、水肿明显消退，应减少水负平衡，逐渐过渡到出入水量大体平衡。在水负平衡的状态下应注意防止发生低血容量、电解质紊乱等。同时限钠摄入 <2 g/d。

（三）药物治疗

1. 利尿剂

首选襻利尿剂：适用于急性心衰伴肺循环和（或）体循环明显淤血以及容量负荷过重的患者。襻利尿剂如呋塞米、托拉塞米、布美他尼静脉应用可在短时间里迅速降低容量负荷，应首选，及早应用。如呋塞米，宜先静脉注射 20 ~ 40 mg，继以静脉滴注 5 ~ 40 mg/h，其总剂量在起初 6 小时不超过 80 mg，起初 24 小时不超过 160 mg。亦可应用托拉塞米 10 ~ 20 mg 静脉注射。如果平时使用襻利尿剂治疗，最初静脉剂量应等于或超过长期每日所用剂量。

2. 血管扩张药物

（1）机制：可降低左、右心室充盈压和全身血管阻力，也降低收缩压，从而减轻心脏负荷，但没有证据表明血管扩张剂可改善预后。

（2）应用指征：用于急性心衰早期阶段。收缩压 > 110 mmHg 的患者通常可安全使用；收缩压在 90 ~ 110 mmHg 应谨慎使用；收缩压 < 90 mmHg，禁忌使用，因其可能增加急性心衰患者的病死率。此外，HF-PEF 患者因对容量更加敏感，使用血管扩张剂应小心。

（3）药物种类和用法：主要有硝酸酯类、硝普钠及奈西立肽等。应根据血压调整合适的维持剂量。

硝酸酯类药物：在不减少每搏输出量和不增加心肌耗氧下能减轻肺淤血，特别适用于急性冠状动脉综合征伴心衰的患者。硝酸甘油静脉滴注起始剂量 5 ~ 10 μg/min，每 5 ~ 10 分钟递增 5 ~ 10 μg/min，最大剂量为 200 μg/min；也可每 10 ~ 15 分钟喷雾 1 次（400 μg），或舌下含服每次 0.3 ~ 0.6 mg。硝酸异山梨酯静脉滴注剂量 5 ~ 10 mg/h。硝酸甘油及其他硝酸酯类药物长期应用均可能发生耐药。

硝普钠：适用于严重心衰、原有后负荷增加以及伴肺淤血或肺水肿患者。临床应用宜从小剂量 0.3 μg/（kg·min）开始，可酌情逐渐增加剂量至 5 μg/（kg·min），静脉滴注，通常疗程不超过 72 小时。由于有强效降压作用，应用过程中要密切监测血压，根据血压调整合适的维持剂量。停药应逐渐减量，并加用口服血管扩张剂，以避免反跳现象。

奈西立肽：该药不但扩张静脉和动脉，降低前、后负荷，同时促进排钠及利尿，还可抑制 RAAS 和交感神经系统。临床试验表明该药可改善血流动力学，临床应用安全，但不改善心衰患者预后。应用方法：先给予负荷剂量 1.5 ~ 2 μg/kg 静脉缓慢推注，继以 0.01 μg/（kg·min）静脉滴注；也可不用负荷剂量而直接静脉滴注。疗程一般为 3 天。

（4）注意事项：下列情况禁用血管扩张药物。收缩压 < 90 mmHg 或持续低血压伴症状，尤其有肾功能不全的患者，以避免重要脏器灌注减少；严重阻塞性心脏瓣膜病，如主动脉瓣狭窄或肥厚梗阻性心肌病及二尖瓣狭窄等。

3. 基础治疗

阿片类药物（如吗啡）可减少急性肺水肿患者焦虑和呼吸困难引起的痛苦。此类药物也被认为是血管扩张剂，降低前负荷，也可减少交感兴奋。应用吗啡应密切观察疗效和呼吸抑制的不良反应，伴明显和持续低血压、休克、意识障碍、COPD 等患者禁忌使用。洋地黄类能轻度增加心输出量、降低左心室充盈压和改善症状。伴快速心室率房颤患者可应用毛花苷 0.2 ~ 0.4 mg 缓慢静脉注射，2 ~ 4 小时后可再用 0.2 mg。

急性冠状动脉综合征导致的急性心衰应尽早冠状动脉造影及血运重建。

4. 正性肌力药物

（1）机制：增加心肌收缩力，增加心输出量，从而缓解组织低灌注所致的症状，保证重要脏器血液供应，因此用于低心排血量综合征，如伴症状性低血压（85 mmHg）或心输出量（CO）降低伴循环淤血的患者。

（2）药物种类与应用方法。

1）多巴胺：小剂量［< 3 μg/（kg·min）］应用有扩张肾动脉、利尿的作用；大剂量［> 5 μg/（kg·min）］应用有正性肌力作用和血管收缩作用。本药耐受情况个体差异较大，一般从小剂量起始，逐渐增加剂量，短期应用。可引起低氧血症，应监测 SaO_2，必要时给氧。

2）多巴酚丁胺：短期应用可增加心输出量，改善外周灌注，缓解症状。对于重症心衰患者，连续静脉应用会增加死亡风险。用法：$2 \sim 20$ μg/（kg·min）静脉滴注。使用时监测血压，常见不良反应有心律失常、心动过速，偶尔可因加重心肌缺血而出现胸痛。正在应用 β 受体阻滞剂的患者不推荐应用多巴酚丁胺和多巴胺。

3）磷酸二酯酶抑制剂：代表药物有米力农，首剂 $25 \sim 75$ μg/kg 静脉注射（ > 10 分钟），继以 $0.375 \sim 0.750$ μg/（kg·min）静脉滴注。常见不良反应有低血压和心律失常。临床研究表明，米力农可能增加不良反应事件和病死率。

4）左西孟旦：一种钙增敏剂，通过结合心肌细胞上的 TnC 促进心肌收缩，还通过介导 ATP 敏感的钾通道而发挥血管舒张作用和轻度的磷酸二酯酶的效应，其正性肌力作用独立于 β 肾上腺素能刺激，可用于正接受 β 受体阻滞剂治疗的患者。该药在缓解临床症状、改善预后等方面不劣于多巴酚丁胺，且使患者 BNP 水平明显下降，冠心病患者应用不增加死亡率。用法：首剂 12 μg/kg 静脉注射（ > 10 分钟），继以 0.1 μg/（kg·min）静脉滴注，可酌情减半或加倍。对于收缩压 < 100 mmHg 的患者，不使用负荷剂量，可直接用维持剂量，防止发生低血压。应用时应监测血压和心电，避免血压过低和心律失常。

（3）注意事项：此类药可即刻改善急性心衰患者的血流动力学和临床症状，但也可促进和诱发一些不良的病理生理反应，甚至导致心肌损伤和靶器官损害，应根据患者反应及时调整用量并短期应用。

5. 血管收缩药物

如去甲肾上腺素等，多用于应用正性肌力药物后仍出现心源性休克或合并显著低血压状态时，不良反应同正性肌力药物。

6. 抗凝治疗

抗凝治疗建议用于深静脉血栓和肺栓塞发生风险较高，且无抗凝禁忌证的患者。

7. 改善预后的药物

如无禁忌证，应继续原有的包括 ACEI、β 受体阻滞剂等在内的优化药物治疗方案。

（四）非药物治疗

1. 主动脉内球囊反搏（IABP）

通过放置于降主动脉内的气囊在心脏舒张期充气和收缩期放气，可有效改善心肌灌注，降低心肌耗氧量和增加心输出量。

（1）适应证：主要用于 AMI、严重心肌缺血或急性重症心肌炎并发心源性休克的患者，也可作为左室辅助装置（LVAD）或心脏移植前的过渡治疗。

（2）禁忌证：重度主动脉瓣反流、主动脉夹层、严重外周动脉疾病及凝血功能障碍等。

（3）常见并发症：主动脉及股动脉夹层、动脉穿孔、穿刺点出血、气囊破裂、斑块脱落栓塞、血栓形成、溶血、血小板减少、感染、下肢缺血。

（4）撤机指征：心脏指数 > 2.0 L/（m²·min）平均动脉压 > 70 mmHg，收缩压 > 90 mmHg，PCWP < 18 mmHg；尿量大于 1 mL/（kg·h）；末梢循环好，血流动力学稳定。

2. 机械通气

①无创呼吸机辅助通气：分为持续气道正压通气（CPAP）和呼气末正压通气（PEEP）两种模式。推荐用于呼吸频率 > 25 次/分，SaO_2 < 90% 的患者；②气道插管和机械通气：推荐用于严重呼吸衰竭经常规治疗不能改善者，尤其出现明显呼吸性和代谢性酸中毒并影响到意识状态的患者。

3. 血液净化治疗

（1）适应证。①超滤治疗适应证：高容量负荷，如肺水肿或外周组织严重水肿伴利尿剂抵抗；严重低钠血症（血钠 < 110 mmol/L）且有相应的临床症状，如神志障碍、肌张力减退、腱反射减弱或消失、呕吐以及肺水肿等；②肾功能进行性减退，血肌酐 > 500 μmol/L 或符合急性血液透析指征的其他情况可行血液透析治疗。

（2）不良反应：不良反应与体外循环相关，如生物不相容、出血、凝血、血管通路相关并发症、感染、机器相关并发症。连续血液净化治疗应避免内环境紊乱、热量及蛋白的丢失。

4. 体外模式人工肺氧合器（ECMO）

ECMO 技术是引流患者静脉血至体外完成气体交换后再由离心泵输回人体的过程。根据其血液引流和输回的位置不同分为 VV ECMO 和 VA ECMO 两种基本形式。VA ECMO 既可提供心脏辅助，又可提供呼吸辅助，是一种简化的体外循环装置。其适应证包括心脏手术后心源性休克、急性暴发性心肌炎、急性心肌梗死合并心源性休克、心脏移植或心室辅助装置植入前短期过渡支持、体外心肺复苏和呼吸衰竭合并心功能不全。常见并发症包括出血、感染、溶血、末端肢体缺血、心肌顿抑。

5. 心室机械辅助（LVAD）装置

由于终末期心衰患者数量的增多、器官供体受限以及技术进步，LVAD 或双室辅助装置（BiVAD）可作为心脏移植的过渡或替代，推荐用于优化药物和器械治疗仍无效的终末期心衰患者，等待心脏移植过渡或者心脏恢复过渡。在接受最新连续血流装置的患者中，2～3 年的生存率优于仅用药物治疗的患者。然而，尽管治疗技术有改善，但出血、血栓栓塞、感染和装置失效仍是显著问题，加之装置和植入费用昂贵，其应用受限。对双心室功能衰竭或可能发生右心室衰竭的患者，应考虑 BiVAD。

适应证如下：使用优化的药物和器械治疗后仍有严重症状 >2 个月，且至少包括以下一项者适合植入 LVAD。①LVEF <25% 和峰值摄氧量 <12 mL/（kg·min）；②近 12 个月内无明显诱因，因心衰住院次数 ≥3 次；③依赖静脉正性肌力药物治疗；④因灌注下降而非左心室充盈压不足 [PCWP = 20 mmHg，且收缩压 = 80～90 mmHg 或心脏指数 = 2 L/（min·m^2）] 导致的进行性终末器官功能不全；⑤右心室功能恶化。

（五）急性心衰稳定后的后续处理

1. 病情稳定后监测

入院后至少第 1 个 24 小时要连续监测心率、心律、血压和 SaO_2，之后也要经常监测。应每日评估心衰的改善情况，治疗的不良反应，以及评估容量情况。

2. 病情稳定后治疗

无基础疾病的急性心衰：在消除诱因后，无须继续心衰的相关治疗，应避免诱发急性心衰；伴基础心脏病的急性心衰，应针对原发疾病积极治疗；原有慢性心衰者治疗同慢性心衰。

六、难治性终末期心力衰竭

经优化内科治疗，休息时仍有症状、极度无力，常有心源性恶病质且需反复长期住院，这一阶段即为难治性心衰的终末阶段。

（一）控制液体潴留

患者症状常与钠、水潴留有关，因此控制液体潴留是治疗成功的关键。

（二）改善利尿剂抵抗

轻度心衰患者给予小剂量利尿剂即反应良好，但随着心衰的进展，利尿剂反应逐渐不佳。心衰进展和恶化时常需加大利尿剂剂量，最终大剂量无反应，即利尿剂抵抗。处理方法如下。①增加利尿剂剂量：可在严密监测肾功能和电解质的情况下增加剂量，并根据尿量和症状的改善状况调整剂量；②静脉推注联合持续静脉滴注：静脉持续和多次应用可避免因为利尿剂浓度下降引起的钠水重吸收；③两种及以上利尿剂联合使用：临床研究表明低剂量联合应用，其疗效优于单一利尿剂的大剂量，且不良反应更少。联合应用利尿剂适合短期、严密监测电解质、肾功能，避免低血容量。可加用托伐普坦。托伐普坦推荐用于充血性心衰、常规利尿剂治疗效果不佳、有低钠血症或有肾功能损害倾向患者，可显著改善充血相关症状，且无明显短期和长期不良反应。临床研究显示该药可快速有效降低体重，并对肾功能及长期病死率、心衰相关患病率无不良影响。对心衰伴低钠血症的患者能降低心血管病所致病死率。建议剂量为从 7.5 ~ 15 mg/d 开始，疗效欠佳者逐渐加量至 30 mg/d；④应用增加肾血流的药物，如小剂量多巴胺或奈西立肽（重组人 BNP），改善利尿效果和肾功能，提高肾灌注，但益处不明确；⑤纠正低氧、酸中毒、低钠、低钾等，尤其注意纠正低血容量。以上无效时考虑血液净化治疗。

（三）神经内分泌抑制剂的应用

此类患者对 ACEI 和 β 受体阻滞剂耐受性差，宜从极小剂量开始。

（四）静脉应用正性肌力药或血管扩张剂

静脉滴注正性肌力药（如多巴酚丁胺、米力农）和血管扩张剂（如硝酸甘油、硝普钠），可作为姑息疗法，短期（3 ~ 5 天）应用以缓解症状。一旦情况稳定，即应改换为口服方案。能中断应用静脉正性肌力药者，不推荐常规间歇静脉滴注正性肌力药。若患者无法中断静脉治疗，可持续静脉输注多巴酚丁胺、米力农，静脉治疗通常应用于等待心脏移植的患者。

（五）心脏机械辅助和外科治疗

1. 心脏移植

可作为终末期心衰的一种治疗方式，主要适用于严重心功能损害或依赖静脉正性肌力药物，而无其他可选择治疗方法的重度心衰患者。目前该方法的主要问题是供体短缺，移植后排斥反应是术后 1 年死亡的主要原因，长期预后主要受免疫抑制剂并发症影响。

2. 心脏机械辅助治疗

详见急性心力衰竭。

七、右心衰竭

右心衰竭是指任何原因引起的右心室收缩和（或）舒张功能障碍，不足以提供机体所需要的心输出量时所出现的临床综合征。右心衰竭的诊断：①存在可能导致右心衰竭的病因，如已存在左心衰竭、肺动脉高压、右室心肌梗死、致心律失常右室心肌病及某些先心病等；②存在右心衰竭的症状和体征，症状如腹胀、腹痛、纳差等，体征如颈静脉充盈、肝脏增大、外周水肿等；③存在右心结构和（或）功能异常和心腔内压力增高的客观依据，如超声心动图、心脏磁共振等。

（一）治疗原则

首先处理原发疾病，减轻右心的前、后负荷及增强心肌收缩力，维持窦性节律、房室正常顺序和间期，以及左、右心室收缩同步。

（二）一般治疗

去除诱因：如感染、发热、劳累、情绪激动、妊娠或分娩、长久坐位或高原旅行等。氧疗：可改善全身重要脏器的缺氧，降低肺动脉阻力，血氧饱和度低于 90% 的患者应常规氧疗。肺心病患者动脉血氧分压小于 60 mmHg 时，每日要持续 15 小时以上的低流量氧疗，维持动脉血氧分压在 60 mmHg 以上。其他包括调整生活方式、心理与精神治疗、康复和健康教育。

（三）左心衰竭合并右心衰竭

左心衰竭出现右心衰竭时呼吸困难减轻，但易出现低血压，基本治疗原则可遵循左心衰竭的相关指南，更需要重视容量的平衡管理，应保持恰当的容量。磷酸二酯酶-5 抑制剂（西地那非）可能有益，但缺少充分的临床证据，仅适用于平均动脉压（MAP）>25 mmHg，肺动脉舒张压-PCWP >5 mmHg 的反应性肺动脉高压患者。避免使用内皮素受体拮抗剂和类前列环素。一旦发生右心衰竭，单独的左心辅助可加重右心负荷，此时建议双心室辅助。

（四）右心瓣膜病

如三尖瓣关闭不全、肺动脉瓣关闭不全及肺动脉瓣狭窄等，治疗包括防治过度利尿、换瓣术等。

（五）急性右室心肌梗死

积极冠状动脉血运重建；慎用或避免使用利尿剂、血管扩张剂、吗啡；无左心衰竭和肺水肿时首先扩容治疗，快速补液直至 PCWP = 18 mmHg；扩容后仍有低血压者，建议使用正性肌力药物；对顽固性低血压者，IABP 可增加右冠状动脉灌注、改善右心室收缩功能。

（六）心肌病与右心衰竭

包括致心律失常型右室心肌病（ARVC）和限制型心肌病（RCM）等。ARVC 的治疗主要为减少心律失常所致的猝死风险，其次治疗心律失常和右心衰竭；右心衰竭治疗遵循上述原则。

（七）器械治疗所致右心衰竭

主要有心脏起搏器和 ICD。当右室心尖部起搏时可能导致异常激动顺序，心脏运动不同步；还可能由于右心室导线造成三尖瓣损伤，引起严重三尖瓣关闭不全，从而导致右心衰竭，右室心尖部起搏导致激动顺序异常发生的右心衰竭，如药物治疗效果不佳，可升级起搏器为 CRT。

八、心力衰竭合并其他临床情况的处理

（一）心血管疾病

1. 心力衰竭合并房颤

房颤是心力衰竭患者中最常见的心律失常，在纠正诱因、积极治疗原发病的基础上，予以控制心室率、控制节律、预防血栓栓塞治疗。

2. 室性心律失常

（1）慢性心衰患者合并有症状性或持续性室速、室颤，如患者具有较好的功能状态，治疗目标是改善生存率，推荐 ICD；已植入 ICD 的患者，经优化治疗和程控后仍然有症状或反复放电，可给予胺碘酮治疗。已植入 ICD，仍然出现引起反复放电的室性心律失常，经优化治疗、程控和胺碘酮治疗不能预防者，可考虑导管消融术。不适合植入 ICD、已优化药物治疗的患者，可使用胺碘酮预防持续的症状性心律失常复发。

（2）急性心力衰竭患者合并室性心律失常：对血流动力学不稳定的持续性室速或室颤，首选电复律或电除颤，复律或除颤后可加静脉胺碘酮预防复发。

胺碘酮静脉注射负荷量 150 mg（10 分钟），然后静脉滴注 1 mg/min×6 小时，继以 0.5 mg/min×18 小时，同时加用 β 受体阻滞剂。这两种药联合尤其适用于"交感风暴"的患者。利多卡因也可考虑，但静脉剂量不宜过大，75~150 mg 在 3~5 分钟内静脉推注，继以静脉滴注 2~4 mg/min，维持时间不宜过长，在 24~30 小时。

发作终止后，要寻找并纠正心衰恶化和发生严重心律失常的潜在诱因（如电解质紊乱、使用致心律失常药物、心肌缺血等）。对非持续性、无症状性室性心律失常除 β 受体阻滞剂外，不建议应用其他抗心律失常药物。合并冠心病患者如有适应证，可行冠状动脉血运重建术。

3. 症状性心动过缓及房室传导阻滞

心力衰竭患者起搏治疗的适应证与其他患者相同，但应考虑是否有植入 ICD 或 CRT/CRT-D 的适应证。

（二）植入非心血管疾病

1. 肾功能不全

心力衰竭常合并肾功能不全，两种疾病共存时预后显著恶化，有学者提出心肾综合征（CRS）的概念。心肾综合征共分 5 型：急性心力衰竭引起急性肾衰，称为 I 型心肾综合征；II 型心肾综合征是由慢性心脏功能不全使肾功能进行性恶化；III 型是由于肾脏功能急性恶化（急性肾缺血或急性肾小球肾炎）导致的急性心力衰竭；IV 型是指慢性原发性肾脏疾病造成慢性心脏功能减退、左心室肥厚、舒张功能减退和（或）不良心血管事件增加；V 型是指急性或慢性全身性疾病所致的心肾功能不全，如严重败血

症、糖尿病、血管炎及淀粉样变性等。

CRS 的治疗原则如下：

（1） Ⅰ 型 CRS 应积极应用血管扩张剂、利尿剂等，奈西立肽可考虑使用；对于心排血量降低、低血压的患者可使用正性肌力药物，如多巴胺、多巴酚丁胺、米力农和左西孟旦；对于肾功能持续恶化的患者，使用静脉超滤治疗；顽固性低血压、心源性休克时可考虑 IABP。

（2） Ⅱ 型 CRS 应使用 ACEI（ARB）、β 受体阻滞剂和醛固酮受体拮抗剂，除非有禁忌证；利尿剂可缓解症状，但过度使用可加重肾功能损害；对持续容量增加、电解质紊乱及利尿剂抵抗的患者可采取血液净化治疗。

（3） Ⅲ 型 CRS 的治疗尚缺乏理想药物，为预防心功能衰竭，应积极治疗原发病，改善血流动力学，纠正电解质异常，早期可使用利尿剂和 ACEI，当肌酐明显升高时，利尿剂和 ACEI 需减量或停用，当酸中毒、尿毒症、高钾血症或容量负荷过高时应紧急透析。

（4） Ⅳ 型 CRS 患者易合并高血压、冠心病、糖尿病，应控制饮食，限制钠、钾、蛋白摄入，治疗其合并疾病，如控制血糖、血压，改善动脉粥样硬化，纠正贫血及代谢性酸中毒，促红细胞生成素（EPO）和铁剂可改善心功能。

（5） Ⅴ 型 CRS 应积极治疗原发病，对症处理心力衰竭，持续肾功能损伤时血液滤过治疗。

2. 肺部疾病

心力衰竭和肺部疾病尤其 COPD 两者并发很常见，且预后不良。慢性心力衰竭伴 COPD 而无支气管哮喘者，可从 β 受体阻滞剂中获益，建议使用高选择性 β_1 受体阻滞剂，如比索洛尔、美托洛尔。

3. 缺铁和贫血

重度贫血（血红蛋白 <50 g/L）可引起高输出量心力衰竭，心力衰竭患者常同时出现贫血，加重心力衰竭，影响预后，此时使用铁剂可改善患者预后，必要时使用静脉铁剂。应用促红细胞生成素获益不明确。

九、慢性稳定性心力衰竭运动康复治疗

慢性稳定性心力衰竭患者应规律进行运动康复治疗，以改善心功能。一些研究和荟萃分析显示，运动康复可提高运动耐力，改善内皮功能，降低交感神经张力，提高骨骼肌肌力和耐力，更重要的是运动康复可提高心力衰竭患者生活质量及降低心力衰竭住院率及死亡率。

（一）运动康复适应证和禁忌证

1. 适应证

（1）NYHA Ⅰ 级，能进行强度略高的活动（运动能力 >6MET，如快步走、慢跑、跳绳等）的心力衰竭患者。

（2）NYHA Ⅰ 或 Ⅱ 级，能进行强度略高的活动（运动能力 >6MET，如快步走、慢跑、跳绳等）的心力衰竭患者，需在运动初期进行心电、血压监测。

（3）NYHA Ⅲ 或 Ⅳ 级，能进行轻量级或中等强度活动（运动能力 <6MET，如步行、家务劳动等）的心力衰竭患者，在整个运动过程中需进行心电、血压监护，直至确定其安全。

2. 禁忌证

急性冠状动脉综合征早期（2 天内）；不稳定型心绞痛（低运动负荷即出现心肌缺血）；致命性心律失常；新发房颤或房扑；急性心力衰竭或失代偿心力衰竭；未控制的高血压、高度房室传导阻滞；急性心肌炎和心包炎；有症状的主动脉狭窄；严重肥厚型梗阻性心肌病；急性全身性疾病；未控制的糖尿病；心内血栓或近期栓塞。

（二）运动康复方案制订

应根据慢性心力衰竭患者实际情况制订个体化方案。运动方案应包括运动种类、运动强度、运动时间和频率。

　　有氧运动是慢性心力衰竭患者主要的运动康复形式，可辅以阻抗运动和弹性运动。有氧运动的具体方式包括步行、踏车、游泳、骑自行车、爬楼、太极拳等。运动时间 30～60 分钟，包括热身运动、真正运动时间及整理运动时间。针对体力衰弱的慢性心衰患者，应延长热身运动时间，通常为 10～15 分钟。运动频率为每周 3～5 次。运动强度应参照心率、摄氧量峰值（peakVO$_2$）、自感劳累评分等来确定。阻抗运动可作为有氧运动的补充，包括哑铃、杠铃、弹力带等方式。

（三）运动康复方案的实施

　　对于慢性心衰患者而言，建议分 3 阶段循序渐进实施运动康复方案。

　　第 1 阶段：在心电、血压的监护下进行，可在医院完成，也可远程监护。

　　第 2 阶段：在医务人员指导下进行，包括运动康复知识的培训、营养指导、疾病知识的培训及依从性教育，可在医院或家中进行。

　　第 3 阶段：为家庭运动计划，如果成功完成前两阶段运动训练，安全性可基本确保，即可制定家庭运动计划，电话随访或门诊随访。

　　具体模式可参照 HF-ACTION 研究连续有氧运动方案（表 2-11）。

表 2-11　HF-ACTION 研究连续有氧运动方案

训练阶段	时间	频率（次/周）	有氧运动时间（分钟）	强度（%HRR）	方式
初期医院监测阶段	第 1～2 周	3	15～30	60	走路或踏车
医院监测阶段	第 3～6 周	3	30～35	70	走路或踏车
医院/家庭阶段	第 7～12 周	3 或 2	30～35	70	走路或踏车
家庭阶段	第 13 周以后	5	40	60～70	走路或踏车

（四）运动康复方案效果判断

　　运动康复效果判断指标包括：①心肺储备功能及运动耐力改善情况；②超声心动图下左室重构情况；③临床终点事件的影响；④情绪量表及生活质量量表评估患者情绪及生活质量。

（张　芸）

第五节　心血管疾病的预防

　　根据世界卫生组织 2012 年的报告，每年全球因冠心病和卒中死亡的人数为 1 750 万人，在每 3 个死亡的人中就有 1 人死于心血管疾病，居死因的首位。在我国，冠心病、卒中和周围血管病的发病率和死亡率逐年上升，发病年龄提前，因为心血管病的高致残率和死亡率，心血管病已成为我国最重要的公共卫生问题之一。如何应对和遏制我国心血管病的上升势头是每一位医务工作者面临的严峻挑战。

　　心血管病有许多共同的危险因素。危险因素是指存在于机体的一种生理生化或社会心理特征（因素），由于它的存在使个体发生某病的危险（概率）增加，减少或去除该因素后个体发生某病的危险就减少或消失。大量研究表明，心血管病最重要的危险因素是高血压、血脂异常、糖代谢异常、肥胖、吸烟、缺少运动和心理压力。危险因素常常聚集在同一个人身上，这些危险因素之间的交互作用常使心血管病的危险成倍增加。因此在发现一种危险因素的时候要主动寻找有无其他危险因素。对于并存的危险因素必须关注并予积极治疗才能取得最佳的防治效果。最有效的心血管病预防策略需"高危策略"（只针对高危患者）和"人群策略"（针对全人群）同时并举，缺一不可。

一、心血管病危险因素分类

　　已知心血管病危险因素有 300 多种，但最重要的有十几种。目前比较一致的分类方法见表 2-12。

表 2-12　心血管病危险因素分类方法

主要（传统）危险因素	潜在危险因素	社会经济/心理行为因素
1. 年龄	1. 超重/肥胖	1. 教育程度（偏低）
2. 家族史	2. 血清 TG 升高	2. 经济收入
3. 男性	3. 胰岛素抵抗和糖代谢异常	3. 职业及其变动
4. 高血压	（IFG、IGT）	4. 不健康饮食
5. 吸烟	4. 血清 Lp（α）升高	5. 缺乏体力活动
6. 血清 TC 升高	5. 血管内皮功能受损	6. 过量饮酒
7. 血清 LDL-C 升高	6. 凝血因子升高	7. 精神紧张（压力）
8. 血清 HDL-C 降低	7. 慢性炎症指标（hsCRP）升高	8. 某些精神疾病
9. 糖尿病	8. 氧化应激	
10. 肾功能受损	9. 血浆 HCY 升高	
	10. 睡眠呼吸障碍	

注：TC，总胆固醇；LDL-C，低密度脂蛋白胆固醇；HDL-C，高密度脂蛋白胆固醇；TG，甘油三酯；Lp（α），载脂蛋白 α；hsCRP，高敏 C 反应蛋白；HCY，同型半胱氨酸；IFG，空腹血糖受损；IGT，糖耐量受损；吸烟是一种行为，但习惯上将它归为传统因素。

二、心血管病的发病危险评估

1. 评分表法

（1）根据个体 7 个危险因素（年龄、性别、收缩压、体质指数、总胆固醇、吸烟和糖尿病）的水平给予评分（表 2-13）。

表 2-13　国人缺血性心血管病（ICVD）10 年发病危险评估表

第一步：评分			
年龄（岁）	得分	收缩压（mmHg）	得分
35～39	0	<120	−2
40～44	1	120～129	0
45～49	2	130～139	1
50～54	3	140～159	2
55～59	4	160～179	3
≥60 岁，每增加 5 岁得分加 1 分		≥180	8
体质指数	得分	总胆固醇（mg/dL）	得分
<24	0	<200	0
24～27.9	1	≥200	1
≥28	2		
吸烟	得分	糖尿病	得分
是	0	否	0
否	2	是	1
第二步：计算总得分（所有得分相加）			
第三步：查绝对危险			
总分	10 年 ICVD 绝对危险（%）	总分	10 年 ICVD 绝对危险（%）
≤−1	0.3	9	7.3
0	0.5	10	9.7

续表

第三步：查绝对危险

总分	10 年 ICVD 绝对危险（%）	总分	10 年 ICVD 绝对危险（%）
1	0.6	11	12.8
2	0.8	12	16.8
3	1.1	13	21.7
4	1.5	14	27.7
5	2.1	15	35.3
6	2.9	16	43.3
7	3.9	≥17	≥52.6
8	5.4		

第四步：与参考标准比较，求得相对危险

10 年 ICVD 绝对危险（10%）参考标准		
年龄（岁）	平均危险	最低危险[&]
35 ~ 39	1.0	0.3
40 ~ 44	1.4	0.4
45 ~ 49	1.9	0.5
50 ~ 54	2.6	0.7
55 ~ 59	3.6	1.0

注：[&] 最低危险是根据收缩压 < 120 mmHg、体质指数 < 24、总胆固醇 < 140 mg/dL、不吸烟且无糖尿病的同年龄人所求得的。

（2）将所有评分相加。

（3）根据总分，在"绝对危险"栏中查到相应的 10 年缺血性心血管病发病绝对危险。

（4）将绝对危险与该个体所在年龄组的平均危险和最低危险比较从而得出发病相对危险。

2. 直接计算法（适用于能使用电脑和互联网者）

（1）登录中国心血管病防治信息网。

（2）从该网站首页总栏目中选择"危险评估"并点击，弹出"危险评估"页面。将个人有关信息填入相应空格中后点击下面"确定"，此时会弹出"危险评估结论与建议"页面。在该页面中可查到 10 年缺血性心血管病发病绝对危险、此年龄段平均危险和最低危险。

（3）将该个体的绝对危险与所在年龄组的平均危险和最低危险比较从而得出发病相对危险。

三、重要心血管病危险因素及其防治原则

从疾病防治的角度看，首要的目标仍然是已明确的传统危险因素。除了年龄、性别和家族史等遗传因素不可改变外，其他危险因素都是可以改变的，如高血压、血脂异常、高血糖、吸烟等，有研究显示，通过改变生活方式和恰当的药物治疗，如戒烟、健康饮食和加强锻炼可以使心肌梗死的发病危险降低 80%。因此心血管疾病是可以预防的。

（一）不平衡膳食

营养学研究表明合理膳食是预防和治疗心血管病多重危险，降低心血管病发病的重要措施之一。营养成分和结构不合理会导致疾病的膳食称为不平衡膳食。引发心血管病的不平衡膳食因素主要有：①饱和脂肪摄入比例过高。研究证明饱和脂肪（多来源于动物性食物）与动脉粥样硬化形成呈正相关，而不饱和脂肪和多不饱和脂肪（多来源于植物性食物）没有致动脉粥样硬化危险，而有降低心血管病发病危险的作用。此外，食物加工过程中（特别是油炸食品时）可形成反式脂肪酸，它可使 LDL-C 水平上升，HDL-C 水平下降，也可增加心血管病发病危险；②总热量摄入过多；③胆固醇摄入过多；④钠

摄入过多和钾摄入过少；⑤蔬菜和水果摄入过少。

《中国居民膳食指南》（第1版）提出了合理膳食的10条建议，包括：①食物多样，谷类为主，粗细搭配；②多吃蔬菜水果和薯类；③每日吃奶类、大豆或其制品；④常吃适量的鱼、禽、蛋和瘦肉；⑤减少烹调油用量，吃清淡少盐膳食；⑥食不过量，天天运动，保持健康体重；⑦三餐分配要合理，零食要适当；⑧每日足量饮水（2 500 mL左右），合理选择饮料；⑨戒烟限酒；⑩吃新鲜卫生的食物。

一般来说，碳水化合物、脂肪、蛋白质三大营养素所供给的热能分别占总热量的55%～65%，20%～30%和11%～15%，其中饱和脂肪酸的功能比应≤10%。心血管病高危人群应在保持营养平衡的基础上，针对个体情况采取有效的膳食干预措施（表2-14），各种营养素和膳食成分目标摄入量见表2-15。

表2-14　心血管病危险因素有针对性的膳食干预原则和措施

危险因素	干预原则和措施
高血压	盐<6 g/d；增加蔬菜、水果的摄入
超重/肥胖及代谢综合征	在平衡膳食基础上，适当控制总能量，减少脂肪摄入量
血脂异常	选择瘦肉，每日不超过75 g；食用油不超过20 g/d，不吃动物油、棕榈油和椰子油；少吃糕点、甜食和油炸食物；鸡蛋<4个/周。使饱和脂肪酸供能比≤7%，胆固醇<200 mg/d

表2-15　心血管疾病营养治疗膳食要素目标摄入量

膳食要素	目标摄入量
脂肪总量	总能量的15%～30%
饱和脂肪酸	<总能量的10%
多不饱和脂肪酸	总能量的6%～10%
ω-6脂肪酸	总能量的5%～8%
ω-3脂肪酸	总能量的1%～2%
反式脂肪酸	0或<总能量的1%
单不饱和脂肪酸[a]	总能量的10%～20%
碳水化合物	总能量的55%～70%
添加糖[b]	<总能量的10%
蛋白质	总能量的10%～15%
胆固醇	300 mg/d
氯化钠（钠）	<6 g/d（<2 g/d）
蔬菜和水果	>400 g/d
膳食纤维	25～30 g/d（来自食物）
可溶性膳食纤维	>20 g/d（来自食物）
身体活动	≥150分钟/周，中等强度运动

注：[a]计算方法为脂肪总量-（饱和脂肪酸+多不饱和脂肪酸+反式脂肪酸）；

　　[b]指额外加入食品中的单糖和双糖、蜂蜜、糖浆、果汁中的天然糖分。

膳食干预的具体措施如下。

1. 减少膳食总热量

调整重点为减少高热量食物的摄入，增加低热量食物的比例：①不吃或少吃高脂肪食品（如肥肉、油炸食品或全脂奶制品）及高糖食品（如糕点、糖果和含糖饮料等）；②减少食用油，控制在20 g/d（约2汤匙）；③适当控制谷类摄入量，增加低能量密度食物摄入比例，如蔬菜、水果。

2. 限盐

食盐摄入量<6 g/d，可采取如下措施：①减少烹调用盐，最好使用有定量的盐勺加盐；②控制酱

油、黄酱等含盐分高的调味品用量；③少食或不食咸菜、加工肉制品及含高盐零食；④提倡高钾低钠盐。

3. 限酒

若饮酒，男性酒精摄入量 < 25 g/d，女性 < 15 g/d。一般男性白酒（39°）摄入量不应超过 80 mL/d，葡萄酒不超过 200 mL/d，啤酒不超过 600 mL/d。

4. 补充膳食钾

每日摄入大量蔬菜和水果获得钾盐。使钾/钠比为 1，即每日钾摄入量为 70 ~ 80 mmol/L。

5. 补充膳食钙

最好的方法是增加含钙量较高的奶类和豆类食品。

6. 补充食物纤维素、抗氧化维生素和钾

通过增加蔬菜、水果及粗粮摄入来达到。

7. 降低膳食胆固醇摄入量

限制高胆固醇食物摄入，瘦肉 <75 g/d，蛋黄 <4 个/周（如已患有高 TC 血症，则应不吃或少吃蛋黄），尽量避免吃动物内脏。

8. 调整脂肪酸的比例

①选择含有不饱和脂肪酸较多的植物油（如花生油、豆油、玉米油和橄榄油）作为烹调油；增加富含 ω-3 多不饱和脂肪酸的深海鱼类和淡水鱼类摄入量，每周食用鱼类 ≥2 次，每次 150 ~ 200 g，不盲目补充鱼油制剂；②少用饱和脂肪酸含量较高的动物脂肪，以及棕榈油、椰子油和人造黄油等；③适量补充坚果类和豆类食品。

（二）缺乏体力活动

国内外大量研究表明，缺乏体力活动是心血管病的确定危险因素。适度的体力活动可以通过增加心脑血流量、改善微循环、降低升高的血压、降低血糖水平和减轻体重等作用起到保护心血管的效应。有规律的体力活动可减少体内的脂肪，使 HDL-C 升高，LDL-C 和 TG 降低，胰岛素敏感性增高，血压和血糖水平降低。因此体育锻炼可防治心血管疾病、延缓免疫系统老化、增强记忆力。肥胖并伴有高血压、高血脂和糖尿病及其他有多重危险因素的患者坚持适度的体育锻炼获益更多。

（三）超重和肥胖

衡量超重和肥胖最简便和常用的生理测量指标是 BMI ［BMI = 体重（kg）÷身高（m）^{2}］和腰围。前者反映全身肥胖程度，后者主要反映腹部脂肪蓄积（中心型肥胖）的程度。成年正常 BMI 为 18.5 ~ 23.9，BMI 在 24 ~ 27.9 为超重，提示需要控制体重；BMI ≥28 为肥胖，应开始减重。成年人正常腰围 <90/85 cm（男/女），如腰围 ≥90/85 cm（男/女），同样提示需控制体重，如腰围 ≥95/90 cm（男/女），也应开始减重。

减重可明显降低超重肥胖患者心血管病危险因素水平，使罹患心血管病的危险降低。控制能量的摄入和增加体力活动是降低体重的有效措施。在饮食方面，除要减少总热量的摄入外，还要遵循平衡膳食原则，控制高能量食物的摄入，包括高脂肪食物、含糖饮料及酒类等以及适当控制主食量。另外，减慢进食速度也有减少进食量的效果。在运动方面，规律的、中等强度身体锻炼是控制体重的有效方法。此外，超重肥胖患者还应有意识地增加日常生活中的体力活动量。通常以每周减重 0.5 ~ 1.0 kg 为宜。

对于非药物措施减重效果不理想的肥胖患者，可选择减肥药物作为控制体重的辅助措施。减肥药物因有一定副作用，必须在医生的指导下使用。

（四）社会心理因素

心理压力引起心理应激，即人体对环境中心理和生理因素的刺激作出的反应，如血压升高、心跳加快、激素分泌增加等。少量的可控制心理应激对人体无害，是人类适应环境和生存所必需的生理功能，但过量的心理反应，会增加心血管病患病危险。因此预防和缓解心理压力是心血管病防治的重要方面。

引起心理压力增加的原因主要有抑郁症、焦虑症、A 型性格（一种以敌意、好胜和妒忌心理及时间紧迫感为特征的性格）、社会孤立和缺乏社会支持。心血管医生应能够识别患者的精神心理问题并处理轻度精神心理问题，如病情复杂应及时转专业机构诊治。

（五）吸烟

吸烟是心血管病的主要危险因素之一，研究证明，吸烟与心血管病发病和死亡相关并有明显的剂量-反应关系。被动吸烟也会增加患心血管病的危险。戒烟的益处已得到广泛证实，且任何年龄戒烟均能获益。帮助患者戒烟应成为心血管病诊疗工作不可缺少的部分。

烟草依赖是一种慢性成瘾性疾病，具有高复发特点，自行戒烟率低。因此对戒烟者要持续干预、不断进行随访和督促，联合使用戒烟咨询和药物治疗等综合措施。

（六）高血压

高血压的发病危险因素主要是血压偏高（即所谓的"高血压前期"），高盐低钾膳食、超重和肥胖，体重增长过快和过量饮酒。高血压是脑卒中、心肌梗死、心衰、肾功能不全等严重致死致残性疾病的主要危险因素之一。高血压一经诊断应立即进行全面的评估和危险分层，在此基础上根据血压水平以及伴随疾病、靶器官损害以及其他危险因素的情况决定是否应立即进行降压治疗。

（七）血脂异常

大量临床和流行病学研究证明，血脂异常是缺血性心血管病的重要危险因素。人群血清 TC（总胆固醇）或 LDL-C 低密度脂蛋白胆固醇水平与缺血性心血管病呈正相关，HDL-C（高密度脂蛋白胆固醇）水平与缺血性心血管病呈负相关。早期发现血脂异常并采取干预措施十分重要。

（八）糖尿病

糖尿病是遗传因素和环境因素共同参与及相互作用所致的一种慢性、全身性、代谢性疾病，是重要的心血管疾病独立危险因素。糖尿病并发症是糖尿病患者残疾和死亡的主要原因，主要包括微血管并发症（糖尿病视网膜病、肾病、神经病变）和大血管并发症（心、脑和周围血管病变）。对于糖尿病患者应设立个体化治疗目标和进行糖尿病并发症的筛查，以能安全有效地控制高血糖，防止和减缓糖尿病并发症的发生和发展。

（九）肾脏损害

大量研究证明，慢性肾脏病（CKD）不仅是严重危害人类健康和生命的常见病，也是心血管疾病的重要独立危险因素。CKD 患者肾功能损害的程度与 CVD 的发病危险呈正相关。特别需要强调的是，CKD 加重 CVD，反过来 CVD 又加重 CKD，两者间形成恶性循环，大幅加速了疾病的进程。

（十）血栓栓塞的防治

心血管疾病的一级预防中，各国指南推荐的抗栓药物仅有阿司匹林。一般推荐在 10 年心脑血管病风险 >10% 的人群应用小剂量阿司匹林预防，不推荐所有中老年人群均应用。我国规范使用阿司匹林推荐如下。

（1）患有高血压但血压控制在 150/90 mmHg 以下，同时有下列情况之一者，可应用阿司匹林（75～100 mg/d）进行一级预防：①年龄在 50 岁以上；②具有靶器官损害，包括血浆肌酐中度升高；③糖尿病。

（2）患有 2 型糖尿病，40 岁以上，同时有心血管危险因素，应使用小剂量阿司匹林。如：①有早发冠心病家族史；②吸烟；③高血压；④超重和肥胖，尤其腹型肥胖；⑤白蛋白尿；⑥血脂异常。

（3）10 年缺血性心血管病风险 ≥1% 的人群或合并下述 3 项及以上危险因素者，应使用小剂量阿司匹林。①血脂紊乱；②吸烟；③肥胖；④≥50 岁；⑤早发 CVD 疾病家族史（男 <55 岁、女 <65 岁发病史）。

（十一）与遗传有关的因素

遗传信息分为 3 类：家族史信息、基因型信息和表型信息。这些信息有助于确定发生心血管病的危险人群，以进行早期预防和干预。

1. 家族史

家族史是心血管疾病的独立危险因素。具有早发冠心病（CHD）家族史（男性一级亲属发病时 < 55 岁或女性一级亲属发病时 < 65 岁）的个体发生 CHD 是无家族史的 1.5 ~ 1.7 倍。而且与患 CHD 的家庭成员亲缘关系越近，家庭中患 CHD 的成员比例越高，患 CHD 家族成员患病时间越早，个体患 CHD 的危险性也越高。因此应对冠心病和脑卒中等心脑血管疾病患者的亲属进行详细的危险因素筛查和危险评估，并提供生活方式建议和针对危险因素的治疗方案。

2. 基因型和表型

人体外部可观察到的结构、物理化学和生理特征（性状）称为表型。表型是由基因决定和控制的。探索和确定与疾病状态有关的遗传因素不仅有助于阐明疾病的病理生理过程和发病机制，而且将对心血管病高危人群的筛查预测和预警、早期诊断和个体化防治以及新的药物开发具有重要意义。

3. 遗传信息在心血管病防治中的应用

①通过心血管病的关联研究寻找新的致病基因以阐明遗传致病机制；②通过检测个体是否携带疾病危险的基因型来预测和评估个体未来发生疾病的风险和制定干预措施，达到个体化防治的目的；③不同基因型的患者对药物疗效的反应不同，可根据基因型的差异来指导用药；④基因治疗。

遗传因素与心血管病关系的研究虽已取得一定成绩，但在防治工作的应用仍处于起步阶段，还有很长的路要走。

（张宏佳）

第三章

消化内科疾病

第一节　电子胃镜检查

一、术前准备

检查前的准备工作很重要。准备不好可能会使检查失败。

（1）做好必要的解释工作，解除患者对内镜检查的疑虑和恐惧感，争取患者配合。

（2）检查当日需禁食至少5小时，在空腹、进行检查。如患者有胃排空延迟或幽门梗阻等影响排空的病变，则应停止进食2~3天，必要时洗胃后进行检查。

（3）术前15分钟行咽部麻醉，以减少咽部反应，顺利插镜。有2种方法：①咽部喷雾法：用2%利多卡因或普鲁卡因喷雾；②麻醉胶浆吞服法：手术前吞服麻醉胶浆约10 mL，成分有利多卡因和二甲硅油（去泡剂）。

（4）嘱患者松开领扣及腰带，左侧卧位，头枕于枕上，口侧垫消毒巾或卫生纸，以免唾液沾污衣服，消毒巾上放置弯盘，以承接口腔流出的唾液或呕出物，再嘱患者含上口垫，轻轻咬住。

（5）术者于检查前需先了解内镜各项功能，如角度旋钮、吸引、注气管皆无故障。

（6）必要时于检查前肌内注射654-2或丁溴东莨菪碱减少胃肠蠕动。

二、适应证与禁忌证

通过内镜能顺序地检查食管、胃、十二指肠球部直至降部；加之内镜检查绝大多数患者都能接受，而且在肉眼观察的同时可进行活体病理学和细胞学检查，故适应证相当广泛。

（一）适应证

（1）上腹不适，疑有上消化道病变，临床和X线检查不能确诊者。尤其是年龄在35岁以上，有难以解释的上消化道症状，疑有恶性病变者。

（2）原因不明的上消化道出血患者，可行急诊胃镜检查以明确诊断。

（3）已确诊的各类食管、胃、十二指肠病变需随访复查者，以及上消化道各种手术后患者的复查。

（4）有上消化道疾病需内镜进行治疗者，包括上消化道异物的取出。

（二）禁忌证

1. 绝对禁忌证

①食管、胃、十二指肠穿孔的急性期；②急性重症咽喉部疾患内镜不能插入者；③腐蚀性食管损伤的急性期；④蜂窝织炎性胃炎；⑤精神失常不能合作者。

2. 相对禁忌证

①高度脊柱弯曲畸形者；②有心脏、肺等重要脏器功能不全者；③高血压未被控制者。

三、内镜检查并发症及其防治

经多年临床实践和广泛应用，内镜检查已被证明有很高的安全性，并发症较低，但也会发生一些并发症，严重者甚至死亡。严重并发症有心肺意外、严重出血及穿孔等，一般并发症有下颌关节脱位、喉头痉挛、癔症、咽喉部感染或咽后脓肿及全身感染等。

1. 心脏意外

内镜检查发生心脏意外主要指心绞痛、心肌梗死、心律失常和心脏骤停。因为绝大多数内镜检查是安全的，故一般不需心电监护及药物预防，但在特殊情况下有必要进行心电监护，一旦发生严重并发症，应立即停止检查并给予必要的治疗，因此内镜室应备有急救药物和抢救设施。

2. 肺部并发症

内镜检查时会出现低氧血症，一般多为轻度，原因为检查时内镜部分压迫呼吸道，引起通气障碍，或患者紧张憋气。

3. 穿孔

穿孔是内镜检查的严重并发症之一。胃镜检查时食管出现穿孔，最主要的症状是剧烈的胸背上部疼痛，纵隔气肿和颈部皮下气肿，以后出现胸膜渗液和纵隔炎，X线检查可以确诊。胃和十二指肠、结肠发生穿孔会出现腹痛、腹胀、发热等继发气腹和腹膜炎表现。

预防穿孔应注意以下几点：操作者要熟练掌握技术，检查中动作应轻柔，下镜时应注意咽喉部结构，顺腔进镜，注气要适当，退镜时不要锁住操作钮等。一旦出现穿孔宜行手术治疗。

4. 出血

内镜检查包括一般活检，多数不会引起大量出血，下列情况有可能引起出血：擦伤消化道黏膜，尤其是患者有出血性疾病者；检查过程中患者出现剧烈呕吐动作；未松开转角钮的固定装置进镜、退镜或快速旋转内镜；活检钳伸出活检孔张开后滑动造成黏膜血管损伤或食管贲门黏膜撕裂等。少量出血一般可以自愈，镜下观察数分钟不见有活动性出血即可。出血量较大时可经内镜给药，也可采用镜下激光、微波、注射药物治疗；口服云南白药，静脉滴注减少胃酸分泌药物如西咪替丁、奥美拉唑等，如仍出血不止可采用更加积极的方法如三腔管压迫，甚至手术。预防要注意严格掌握适应证，检查时动作轻柔，活检钳不能对准血淤处活检等。

5. 感染

内镜检查后出现有关内镜检查感染的报道甚少，但清洁消毒不彻底，可能引起艾滋病、病毒性肝炎等的传播。因为内镜检查难免要造成黏膜轻度损伤而导致少量出血，而活检和内镜治疗（如硬化治疗、息肉电切、十二指肠乳头切开等）肯定会造成出血并使血液污染活检管道，如果经过清水和消毒液清洁消毒后未能彻底消灭病原体活性，则存在传播这类疾病的潜在危险。

内镜检查前应常规进行艾滋病、病毒性肝炎方面的检查，对患有艾滋病、病毒性肝炎者应使用专镜检查，术后彻底消毒内镜。

（韩 蹊）

第二节 胃超声内镜检查

1980年，美国的 Di Magno 制造出超声内镜，由于超声内镜可在直视下找到胃的病灶并进行超声检查，其作用远胜于体表胃超声检查，因此胃病变是超声内镜检查的主要适应证之一。在1982年5月，日本的相部刚就阐明了胃壁在超声内镜下可显示五层结构，1983年他们又发表了第一篇关于超声内镜判断胃癌侵犯深度方面的文章。随着电子超声内镜及超声微探头的应用，超声内镜在胃疾病诊断中的价值越来越得到临床医师的肯定。

一、仪器

目前使用的线阵式、环形扫描超声内镜及经内镜超声微探头等均可对胃病变进行检查。根据病灶的不同情况可选用不同类型的超声内镜进行扫查。一般来说，由于环形扫描操作简单，360°旋转扫描能清楚地显示消化管壁层次，可切换的频率适合不同性质及大小的病变，因此临床上使用最为广泛。

超声微探头的扫描方式也是360°旋转扫描。至于探头的频率，7.5 MHz不仅能显示胃壁病变，更适合探查胃壁外病变情况，而12 MHz或者20 MHz分辨力高，穿透力弱，因此胃壁病变及小病灶显示良好，而大病灶及与周围的关系常难以完整显示。

二、检查技术

超声内镜在胃腔内扫查时，主要应用水囊法、浸泡法及将二法结合起来，由于患者取左侧卧位，胃窦及胃角小弯很难浸泡到水中，因此检查这些部位时常用水囊法，而在检查胃的其余部位时，常用浸泡加水囊法。随着超声内镜的内镜部分的改进，对胃内病变的显示已较理想，基本已消灭了盲区，因此在胃内进行检查时，首先应确定病变再进行超声检查，也可在内镜直视下同时进行超声检查。

胃的完整的超声内镜的检查应有5个标准的部位。

1. 部位Ⅰ（图3-1）

此时内镜顶端位于胃窦并接近幽门，镜身紧靠大弯而镜面直视小弯，此时超声能显示完整的胃窦壁图像，这时前壁在图像的左侧，小弯在底部，后壁在右侧而大弯在顶部。

2. 部位Ⅱ（图3-2）

回撤超声内镜并反转镜身直到能显示胃体，此时超声显示的胃窦与部位Ⅲ相似，在其下方为胃体，胃体的小弯紧贴胃窦的小弯，此时显示的双胃壁就是相应的胃角，胃体的大弯在最底部，胃窦的大弯在图像的顶部。

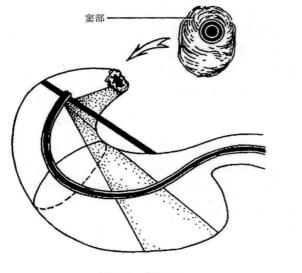

图3-1　部位Ⅰ

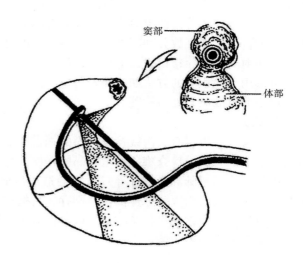

图3-2　部位Ⅱ

3. 部位Ⅲ（图3-3）

内镜再回撤至胃窦胃体交界处，此时显示的图像正好是部位Ⅱ的反转，胃体在图像的上方而胃窦在图像的下方，与部位Ⅱ描述的一样，胃窦的小弯与胃体的小弯紧贴，此时胃窦大弯及胃体大弯尚能显示。

4. 部位Ⅳ（图3-4）

内镜回撤至胃体中部，此时超声能显示胃体四壁，并能显示前方的肝左叶及右叶，以及后方的胰腺体尾。

5. 部位Ⅴ（图3-5）

是观察胃底的最佳位置，内镜的顶端位于胃的贲门，此时食管壁显示。当充满水时，胃底在其一侧，显示得很清楚。胃底的标志是腹主动脉和脾静脉，脾脏位于后方，而肝左叶位于前方。

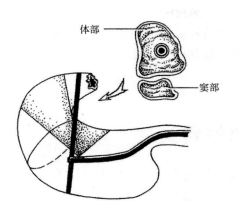

图 3-3　部位 Ⅲ

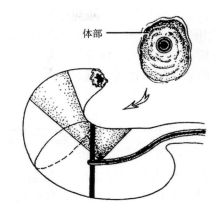

图 3-4　部位 Ⅳ

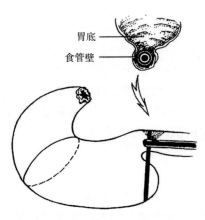

图 3-5　部位 Ⅴ

近年来，由于超声内镜（EUS）引导的治疗技术的发展，线阵扫描下胃周围的解剖结构的显示非常重要，胃和十二指肠是观察腹部器官及血管结构的窗口。由于胃的较大容积和较大的解剖易变性，不像通过食管壁所显示的超声解剖结构相对固定，通过胃壁的超声定位比较困难，胃的形状与大小的差异改变了其与周围器官的关系。

通过胃显示的超声图像，主要参照结构是腹主动脉和肠系膜的血管。检查于胃食管交界处开始，探头置于贲门，旋转超声内镜直至腹主动脉呈现纵向图像。探头沿动脉前进，可探及腹腔干以 45° 角从腹主动脉分出，彩超和多普勒检查可予以证实。对于 EUS 引导的细针穿刺抽吸（FNA）及腹腔神经丛阻滞的操作，腹腔干是非常重要的标志结构。同时可显示肠系膜上动脉以 30° 角从腹主动脉分出。再往下插镜，可同时显示脾静脉与脾动脉，此时胰腺体部为横截面，胰管为一圆形的无回声。这时稍向右旋转并稍退镜，可探及胰腺的远侧端、左肾、脾脏，可见胰尾沿着脾静脉经过左肾朝向脾门。

为了更容易扫查一些特殊的部位可以让患者变换体位，右侧卧位可使胃窦显示良好，仰卧位时研究前壁更有利，而俯卧位时对后壁及胰腺的检查有用。由于在超声内镜上光学部分与超声探头在不同的、平行的平面上，因此，除非能在内镜下见到，否则单用超声寻找胃内小病灶有时是很困难的。

三、注意事项

胃进行超声内镜检查应注意 3 个技术问题：①盲区；②焦距；③探头频率。

（1）胃窦部、胃角及小弯近贲门部均难以被水浸泡，故显示困难，即使变换体位有时帮助也不大，这些部位就是相对的盲区。有些内镜能明确显示的小的或表浅的病灶，超声却难以显示。

（2）常用的 7.5 MHz 和 12 MHz 超声的焦距分别为 10 mm 和 15 mm，在体外的研究发现胃壁层次显示最好时探头至少距黏膜 30 mm，而这个理想的距离有时很难达到，特别是在上述相对盲区检查时。这就提示我们，在显示病灶时，探头应尽量与病灶保持一定距离。

（3）目前用 7.5 MHz 和 12 MHz 的超声检查胃内病变的效果是比较满意的，但加大频率选择范围可提高诊断的价值。一般来说，频率低、穿透力强的超声，适合显示大病灶及病灶周围的情况，而高频探头对表浅的小的病灶显示比较满意。

（韩　蹊）

第三节　急性胃炎

急性胃炎是由不同病因引起的胃黏膜急性炎症。急性胃炎主要有下列 3 种：①急性糜烂出血性胃炎；②急性幽门螺杆菌胃炎；③除幽门螺杆菌（HP）以外的急性感染性胃炎。本节主要讨论急性糜烂出血性胃炎。

一、病因和发病机制

（一）急性应激

可由严重创伤、大手术、大面积烧伤、脑血管意外和严重脏器功能衰竭、休克、败血症等引起。严重应激状态下机体的代偿功能不足以维持胃黏膜循环的正常运行，造成黏膜缺血、缺氧，上皮细胞黏液和碳酸氢盐分泌减少，局部前列腺素合成不足。由此导致黏膜屏障破坏和氢离子反弥散，后者使黏膜内 pH 下降，进一步损伤了黏膜血管和黏膜，引起糜烂和出血。

（二）化学性损伤

1. 药物

最常见是非甾体抗炎药（NSAIDs），包括阿司匹林，其机制主要是通抑制环氧合酶（COX）的作用而抑制了前列腺素的产生。其他药物如氯化钾、某些抗生素或抗肿瘤药等也可刺激损伤胃黏膜。

2. 乙醇

高浓度乙醇可直接引起上皮细胞损伤，破坏胃黏膜屏障，导致黏膜水肿、糜烂和出血。

二、临床表现

多数患者症状不明显或症状被原发疾病所掩盖。有症状者主要表现为轻微上腹不适或隐痛。该病突出的表现是上消化道出血，患者可以突然呕血和（或）黑便为首发症状。占上消化道出血病因的 10% ~ 30%，仅次于消化性溃疡。

三、诊断

有上消化道出血者根据病史一般不难做出诊断，确诊依赖于急诊胃镜检查，一般在出血后 24 ~ 48 小时内进行，可见到多发糜烂、浅表溃疡和出血灶为特征的急性胃黏膜病损。

四、治疗

（一）治疗原则

治疗原则：改变不良饮食习惯，消除刺激因素，保护胃黏膜，对症治疗。

（二）治疗措施

1. 消除病因

药物所致者应立即停止服药；应激因素所致要积极治疗原发病；污染所致则应采用合适的抗生素治疗。

2. 保护胃黏膜

常用黏膜保护剂有硫糖铝、前列腺素 E 及枸橼酸铋钾（CBS）。

3. 对症治疗

上腹痛、反酸者应用抗酸药：①H$_2$ 受体拮抗剂，如雷尼替丁；②质子泵抑制剂，如奥美拉唑（洛赛克）；③腹泻可用复方樟脑酊、诺氟沙星（氟哌酸）等抗生素；④严重呕吐，可用异丙嗪或多潘立酮（吗丁啉）。

4. 质子泵抑制剂或 H$_2$-受体拮抗剂

静脉给药可促进黏膜病变愈合和有助止血。

五、预防

（1）注意饮食卫生，避免过量饮酒。

（2）长期服用阿司匹林类药或有应激因素的危重病者，给予保护胃黏膜药（如硫糖铝、CBS）和 H$_2$ 受体拮抗剂（如西咪替丁）。

（房泽慧）

第四节 慢性胃炎

慢性胃炎是指由多种原因引起的胃黏膜的慢性炎症或萎缩性病变。本病较为常见，占接受胃镜检查患者的 80% ~ 90%。

一、分类

慢性胃炎分类方法繁多，至今仍未统一。

21 世纪中期曾提出按胃镜形态学改变将慢性胃炎分为浅表性、萎缩性和肥厚性，但肥厚性胃炎因无病理学证实，该名词目前也已废弃不用。1982 年，全国慢性胃炎学术会议将慢性胃炎分为浅表性和萎缩性，临床上仍在采用。1990 年，悉尼国际胃肠病提出了悉尼胃炎分类系统，由组织学和胃镜两部分组成，较为复杂。目前临床按病变部位将慢性胃炎分为慢性胃窦炎（B 型）、慢性胃体炎（A 型），我国主要为慢性胃窦炎，慢性胃体胃炎少见。

二、病因和发病机制

病因未完全阐明。

（一）幽门螺杆菌感染

大量研究证明，幽门螺杆菌（H. pylori，HP）是慢性胃炎，特别是 B 型胃炎的主要发病因素。机制：①HP 呈螺旋状，有鞭毛结构，可在黏膜中自由活动，并与黏膜上皮紧密接触，直接侵袭黏膜；②HP 代谢产物（尿素酶、蛋白酶等）及其毒素可致炎症反应；③HP 可造成自体免疫损伤。

（二）理化因素

长期进食冷热、粗糙饮食或长期饮用浓茶、咖啡、烈酒可损伤胃黏膜。

（三）十二指肠液反流

当幽门括约肌功能失调，十二指肠液反流入胃与胆汁，和胰酶一起破坏胃黏膜屏障，引起慢性胃炎。

（四）免疫因素

慢性胃体胃炎（A 型）患者的血清中可以检测到壁细胞抗体（90%），在伴有恶性贫血患者的血清中可以检测到内因子抗体（75%）。前者使壁细胞总数减少，导致胃酸分泌减少或缺乏；后者使内因子缺乏，引起维生素 B$_{12}$ 吸收不良，导致恶性贫血。

三、病理

1. 浅表性胃炎

①黏膜充血水肿可糜烂；②镜下黏膜浅层有中粒、淋巴和浆细胞浸润；③某些有较多糜烂处伴有数目较多的疣状凸起，称慢性糜烂性或疣状胃炎。

2. 萎缩性胃炎

①胃腺体萎缩（故称）；②镜下显示黏膜变薄，皱襞平坦，腺体部分或完全消失；③可发生肠腺上皮化生和假性幽门腺化生，在肠化上皮基础上发生异型增生称为癌前病变。

四、临床表现

（一）共同表现

病程迁延，大多无明显症状，主要表现持续或进食后上腹饱胀不适或疼痛，常伴有腹胀、嗳气、反酸、食欲下降等消化道症状。

（二）分型

1. 浅表性

同上述症状。

2. 萎缩性

（1）胃体胃炎（A 型）：①消化道症状不多；②可有明显厌食、体重下降，可伴贫血，少数发生恶性贫血。

（2）胃窦胃炎（B 型）：①消化道症状明显；②有时酷似消化性溃疡；③可反复发生小量上消化道出血。

（三）体征

体征不明显，可有相应部分轻压痛。

五、辅助检查

1. 胃液分析

浅表性胃炎大多正常；萎缩性胃炎胃液减少或缺乏。

2. 血清学检查

（1）A 型（胃体胃炎）：①胃泌素可上升（胃酸缺乏，不能抑制 G 细胞所致）；②维生素 B_{12} 水平下降（内因子下降所致）；③壁细胞抗体阳性率：约 90%；④内因子抗体阳性率 75%。

（2）B 型（胃窦胃炎）：①促胃液素一般正常，也可降低；②内因子抗体，30%~40% 阳性率。

3. 幽门螺杆菌检查

可做尿素酶试验、涂片、培养或 ^{12}C-尿素呼吸试验。

4. 胃肠 X 线钡餐检查

由于胃镜的广泛应用，现已少用本方法检查诊断慢性胃炎。

5. 纤维胃镜

是本病最可靠的诊断方法。浅表性胃炎：胃黏膜充血、水肿、糜烂或出血（红白相间或花斑样）。萎缩性胃炎：胃黏膜苍白或灰白色，皱襞变细，黏膜下血管透见。

六、诊断与鉴别诊断

（一）诊断

慢性胃炎症状无特异性，体征很少，X 线检查一般只有助于排除其他胃部疾病，确诊要靠胃镜检查及胃黏膜活组织检查。A 型胃炎应查血中抗壁细胞抗体。

（二）鉴别诊断

1. 胃癌

慢性胃炎的症状如食欲缺乏、上腹部不适、贫血等少数胃窦胃炎的 X 线征与胃癌颇相似，需要特别注意鉴别。绝大多数患者纤维胃镜及活检有助于鉴别。

2. 消化性溃疡

两者均有慢性上腹痛，但消化性溃疡以上腹部节律性、周期性疼痛为主，而慢性胃炎疼痛很少有节律性并以消化不良为主。鉴别依靠 X 线钡餐透视及胃镜检查。

3. 慢性肠道疾病

如慢性胆囊炎、胆结石常有慢性右上腹痛、腹胀、嗳气等消化不良的症状，易误诊为慢性胃炎。但该病胃肠检查无异常发现，胆囊造影及 B 超常可最后确诊。

七、治疗

（一）治疗原则

治疗原则：①去除各种致病因素；②选择药物对症治疗；③慢性萎缩性胃炎伴重度异常增生患者应考虑手术。

（二）治疗措施

1. 清除病因

去除各种致病因素，如避免进食时对胃黏膜有强刺激的食物及药品，戒烟忌酒；积极治疗口、鼻、咽慢性疾病等。

2. 药物治疗

（1）疼痛：可用阿托品、溴丙胺太林、颠茄合剂等。

（2）胃酸增加：可用西咪替丁（A 型胃炎不用）。

（3）胃酸缺乏：可给予 1% 稀盐酸或胃蛋白酶合剂。

（4）伴消化不良：可用胰酶片、多酶片。

（5）消除幽门螺杆菌：用三联疗法（CBS、甲硝唑、阿莫西林）或二联疗法（CBS、阿莫西林）。

（6）胆汁反流：可用多潘立酮、西沙比利、甲氧氯普胺。

（7）贫血：①缺铁性，硫酸亚铁 0.3 g 每日 3 次 + 维生素 C 0.1 g 每日 3 次，或 1% 稀盐酸 10～20 滴口服每日 3 次，直到症状消失；②恶性贫血，维生素 B_{12} 每次 100 μg 肌内注射每日 1 次，同时给予叶酸 5～10 mg 口服每日 3 次。

3. 手术治疗

癌前病变（胃黏膜重度肠腺化生或不典型增生）手术治疗。

八、预后

预后一般良好。少数变成萎缩性胃炎（重度肠腺化生或不典型增生）可发生癌变，癌变率为 2.5%。

（房泽慧）

第五节　贲门失弛缓症

贲门失弛缓症是一种食管运动障碍性疾病，以食管缺乏蠕动和食管下括约肌（LES）松弛不良为特征。临床上贲门失弛缓症表现为患者对液体和固体食物均有吞咽困难、体重减轻、餐后反食、夜间呛咳以及胸骨后不适或疼痛。本病曾被称为贲门痉挛。

一、流行病学

贲门失弛缓症是一种少见疾病。欧美国家患者较多，发病率每年为 0.5/10 万～8/10 万，男女发病率接近，约为 1 ：1.15。本病多见于 30～40 岁的成年人，其他年龄也可发病。国内尚缺乏流行病学资料。

二、病因和发病机制

病因可能与基因遗传、病毒感染、自身免疫及心理社会因素有关。贲门失弛缓症的发病机制有先天性、肌源性和神经源性学说。先天性学说认为本病是常染色体隐性遗传；肌源性学说认为贲门失弛缓症 LES 压力升高是由 LES 本身病变引起，但最近的研究表明，贲门失弛缓症患者的病理改变主要在神经而不在肌肉，目前人们广泛接受的是神经源性学说。

三、临床表现

主要症状为吞咽困难、反食、胸痛，也可有呼吸道感染、贫血、体重减轻等表现。

1. 吞咽困难

几乎所有的患者均有程度不同的吞咽困难。起病多较缓慢，病初吞咽困难时有时无，时轻时重，后期则转为持续性。吞咽困难多呈间歇性发作，常因与人共餐、情绪波动、发怒、忧虑、惊骇或进食过冷和辛辣等刺激性食物而诱发。大多数患者吞咽固体和液体食物同样困难，少部分患者吞咽液体食物较固体食物更困难，故以此征象与其他食管器质性狭窄所产生的吞咽困难相鉴别。

2. 反食

多数患者合并反食症状。随着咽下困难的加重，食管的进一步扩张，相当量的内容物可潴留在食管内达数小时或数日之久，而在体位改变时反流出来，尤其是在夜间平卧位更易发生。从食管反流出来的内容物因未进入过胃腔，故无胃内呕吐物酸臭的特点，但可混有大量黏液和唾液。

3. 胸痛

是发病早期的主要症状之一，发生率为 40%～90%，性质不一，可为闷痛、灼痛或针刺痛。疼痛部位多在胸骨后及中上腹，疼痛发作有时酷似心绞痛，甚至舌下含化硝酸甘油片后可获缓解。疼痛发生的原因可能是食管平滑肌强烈收缩，或食物滞留性食管炎所致。随着吞咽困难的逐渐加剧，梗阻以上食管的进一步扩张，疼痛反而逐渐减轻。

4. 体重减轻

此症与吞咽困难的程度相关，严重吞咽困难可有明显的体重下降，但很少有恶病质样变。

5. 呼吸道症状

由于食物反流，尤其是夜间反流，误入呼吸道引起吸入性感染。出现刺激性咳嗽、咳痰、气喘等症状。

6. 出血和贫血

患者可有贫血表现。偶有出血，多为食管炎所致。

7. 其他

对于后期病例，极度扩张的食管可压迫胸腔内器官而产生干咳、气急、发绀和声音嘶哑等。患者很少发生呃逆，此为本病的重要特征。

8. 并发症

本病可继发食管炎、食管溃疡、巨食管症、自发性食管破裂、食管癌等。贲门失弛缓症患者患食管癌的风险为正常人的 14～140 倍。有研究报道，贲门失弛缓症治疗 30 年后，19% 的患者死于食管癌。因其合并食管癌时，临床症状可无任何变化，临床诊断比较困难，容易漏诊。

四、辅助检查

（一）X 线检查

X 线检查是诊断本病的首选方法。

1. 胸部平片

本病初期，胸片可无异常。随着食管扩张，可在后前位胸片见到纵隔右上边缘膨出。在食管高度扩张、伸延与弯曲时，可见纵隔增宽而超过心脏右缘，有时可被误诊为纵隔肿瘤。当食管内潴留大量食物和气体时，食管内可见液平面。大部分病例可见胃泡消失。

2. 食管钡餐检查

动态造影可见食管的收缩具有紊乱和非蠕动性质，吞咽时 LES 不松弛，钡餐常难以通过贲门部而潴留于食管下端，并显示远端食管扩张、黏膜光滑，末端变细呈鸟嘴形或漏斗形。

（二）内镜检查

内镜下可见食管体部扩张呈憩室样膨出，无张力，蠕动差。食管内见大量食物和液体潴留，贲门口紧闭，内镜通过有阻力，但均能通过。若不能通过则要考虑有无其他器质性原因所致狭窄。

（三）食管测压

本病最重要的特点是吞咽后 LES 松弛障碍，食管体部无蠕动收缩，LES 压力升高 [> 4 kPa（30 mmHg）]，不能松弛、松弛不完全或短暂松弛（<6 秒），食管内压高于胃内压。

（四）放射性核素检查

用 ^{99m}Tc 标记液体后吞服，显示食管通过时间和节段性食管通过时间，同时也显示食管影像。立位时，食管通过时间平均为 7 秒，最长不超过 15 秒。卧位时比立位时要慢。

五、诊断

根据病史有典型的吞咽困难、反食、胸痛等临床表现，结合典型的食管钡餐影像及食管测压结果即可确诊本病。

六、鉴别诊断

1. 反流性食管炎伴食管狭窄

本病反流物有酸臭味或混有胆汁，胃灼热症状明显，应用质子泵抑制剂（PPI）治疗有效。食管钡餐检查无典型的鸟嘴样改变，LES 压力降低且低于胃内压力。

2. 恶性肿瘤

恶性肿瘤细胞侵犯肌间神经丛，或肿瘤环绕食管远端压迫食管，可见与贲门失弛缓症相似的临床表现，包括食管钡餐影像。常见的肿瘤有食管癌、贲门胃底癌等，内镜下活检具有重要的鉴别作用。如果内镜不能达到病变处，则应扩张后取活检或行 CT 检查以明确诊断。

3. 弥漫性食管痉挛

本病也为食管动力障碍性疾病，与贲门失弛缓症有相同的症状。但食管钡餐显示为强烈的不协调的非推进型收缩，呈现串珠样或螺旋状改变。食管测压显示为吞咽时食管各段同期收缩，重复收缩，LES 压力大部分是正常的。

4. 继发性贲门失弛缓症

锥虫病、淀粉样变性、特发性假性肠梗阻、迷走神经切断术后等也可以引起类似贲门失弛缓症的表现，食管测压无法区别病变是原发性还是继发性。但这些疾病均累及食管以外的消化道或其他器官，借此与本病鉴别。

七、治疗

目前尚无有效的方法恢复受损的肌间神经丛功能，主要是针对 LES，不同程度解除 LES 的松弛障碍，降低 LES 压力，预防并发症。主要治疗手段有药物治疗、内镜下治疗和手术治疗。

（一）药物治疗

目前可用的药物有硝酸甘油类和钙离子拮抗剂，如硝酸甘油 0.6 mg，每日 3 次，餐前 15 分钟舌下含化，或硝酸异山梨酯 10 mg，每日 3 次，或硝苯地平 10 mg，每日 3 次。由于药物治疗的效果并不完全，且作用时间较短，一般仅用于贲门失弛缓症的早期、老年高危患者或拒绝其他治疗的患者。

（二）内镜治疗

1. 内镜下 LES 内注射肉毒毒素

肉毒毒素是肉毒梭状杆菌产生的外毒素，是一种神经肌肉胆碱能阻断剂。它能与神经肌肉接头处突触前胆碱能末梢快速而强烈地结合，阻断神经冲动的传导而使骨骼肌麻痹，还可抑制平滑肌的活动，抑制胃肠道平滑肌的收缩。内镜下注射肉毒毒素是一种简单、安全且有效的治疗手段，但由于肉毒毒素在几天后降解，其对神经肌肉接头处突触前胆碱能末梢的作用减弱或消失，因此，若要维持疗效，需要反复注射。

2. 食管扩张

球囊扩张术是目前治疗贲门失迟缓症最为有效的非手术疗法，它的近期及远期疗效明显优于其他非手术治疗，但并发症发生率较高，尤以穿孔最为严重，发生率为 1%~5%。球囊扩张的原理主要是通过强力作用使 LES 发生部分撕裂，解除食管远端梗阻，缓解临床症状。

3. 内镜手术

Heller 肌切开术是迄今治疗贲门失弛缓症的标准手术，其目的是降低 LES 压力，缓解吞咽困难，同时保持一定的 LES 压力，防止食管反流的发生。手术方式分为开放性手术和微创性手术两种，开放性手术术后症状缓解率可达 80%~90%，但 10%~46% 的患者可能发生食管反流。因此大多数学者主张加做防反流手术。尽管开放性手术的远期效果是肯定的，但是由于其创伤大、术后恢复时间长、费用昂贵，一般不作为贲门失弛缓症的一线治疗手段，仅在其他治疗方法失败，且患者适合手术时才选用开放性手术。

腔镜技术的迅速发展使贲门失弛缓症的治疗发生了巨大的变化，从开放性手术到经胸腔镜，再到经腹腔镜肌切开术，这种微创性手术的疗效与开放性手术相似且创伤小，缩短了手术和住院时间，减少了手术并发症，有望成为治疗贲门失弛缓症的首选方法。

（宋　梅）

第四章

肾内科疾病

第一节　尿液检查

一、尿标本的收集与储存

清晨首次尿液较浓，不受运动和食物影响，是收集尿液送检的理想时间。也可随时留新鲜尿做尿常规检查。留尿前应清洗尿道口及外阴，留中段尿尽快送检，储尿容器应清洁。

如需作代谢及内分泌等检查，则需留24小时尿并记录总量，摇匀后取其中一部分尿液送检。尿液需留于干燥清洁容器中，容器应加盖置于4℃冰箱内保存。如在室温下储存，需加防腐剂，目前甲醛和盐酸防腐效果较好。

二、尿常规检查

尿常规检查包括物理检查、化学检查及显微镜检查。

（一）物理检查

包括尿色、量、比重、透明度。正常尿液淡黄、透明，每日尿量1 000～2 000 mL，比重1.010～1.015。尿呈红色者，除血尿外，利福平、苯妥英钠、酚磺酞等药物均可使尿呈红色，并注意与血红蛋白尿、肌红蛋白尿鉴别。乳糜尿为乳白色，脓尿、结晶尿则呈现混浊。

（二）化学检查

1. pH

正常尿pH为4.5～8，平均5.5～6.5。尿pH在4.5～5.5为酸性尿；6.5～8则为碱性尿。一般情况下，尿pH反映了血清pH，在代谢性酸中毒或呼吸性酸中毒时，尿呈酸性；在代谢性碱中毒或呼吸性碱中毒时尿呈碱性。另外酸性尿见于食肉后及糖尿病、尿酸结石、结核患者；碱性尿除久置外可见于感染尿、食用大量蔬菜及草酸钙结石并发肾小管酸中毒者。餐后尿pH变化是由于进食后大量胃酸分泌造成体液偏碱，形成所谓"碱潮"。而通常尿pH随细胞外液pH的改变而改变，尤其午餐后改变较明显，尿pH可达8.0。若酸血症患者出现碱性尿，常提示肾小管酸中毒；碱血症患者出现酸性尿往往提示低钾。临床上常通过调节尿pH来预防结石、增加某些抗菌药物疗效和促进药物排泄以减轻药物的肾毒性作用。

2. 尿蛋白

正常人尿中含微量蛋白，24小时尿蛋白排出量<150 mg，尿蛋白定性为阴性。尿蛋白定性检查常用"+/−"表示，"±"表示蛋白含量<0.1 g/L，"+"为0.1～0.5 g/L，"2+"为0.5～2.0 g/L，"3+"为2.0～5.0 g/L，"4+"为>5.0 g/L。泛影葡胺造影剂、大量尿酸盐、青霉素、阿司匹林等会使蛋白定性出现假阳性。出现蛋白尿的原因为肾小球性、肾小管性和过剩性。最常见的为肾小球性疾病，是由于肾小球毛细血管对蛋白的通透性增加，特别是清蛋白，24小时尿蛋白>1 g应怀疑肾小球疾病，>3 g 时可确诊。肾小管性蛋白尿是由于肾小管不能重吸收正常滤过的低分子蛋白，一般肾小管性蛋白尿很少超过 (2~3) g/24 h，且常伴有近端肾小管的其他功能障碍而产生糖尿、氨基酸尿、磷酸盐尿和尿酸尿。过剩性蛋白尿是由于血浆异常免疫球蛋白和其他低分子量蛋白浓度增加，导致肾小球的蛋白滤过量大于肾小管重吸收量，骨髓瘤常产生大量的免疫球蛋白，引起过剩性蛋白尿。短暂性蛋白尿可因高热、剧烈运动等引起，多见于儿童，休息几天后可恢复；在老人可由于充血性心力衰竭所致，常见心力衰竭纠正后尿蛋白检查转为阴性。间歇性蛋白尿通常与体位改变有关，如长期站立可产生轻微蛋白尿，每日尿蛋白量很少超过 1 g，平卧休息后恢复正常，其原因为站立时肾静脉压力增高，大多可自行恢复。对持续性蛋白尿患者应作进一步检查。

3. 尿糖

通常几乎所有从肾小球滤过的糖均在近曲小管被重吸收，故正常人空腹尿糖为阴性。尿中出现葡萄糖称为糖尿，常见于糖尿病。滤过的糖超过肾小管重吸收能力时（血清糖的肾阈值大约 10 mmol/L），也可出现尿糖阳性，尿中含大量的维生素 C、对基氨水杨酸、萘啶酸等可引起假阳性。

4. 酮体

正常尿中无酮体出现。糖尿病酮症酸中毒、孕妇和过度饥饿的患者由于异常的脂肪分解，尿酮体可出现阳性。

5. 胆红素和尿胆原

正常人尿中无胆红素，只有非常少量的尿胆原。胆红素分直接胆红素和间接胆红素。直接胆红素由胆红素与葡萄糖醛酸在肝细胞内结合形成，正常情况下经胆管进入小肠，并转化成尿胆原。所以直接胆红素不出现在尿中，除非有肝内疾病和胆管梗阻。尿胆原是直接胆红素的终末代谢产物，通常 50% 由粪便排出，50% 再吸收进入肠肝循环，每日 1~4 mg 的尿胆原分泌在尿中。溶血性疾病和肝细胞疾病可引起尿胆原增加；相反，胆管梗阻和抗生素的使用改变肠内菌群而影响直接胆红素转变成尿胆原，使尿胆原的浓度降低，血清中直接胆红素的浓度升高。

6. 显微镜检查

通常取新鲜尿 10 mL，离心 5 分钟后弃去上清液，取尿沉渣进行显微镜检查，正常人尿红细胞 0~3 个/HP，>3 个/HP 为血尿；白细胞正常为 0~5 个/HP，>5 个/HP 提示有炎症。少量上皮细胞无临床意义。正常人尿中无管型。管型是尿蛋白质在肾小管腔内形成的凝块，黏蛋白是所有管型的基本物质。当管型仅由黏蛋白组成则称为透明管型，多见于高热或剧烈活动后，也可见于肾脏本身病变。红细胞管型是肾小球出血的依据，多见于急性肾小球肾炎。白细胞管型多见于急性肾盂肾炎。颗粒管型、上皮细胞管型、蜡样管型均反映肾实质损害。尿中有结晶，通常意义不大，但如新鲜尿中有多量尿酸结晶和草酸钙结晶且有红细胞存在，应考虑有结石可能。服用某些药物（如磺胺类药物），尿中也可出现这些药物的结晶。如发现胱氨酸结晶可确诊为胱氨酸尿。在酸性尿中结晶包括草酸钙、尿酸和胱氨酸；在碱性尿中结晶为磷酸钙和三磷酸盐结晶。

三、尿三杯试验

血尿、脓尿时，可通过尿三杯试验帮助初步定位。方法为：清洗外阴及尿道口后，将一次尿不中断地排入三个清洁容器内，将最初的 10~20 mL 尿留于第一杯中，中段尿留 30~40 mL 于第二杯中，终末 5~10 mL 留于第三杯中，分别送化验。若第一杯尿液异常且程度最重，提示病变可能在前尿道；若第三杯异常且程度最重，则病变可能在后尿道或膀胱颈；若三杯均异常，病变可能在膀胱颈以上。

四、乳糜尿

将尿液加入等量乙醚中，震荡后取乙醚层（上层）液体一滴放于玻璃片上，加入苏丹 III 染液，镜下观察。如为乳糜尿可见红色脂滴，并可见下层尿液由浊变清。此时应再吸取乳糜尿沉渣寻找微丝蚴。

五、尿细菌学检查

应在用药前或停药 2 天后，清洗外阴及尿道口，留中段尿于无菌瓶中，加盖后立即送检，若置于

4℃保存不能超过 8 小时。

细菌培养：常用中段尿行定量培养并作药敏试验。若培养出细菌数 $>10^5/mL$ 为感染，$<10^3/mL$ 则多为污染，如为 $10^3/mL \sim 10^5/mL$ 则不能排除感染的可能性，必要时需复查。对细菌数 $>10^5/mL$ 者，应常规做药物敏感试验。真菌、衣原体、淋病奈瑟菌、伤寒沙门菌、结核分枝杆菌及厌氧菌等需作特殊培养。

六、尿脱落细胞检查

尿脱落细胞检查可帮助评价肾实质和尿路疾病，特别是对尿路上皮肿瘤的早期诊断、疗效观察和癌症普查有重要意义。对尿路上皮的原位癌和细胞分化较差的肿瘤有特殊的诊断价值，有报告称阳性率达 70% 以上。

要求尿液新鲜，尿量不少于 50 mL，最好为早晨第一次尿的中后段尿液。收集尿应及时离心，沉淀物涂片必须在尿液排出后 1 ~ 2 小时内完成。若不能及时完成涂片，可在尿液中加入 1/10 尿量的浓甲醛溶液或 95% 乙醇固定，以防尿液腐败，细胞自溶。

恶性肿瘤细胞的形态特征为：细胞核大，核直径 > 1/2 细胞直径，核/浆比例增大，可出现多核，染色质颗粒粗糙，核仁增多增大，核膜明显。细胞质变化，见分化不良细胞的胞质量少，细胞总体积增加，呈多形性。临床上还用荧光素吖啶橙染色法来判断细胞形态及核酸代谢等变化，肿瘤细胞胞质呈橘红荧光，核呈黄绿色或黄色荧光，荧光强度取决于胞质 RNA 和 DNA 含量，因此增生活跃的细胞其细胞质和细胞核荧光强度增强。

七、尿液的生化检查

尿液的生化检查应收集 24 小时尿。即从第一天确定的某一时间将尿排尽并弃去，然后将所有的尿液排入容器内，直至第二天的同一时间排尿并收入容器中。计算 24 小时尿量，混匀后留取 50 mL 送检，留尿期间标本宜保存于冰箱内或加入防腐剂。作 24 小时尿尿素氮、肌酐、肌酸、尿酸、氯化物、钾、钠、钙、磷等物质的测定以甲醛为宜，17-羟皮质类固醇、17-酮皮质类固醇、儿茶酚胺、3-甲氧基-4-羟基苦杏仁酸（VMA）、醛固酮等物质的测定以盐酸为宜。

1. 尿肌酐

正常值为（0.7 ~ 1.5）g/24 h。在急性肾炎或肾功能不全时，尿肌酐排出量降低。

2. 尿素氮

正常值为 9.5 g/24 h。增高时表示体内组织分解代谢增加；降低见于肾功能不全、肝实质性病变。

3. 尿酸

正常值为（0.4 ~ 1.0）g/24 h。增高见于痛风，降低见于肾炎。

4. 尿钾

正常值为（2 ~ 4）g/24 h。增高见于肾上腺皮质功能亢进、肾移植术后利尿；降低见于严重失水、失钠而有肾前性氮质血症及失盐综合征、尿毒症及肾上腺皮质功能减退等。

5. 尿钠

正常值为（3 ~ 6）g/24 h。增高见于肾上腺皮质功能减退、急性肾衰竭（ARF）及肾移植术后利尿期；降低见于长期禁食钠盐、肾上腺皮质功能亢进等。

6. 尿钙、尿磷

尿钙正常值为（0.1 ~ 0.3）g/24 h，尿磷正常值为（1.1 ~ 1.7）g/24 h。尿钙、尿磷排出量增高见于甲状旁腺功能亢进症、特发性高尿钙。

八、尿的激素及代谢产物检查

1. 尿 17-羟皮质类固醇（17-OHCS）

为肾上腺皮质类固醇的代谢产物，正常值男性为 8 ~ 12 mg/24 h，女性为 6 ~ 10 mg/24 h。增高多见于肾上腺皮质功能亢进，如皮质醇增多症等；降低见于肾上腺皮质功能减退。

2. 尿 17-酮皮质类固醇（17-KS）

正常值男性为（10~20）mg/24 h，女性比男性低（2~3）mg/24 h。17-KS 在女性主要来自肾上腺，在男性则 2/3 来自肾上腺，1/3 来自睾丸，所以此检查在男性反映肾上腺皮质与睾丸功能，在女性反映肾上腺皮质功能。增高见于皮质醇增多症、肾上腺性征异常综合征、睾丸间质细胞瘤、多毛症、肢端肥大症、男性性早熟、内分泌雄激素治疗后。减少见于 Addison 病、垂体功能减退、睾丸发育不全、睾丸切除后、甲状腺功能减退以及某些慢性病，如肝炎、结核、糖尿病等。

3. 尿儿茶酚胺（CA）

包括去甲肾上腺素（80%）、肾上腺素、多巴胺 3 种物质。正常值为（9~108）μg/24 h。增高见于嗜铬细胞瘤、肾上腺髓质增生、副神经节瘤等；降低见于营养不良、高位截瘫、家族性脑神经功能异常和帕金森病等。

4. 3-甲氧基-4-羟基苦杏仁酸（VMA）

是儿茶酚胺代谢产物，增高见于儿茶酚胺增多症。化验前数日应停止食用香蕉、咖啡、茶、巧克力等含香草的食品，可避免部分假阳性；停服苯胺氧化酶抑制药及甲基多巴可避免假阴性。

5. 尿醛固酮

是肾上腺皮质球状带分泌的一种盐皮质激素，调节 K^+、Na^+ 及水的平衡。正常值 <10 μg/24 h。增多见于原发性醛固酮增多症、继发性醛固酮增多症、甲状腺功能亢进症、部分高血压、低血钾等；减少见于肾上腺皮质功能减退、糖尿病、Turner 综合征、18-羟化酶缺乏、垂体功能减退等。

（林颖慧）

第二节　肾功能检查

肾功能检查对了解有无肾脏病及疾病严重程度、对选择治疗方案及判断疾病预后均有重要意义。由于肾脏有强大的储备能力，而目前临床常用于检查肾功能的方法敏感程度不够，故肾功能检查结果正常，也不能完全排除肾脏器质性损害及功能轻度受损。

一、肾小球滤过功能检查

（一）血清肌酐（Scr）和尿素氮（BUN）的测定

肾排出的各种"废物"中，大多数为含氮代谢产物，如尿素、肌酐、尿酸、胍类、胺类等。当肾小球滤过功能发生变化时，血液内这些物质的浓度即会随之发生改变。临床常通过测定血中这些物质浓度来了解肾小球功能状况，其中 Scr 和 BUN 测定最常用。

1. Scr 测定

肌酐是肌肉组织的代谢产物，其分子量 113Da。在肌肉中，肌酸在肌酸磷酸激酶的催化下转变成带高能磷酸键的磷酸肌酸，磷酸肌酸不稳定，容易脱去磷酸脱水，转化成肌酐。肌酐主要经肾小球滤过，在肾小管几乎无重吸收，而且经肾小管分泌的量也很少，因而 Scr 水平能较好地反映肾小球滤过功能。虽然肌肉发达程度、饮食、体力活动等因素可能对 Scr 水平产生影响，但是这些影响均较小，并不妨碍临床用 Scr 作为肾小球功能检测指标。不过，其敏感度较差，只有肾小球滤过率下降超过 50% 时，Scr 水平才上升。国人 Scr 正常值：男性 53.0~106.0 μmol/L（0.6~1.2 mg/dL）；女性 44.0~97.0 μmol/L（0.5~1.1 mg/dL）。

测定 Scr 方法有苦味酸法、自动分析仪测定法及高压液相分析法等。其中高压液相分析法测定结果最为准确，但方法较为烦琐，不适合临床采用。苦味酸法需经光电比色，故其结果可受某些色素原的影响。自动分析仪测定速度快、效率高。

2. BUN 测定

尿素是人体蛋白质代谢的终末产物之一，分子量为 60Da。肾脏病时测定 BUN 的目的在于了解有无氮质潴留，以判断肾脏对蛋白质代谢产物的排泄能力。血液中的尿素全部经肾小球滤过，正常情况下 30%～40% 被肾小管重吸收，肾小管也排泌少量尿素，肾衰竭时排泌量增加。临床上虽也用 BUN 水平检测肾小球滤过功能，但它同 Scr 一样不够敏感，也只有当肾小球滤过率下降超过 50% 时，BUN 水平才升高。除此以外，BUN 水平还受诸多因素影响，如脱水、低血压引起血容量不足，创伤、出血、感染引起组织蛋白分解增加，饮食蛋白质摄入过多及某些药物作用等，均可能使 BUN 水平升高，此时其升高并不反映肾小球滤过功能受损，临床上要认真鉴别。BUN 的正常值为 2.9～7.5 mmol/L（8～21 mg/dL）。

（二）肾小球滤过率（GFR）检查

肾小球滤过率是指每一单位时间内，肾脏清除了多少毫升血浆内的某一物质。在同一时间内分别测定该物质在血浆中的浓度及 1 分钟内尿中排出量，即可计算出每分钟被肾脏清除该物质的血浆量（常以 mL/min 为单位），称为该物质的清除率。

1. 菊粉清除率测定

菊粉是一种由果糖构成的多糖体，分子量较小，约 5.2 kD。经注入体内后，不被机体分解代谢而以原形自由通过肾小球滤出，既不被肾小管排泌，也不被其重吸收，故其清除率可准确地反映 GFR。菊粉测定的 GFR 正常值为：男性 127 mL/min；女性 118 mL/min。尽管菊粉清除率可以较准确地反映 GFR，但由于需要持续静脉滴注菊粉和多次抽血，又需留置导尿管等，临床上难以推广使用，主要用于实验研究。

2. 内生肌酐清除率（Ccr）

肌酐除经肾小球滤过外，近端肾小管尚能排泌一小部分，故理论上它的清除率可略大于菊粉清除率。但是，在不进食动物瘦肉的情况下，正常人 Ccr 实测结果与菊粉清除率极为接近，而 Ccr 检查法却远比菊粉清除率简单，故现在临床上常用 Ccr 来代表肾小球滤过率，作为敏感的肾小球功能检测指标。不过，肾衰竭时肾小管排泌肌酐增多，此时测得的 Ccr 值会比实际肾小球滤过率高，此应注意。

Ccr 检查方法：收集 24 小时全部尿液并计量；在收集 24 小时尿液结束时取血；然后对血、尿肌酐进行定量，按如下公式计算：

$$Ccr = （140 - 年龄）\times 体重（kg）/0.818 \times Scr（\mu mol/L）$$

经体表面积矫正后，Ccr 正常值为 80～120 mL/（min·1.73 m^2）。

血清肌酐包括内生肌酐和外源性肌酐。内生肌酐由体内肌酸分解而来，生成量恒定，不受食物成分的影响。外源性肌酐来自饮食摄入的动物瘦肉。既往做 Ccr 需素食 3 天，目的为减少外源性肌酐的影响，但目前认为少量外源性肌酐不影响次日清晨空腹血肌酐测定，故不必素食。

3. 放射性核素 GFR 测定

一次性弹丸式注射放射性物质如 ^{99m}Tc - 二乙烯三胺（^{99m}Tc-DTPA）、^{131}I-磺肽酸、^{51}Cr - 二乙烯三胺（^{51}Cr-EDTA）等，然后多次采血，测定血浆放射性，绘制血浆时间 - 放射性曲线（T-A 曲线），按区分析并求出曲线下面积，然后用此面积除以投予量即可求出肾小球核素清除率。此方法能够较准确地反映肾小球滤过率且不需要收集尿液，但需注射放射性物质，对妊娠和哺乳期妇女不宜应用。

二、肾小管功能检查

临床常用的肾小管功能检查包括近端肾小管功能检查、远端肾小管功能检查及有关肾小管酸中毒的功能试验等方面。

（一）近端肾小管功能检查

许多物质（如钠、磷、碳酸氢盐、葡萄糖、氨基酸、多肽及低分子蛋白等）经肾小球滤过后，均主要在近端肾小管重吸收。另外，近端肾小管还具有排泌功能。如果近端肾小管受损，则可能出现重吸收及排泌功能障碍。

1. 酚红排泄试验

当酚红注入人体后，绝大部分（94%）由近端肾小管上皮细胞主动排泌，从尿中排出。因此测定酚红在尿中排出量（酚红排泄率）可作为判断近端肾小管排泌功能的粗略指标。健康成人 15 分钟排泌量在 25% 以上，两小时排泌总量在 55% 以上。由于酚红排泄试验受肾血流量及其他肾外因素影响较大，对肾小管功能敏感性不高，故目前基本不用。

2. 肾小管对氨基马尿酸最大排泄量测定

对氨基马尿酸（PAH）注入人体后，不经分解代谢，约 20% 以原形从肾小球滤过，80% 以原形从近端肾小管排泄，不为肾小管重吸收，其排泌量随血浆 PAH 水平升高而增加。当血浆浓度增加至一定限度（约 60 mg/dL）时，肾小管对其排泌量已达最大限度，即使再增高 PAH 的血浆浓度，尿中其排出量也不一定增加，此时的排泄量即为对氨基马尿酸最大排泄量。如用最大排泄量减去肾小球的滤过量（用菊粉清除率测定），即得肾小管对氨基马尿酸最大排泄量（TmPAH），用于评价近端肾小管的排泌功能。急进性肾炎、慢性肾小球肾炎、肾动脉硬化及肾盂肾炎时 TmPAH 可降低。由于其测定方法较烦琐，临床较难采用。

3. 肾小管葡萄糖最大重吸收量（TmG）测定

当血糖在正常范围时，肾小管能将经肾小球滤过的葡萄糖全部重吸收，排出的尿液中几乎无葡萄糖。其重吸收的机制为近端肾小管细胞膜上的载体蛋白（转运蛋白）与钠和葡萄糖三者形成复合物，穿过近端肾小管细胞膜重新吸收入血。如果血浆葡萄糖浓度不断增高，肾小管对葡萄糖的重吸收值也随之增加。当血中葡萄糖浓度超过一定限度时，肾小管重吸收能力达到饱和，则不能将过多的葡萄糖重吸收，出现尿糖。此时滤液中被重吸收的葡萄糖量称为肾小管葡萄糖最大重吸收量（TmG），正常为（340 ± 18.2）mg/min，为反映近端肾小管重吸收功能的指标之一。某些肾脏疾病如慢性肾小球肾炎、肾动脉硬化、慢性肾盂肾炎等致部分肾小球失去功能及肾小管缺血损伤时，影响葡萄糖重吸收，则TmG 值减少。因 TmG 测定方法较烦琐，临床上多不采用。

4. 尿氨基酸测定

血中氨基酸经肾小球滤过，在近端肾小管绝大部分被重吸收。如在同样饮食情况下，患者尿中氨基酸排出量异常增多，则考虑近端肾小管重吸收功能减退。可通过氨基酸分析仪测定尿中氨基酸含量。

5. 尿 β_2 微球蛋白（β_2-MG）测定

β_2-MG 为一种低分子蛋白（11.8 kD），含 100 个氨基酸和 1 个二硫键。β_2-MG 为组织相关抗原 HLA-A、HLA-B、HLA-C 的关键部分，存在于有核细胞表面。由于代谢和 HLA 的降解，β_2-MG 分离后，以游离形式存在于细胞外液，包括血清、尿、唾液、脑脊液和胸腔积液中。正常成人每日产生 150 ~ 200 mg β_2-MG。体内的 β_2-MG 几乎全部由肾脏清除。β_2-MG 经肾小球滤过后，95% 以上被近端肾小管重吸收，少量未被小管重吸收的 β_2-MG 最后从尿排出，正常人每日仅约 270 mg 左右。当近端肾小管功能受损重吸收减少时，尿中 β_2-MG 排出即增多。测定尿中 β_2-MG 含量，可了解近端肾小管重吸收功能。

尿 β_2-MG 含量常用放射免疫方法测定，此法敏感度高，重复性好。用氨基糖苷类抗生素的患者，在肾小球滤过率下降前约 5 天即可出现尿 β_2-MG 水平增高，因此对早期诊断药物肾损害及监测用药有意义。对造影剂所致肾损害，尿 β_2-MG 检测也有诊断意义。下尿路感染时尿 β_2-MG 水平不增高，而慢性肾盂肾炎时，尿 β_2-MG 水平可能升高，对鉴别诊断有一定意义。肾移植患者出现排异反应时，尿 β_2-MG 水平即迅速升高，而且远较血清肌酐水平升高早。

6. 尿溶菌酶测定

溶菌酶也为小分子蛋白质（14 ~ 17 kD），同 β_2-MG 一样，能经肾小球自由滤过，并且绝大部分在近端肾小管被重吸收，故尿中含量极微。正常人尿溶菌酶含量小于 3 μg/mL。如果血中溶菌酶含量正常，尿中含量增多，则说明近端肾小管重吸收功能受损。

所以，上述前面两项化验是近端肾小管排泌功能检查，而后面四项化验是近端肾小管重吸收功能检验。

（二）远端肾小管功能检查

各种病因导致远端肾小管损伤时，患者即可出现尿浓缩及稀释功能障碍。因此，临床常用尿浓缩功能试验来检测远端肾小管功能。尿稀释功能试验也能反映远端肾小管功能，可是患者需在短时间大量饮水，有可能引起不良反应，甚至水中毒，而且试验结果常受多种因素（如心力衰竭、肝脏病等）干扰，故近年临床已极少采用。临床上常用尿比重测定、尿浓缩试验或尿渗透压检测来检查远端肾小管浓缩功能。

1. 尿比重

尿比重反映尿液内可溶性物质和水分的比例。正常人 24 小时总尿量的比重在 1.015～1.030。一天中各次尿液的比重受饮水及出汗等影响，变动很大，稀释时可低至 1.001，浓缩时可高至 1.040。用尿比重计测定比重时，尿液温度会影响测定值。当尿液温度与尿比重计锤上标注的最适温度不符时，每增减 3℃，尿比重值应加减 0.001。尿内蛋白质及葡萄糖含量也会影响尿比重测定。当每 100 mL 尿液含 1 g 蛋白质或葡萄糖时，尿比重值应分别减去 0.003 或 0.004。

各种疾病导致远端肾小管受损时，就会影响浓缩功能出现低比重尿。测定全天多次尿比重均不到 1.018 时，或全天多次尿比重差不到 0.008 时，即示浓缩功能障碍。尿比重固定于 1.010±0.003 时，称为等渗尿，提示浓缩功能严重受损。重症肾小球肾炎、肾小管间质肾炎、急性肾小管坏死多尿期均可见低比重尿。

2. 尿浓缩试验

常用莫氏试验，具体做法如下：试验前停用利尿剂，晚餐照常进食，晚 8 时后禁饮食。试验日正常饮食，每餐含水分 500 mL 左右。晨 8 时排尿弃去，上午 10 时、12 时、下午 2 时、4 时、6 时、8 时及次晨 8 时各收集尿液一次，分别准确测定尿量及尿比重。正常情况下，24 小时尿量为 1 000～2 000 mL，昼、夜尿量比值为（2～3）：1；尿液最高比重应在 1.020 以上，最高与最低比重之差应不少于 0.009。若夜尿量超过昼尿量，或超过 750 mL；最高尿比重低于 1.018，比重差少于 0.009，均提示浓缩功能受损。

3. 尿渗透压测定

尿液渗透压是反映尿中溶质的分子浓度，而尿比重是反映单位容积尿中溶质的质量。尿渗透压值仅与单位容积尿中溶质的微粒数相关，而与溶质分子量无关；尿比重值不但受单位容积尿中溶质微粒数影响，而且还受溶质分子量大小影响。因此，在尿中存在糖、蛋白质或右旋糖酐等大分子溶质时，测定尿渗透压比测定尿比重能更准确地反映远端肾小管浓缩功能。

目前多采用尿液冰点测定法测定尿渗透压 [单位为 mOsm/（kg·H$_2$O）]，也可用蒸气压渗透压计算法测定。成人普通膳食时，每日从尿排出 600～700 mOsm 的溶质，因此 24 小时尿量为 1 000 mL 时，尿渗透压约为 600 mOsm/（kg·H$_2$O）；24 小时尿量为 1 500 mL 时，尿渗透压约为 400 mOsm/（kg·H$_2$O）；24 小时尿量为 2 000 mL 时，尿渗透压约为 300 mOsm/（kg·H$_2$O），总之都应高于血渗透压。禁水 12 小时后晨尿渗透压应大于 700～800 mOsm/（kg·H$_2$O）。还可用尿、血渗透压比值来判断肾小管浓缩功能。正常人 24 小时混合尿液渗透压与血渗透压比值应大于 1，如小于 1 则揭示浓缩功能低下；在禁水 12 小时后测定尿、血渗透压比值，正常人应大于 3，小于此值亦提示浓缩功能受损。

4. 自由水清除率（cH$_2$O）

自由水清除率是指每分钟从血浆中清除至尿中的纯水量，与尿渗透压比较，更能准确地反映肾在机体缺水或水分过多情况下，调节机体液体平衡的能力，能较理想地判断肾浓缩和稀释功能。其公式为：

$$自由水清除率 = 每小时尿量 \times（1-尿渗透压/血渗透压）$$

cH$_2$O 正常值为 -100～-25 mL/h。cH$_2$O 测定能较好地反映远端肾小管浓缩功能。急性肾小管坏死极期患者 cH$_2$O 常呈正值，其后出现负值及其负值大小变化可反映急性肾小管坏死恢复程度。

（三）肾小管酸化功能测定

测定尿液 pH、碳酸氢离子（HCO$_3^-$）、可滴定酸及尿胺，并配合测定血气、血清钾、钠、氯、钙及磷，常能对明显的肾小管酸中毒做出诊断。但是，对不完全性肾小管酸中毒却常需进行下列检查。

1. 氯化氨负荷（酸负荷）试验

服用一定量的酸性药物氯化氨，通过肝代谢，$2NH_4Cl + H_2CO_3 \rightarrow（NH_4）_2CO_3 + 2HCl + 2H_2O$，使机

体产生急性代谢性酸中毒。如远端肾小管功能正常，可通过排氢、泌氨使尿液酸化。如远端肾小管功能障碍，服氯化氨后尿液不能酸化。因此，通过观察尿液 pH 的变化可判断有无远端肾小管功能障碍。但需注意，已有明显酸中毒的患者或肝病患者不宜做此试验，否则可使酸中毒加重或加重肝损害。具体方法如下：①三天氯化氨负荷法：口服氯化氨，每日 0.1 g/kg，分三次服，连服三天。第三天收集尿液，每小时一次，共五次，测定每次尿的 pH；②氯化氨单剂量法：一次性服用氯化氨 0.1 g/kg，服药后 2 ~ 8 小时收集尿液，每小时一次，测定每次尿的 pH。如试验后血 pH 或 CO_2 结合力降低，而尿液 pH 不能降至 5.5 以下，则证明远端肾小管酸化功能异常，使不完全性远端肾小管酸中毒得以确诊。

2. 碳酸氢盐重吸收排泄（碱负荷）试验

用一定量的碱性药物碳酸氢盐使机体体液碱化，以增加肾小管重吸收 HCO_3^- 的负担。当近端肾小管受损时，其重吸收 HCO_3^- 功能减退。通过观察尿液 HCO_3^- 的排泄分数，有助于近端肾小管酸中毒的确诊。具体做法如下：

口服法：给患者口服或静脉滴注碳酸氢盐，根据其酸中毒的程度服用剂量每日为 1 ~ 10 mmol/kg，每日逐渐加量，直至酸中毒被纠正，然后测定血浆和尿液中 HCO_3^- 以及肌酐含量，按下列公式计算 HCO_3^- 离子排出量占其滤过量的比率，即：

静脉法：静脉注射 5% $NaHCO_3$ 500 mL，速度为每分钟 4 mL。每小时收集尿液一次并同时抽血，测定血浆和尿液中 HCO_3^- 及肌酐浓度，然后按上述公式计算碳酸氢离子排泄分数。正常人尿内几乎无碳酸氢离子，其排泄分数为 0。近端肾小管酸中毒（Ⅱ型）时常大于 15%，远端肾小管酸中毒（Ⅰ型）常小于 5%。此法因需多次取血、留尿，故临床实际应用很少。

（林颖慧）

第三节　肾结核

目前，肾结核仍然是泌尿外科的常见病之一。肾结核是全身结核病的一部分，绝大多数继发于肺结核，少数起源于骨关节结核或消化道结核。肾结核是泌尿及男性生殖系统结核病的初发病灶，泌尿系结核病从肾开始，以后蔓延到输尿管、膀胱和尿道。男性生殖系结核也常继发于肾结核，含有结核杆菌的尿液经尿道的射精管和前列腺管蔓延到生殖系。近年来由于肺结核发病较前增多，且结核菌耐药菌株出现，肾结核发病率也有上升趋势。

一、临床表现

1. 膀胱刺激征

膀胱刺激征是最重要也是最早出现的症状。最初是由含有酸性结核杆菌的尿液或脓液对膀胱黏膜刺激引起，当病变累及膀胱黏膜出现炎症、溃疡后症状加重。通常最早出现的是尿频，排尿次数逐渐增加，由每日数次增加到数十次，严重者甚至可出现类似尿失禁现象。

2. 血尿

血尿是另一个重要症状，血尿的来源大多为膀胱病变，但也可为肾本身。血尿程度不等，多为轻度肉眼血尿或镜下血尿，约 10% 的病例为明显的肉眼血尿。

3. 脓尿

虽然无菌脓尿是泌尿系结核的特征，但约 20% 的患者会继发细胞感染。典型的"结核性脓尿"的特征是尿液浑浊不清甚至呈米汤样，可检出大量脓细胞并混有干酪样物质，但常规细菌培养却无菌生长。

4. 腰痛

若出现结核性脓肾、肾积水、肾体积增大，肾包膜受牵引可出现腰痛。少数患者因血块、坏死组织通过输尿管时可引起肾绞痛。

5. 全身症状

泌尿系结核是全身结核病中的一部分，因此可出现一般结核病变的各种非特异症状，如食欲减退、消瘦、乏力、盗汗、低热等。

二、辅助检查

1. 尿液检查

尿检查对肾结核诊断有决定性意义。

（1）尿常规：新鲜尿常呈酸性反应，蛋白可为阳性，白细胞、红细胞增多。在混合性尿路感染时尿液可呈碱性。

（2）尿沉渣找结核杆菌：多数患者尿沉淀涂片经抗酸染色可查出结核杆菌，清晨第一次尿的检查阳性率最高。

（3）尿培养：尿结核杆菌检查是诊断肾结核病的关键，但一般所需时间较长（需 1~2 个月才能得出结果）。凡是尿内查出结核杆菌的病例，都应诊断为肾结核。因肾结核结核杆菌排出常呈少量、间断性，所以尿结核菌培养应至少 3 次。注意尿标本应为清洁晨尿，且在检查前 1 周停用对结核杆菌有抑制作用的药品，以提高尿培养阳性率。

（4）尿 TB-DNA-PCR：有利于肾结核的诊断。有些文献认为，其为除病理检查之外最敏感的诊断依据，如果标本中存在某些扩增抑制药物、DNA 变形或操作不规范等，会使部分病例出现假阳性或假阴性结果。

（5）尿 PPD-IgG：阳性率较高，但阳性只提示既往有结核感染，且有假阴性情况。

2. 结核菌素试验

以结核杆菌纯蛋白衍生物（PPD）较旧结核菌素为好，阳性率为 88% ~ 100%，如为阴性，则不支持肾结核的诊断。

3. 影像学检查

（1）X 线胸片：有时可见陈旧性肺结核。

（2）泌尿系平片：对肾结核诊断价值小。可见实质钙化，呈斑点状或不规则形，晚期可见整个肾钙化。有时可见到淋巴结钙化或腹腔内钙化淋巴结的阴影。

（3）静脉肾盂造影：IVP 对肾结核的诊断有重要意义，不但能显示肾盂、肾盏及输尿管的形态，还能显示肾功能。IVP 随着肾实质出现明显破坏而出现改变。早期肾乳头坏死表现为肾盏阴影边缘不光滑，如虫蛀状、肾盏失去杯形；肾结核严重，形成空洞，如肾盏颈部结核病变纤维化狭窄或完全堵塞时，可见空洞充盈不全或肾盏完全不显影，局限的结核性脓肿亦可使肾盏、肾盂变形或出现压迹。全肾广泛性破坏，IVP 不显影，表现为无功能肾；此时 IVP 对肾结核无法直接诊断，需借助 B 超、磁共振尿路成像（MRU）及 CT 检查。输尿管结核性溃疡和狭窄，在造影上表现为输尿管僵直，呈腊肠样或串珠样改变。有时可见输尿管钙化阴影。

（4）逆行静脉肾盂造影：患肾功能受损，IVP 显影不佳或 IVP 有可疑病变，必要时可考虑逆行肾盂造影。

（5）CT 检查：在肾结核早期，CT 检查未见明显改变。肾盏梗阻积水时表现为肾影增大或缩小，肾盂不扩张，单个或多个肾盏变形，肾内多个囊状低密度影，围绕肾盂排列，CT 值 0 ~ 3 HU。若肾盂或输尿管上段梗阻，则表现为肾盂、整个肾扩张、积水或积脓。局部或整个肾皮质变薄。肾盂和输尿管壁增厚，为特征性征象。肾内多发不规则点状或壳状钙化。肾弥漫性钙化。因 CT 可观察肾实质厚度、显示结核破坏程度、了解肾周病变情况，随着 CT 日渐成为常规检查，其在肾结核诊断中起着越来越重要的作用。

（6）磁共振尿路成像（MRU）：MRU 作为诊断尿路疾病的新方法，它是磁共振水成像技术中的一种，其不需要静脉注射造影剂，无创伤、无并发症，对严重肾功能损害者特别是静脉肾盂造影不显影者效果最佳。MRU 显示肾盏呈不均匀扩张且排列紊乱，此征象反映出肾结核的病理特点，还能显示肾实质内脓腔，优于静脉肾盂造影；但对于早期肾结核肾乳头坏死造成的肾盏虫蚀状破坏，显示不如静脉肾盂造影。MRU 对输尿管病变的显示优于其他影像学检查。但 MRU 不能显示肾结核的钙化灶，不能明确显示肾功能状况，且费用高，很多患者不能接受。

（7）B 超检查：B 超作为一种无创且快速的检查手段，对肾结核患者的门诊筛选及治疗后复查仍有重要价值。B 超廉价、方便，又可多次反复对照，易普及。肾结核声像图变化多样。轻型肾结核，肾无明显破坏，超声很难做出诊断。中型和重型肾结核，B 超检查可见多个无回声区，无回声区大部分不与肾盏相通，且边缘不规则。肾盂、肾盏不规则扩张，内有可流动的细点状回声，肾盂及输尿管壁增厚，钙化灶表现为无回声区的点状或条索状强回声。静脉肾盂造影检查呈不显影的无功能肾，B 超检查示肾形态消失，肾区见一弧形带状强回声，后方伴声影。因肾积水可见肾盏扩张、肾囊肿可见液性暗区，注意与之相鉴别。

4. 膀胱镜检查

是了解膀胱黏膜病理改变的最直观方法。膀胱镜检查早期可见黏膜充血、水肿、浅黄色粟粒样结核结节，以三角区及两侧输尿管口为著，后期结核溃疡，膀胱充水时易出血，溃疡处肉芽组织可误诊为肿瘤，应取活检进一步确诊。在膀胱镜检查时，还可向双侧输尿管插入导管直接引流两侧肾盂尿进行检查，包括尿常规、细菌培养和结核杆菌检查，或逆行静脉肾盂造影。因此检查有创伤及近年医学影像学的进步，经膀胱镜逆行静脉肾盂造影已很少采用。且在膀胱容量过小（＜100 mL）或有严重膀胱刺激症状时，应避免膀胱镜检查。

三、诊断

凡有尿频、尿急、尿痛等膀胱刺激症状时，除有引起膀胱炎的明显原因者外，都应考虑肾结核的可能性。慢性膀胱炎尤其是经一般抗非特异性感染治疗无好转者，如并发终末血尿，应以肾结核为初步诊断而进一步检查。当膀胱炎患者尿普通细菌培养多次阴性者，应考虑肾结核；若尿普通细菌培养发现其他细菌时，也不能除外肾结核并发非特异性感染。患生殖系结核的男性患者都必须注意同时存在肾结核的可能。肾结核可无明显临床症状，只在累及膀胱后出现膀胱刺激症状。因此，肾结核早期诊断不能单纯依靠临床症状，应注重实验室检查。如发现尿常规异常，如脓尿和（或）血尿，应反复做结核菌培养。尿沉渣找抗酸杆菌和结核菌素试验也有助于诊断。当肾结核进展到一定时期，影像学可出现特征性表现。

肾结核的诊断应综合病史分析、影像学检查及病原学诊断等多种方法，从病史中找到重要线索，从病原学及影像学中找到重要依据。

因近年来不典型肾结核逐渐增多，肾结核常易漏诊，出现以下情况应予重视：中青年患者反复出现无症状血尿；长期不明原因的腰痛；仅有一侧轻微腰痛、无显著膀胱刺激症状，静脉肾盂造影显示不明原因的单侧输尿管下端梗阻。不典型肾结核常缺乏甚至完全不出现典型症状，因而其临床表象的意义有限，诊断时必须以全面的、特征性或提示性的客观检查结果为依据，进行综合分析，做出正确判断，以免漏诊或误诊。

四、鉴别诊断

本病应与非特异性膀胱炎、肾积水、肾结石、肾肿瘤、肾囊肿、黄色肉芽肿性肾盂肾炎等相鉴别。

1. 非特异性膀胱炎

患者可有尿频、尿急、尿痛等膀胱刺激症状，可有血尿，尿中白细胞增多，清洁中段尿普通菌培养阳性，尿结核菌培养阴性，结核菌素试验阴性，抗感染治疗有效。

2. 肾积水

当肾结核出现积水时应注意与之鉴别。两者均可见肾盂、肾盏扩张。但肾积水之肾盂、肾盏壁光滑，无回声区透声好，输尿管壁光滑。肾结核积水的肾盂、肾盏可分界不清，肾盂壁增厚粗糙，回声增强，无回声区内透声差。

3. 肾结石

肾结核可形成实质及皮质钙化，声像图上表现为强回声光团，有的可伴有声影，与肾结石类似，应注意鉴别。结核钙化灶常在肾盂、肾盏周边或实质内，回声密度多不均匀。光带，光点，光斑，部分钙化灶呈斑片状，分布不规则，边界不清，且回声强度多低于结石；而结石在肾盂、肾盏内，钙化灶结石有较明确的形态，声影出现率较高。结石如无肾内局部梗阻时不伴肾积水，单纯肾结石输尿管不扩张，而结核积水出现率较高，肾结核输尿管扩张发病率高。

4. 肾肿瘤

两者临床表现不同，肾结核有明显的膀胱刺激症状，血尿、脓尿，尿结核菌培养阳性，结核菌素试验阳性，在影像学上可见实质改变，但一般密度不均匀，且常伴钙化，且有输尿管病变。而肾肿瘤可见实质性肿块图像，CT 增强扫描可强化。

5. 肾囊肿

肾囊肿多无肾结核的典型临床表现及尿结核菌培养阳性、结核菌素试验阳性等实验室检查的异常，且在影像学上也可鉴别。如 B 超检查，单纯性肾囊肿是在肾实质内出现圆形或椭圆形无回声区，囊腔内壁光滑，且囊腔与集合系统不相通，不合并输尿管病变；肾结核出现结核性空洞时，肾实质内可见多个大小不等的无回声区，囊内有云雾状光点回声，其囊肿形态多不规则，囊壁增厚、毛糙，有时厚薄不均，甚至呈锯齿状，囊内壁有不均匀的斑片状强回声。

6. 黄色肉芽肿性肾盂肾炎

相对少见，通常由肾结石引起肾盏颈部或肾盂、输尿管交界段狭窄积水，继发非特异性感染，脓液内含巨噬细胞为主的脂类物质，临床常有持续发热，白细胞计数增高等感染症状，常规尿检多正常，无血尿。X 线特征性改变包括单侧肾肿大，静脉肾盂造影呈现无功能肾、肾结石和输尿管结石，CT 检查可见肾实质内有分叶状低密度区，囊状扩张的肾盏壁较厚，其内容物的 CT 值可略低于水，且输尿管壁不厚。

五、治疗

在有效的抗结核药物问世之前，肾切除术是肾结核的主要治疗方式。随着抗结核药物广泛用于肾结核的治疗后，药物治疗成为其主要治疗方法，占据了重要位置，肾结核的疗效也有了很大提高，改善了患者的预后，极大程度地保护了肾功能。

肾结核的治疗必须全面考虑肾病变损害和患者全身情况，选择最适当的治疗方法。注意全身治疗与局部治疗相结合；抗结核治疗与支持治疗相结合；对于严重复杂的肾结核患者，要内科治疗与外科治疗相结合；男性患者的治疗疗程较女性患者适当延长，因为男性患者易发生生殖系统结核。

（一）一般治疗

要适当休息，加强营养，改善生活环境，合理的户外活动，不宜劳累，保持良好的心态，除应行手术治疗者需住院外，一般可在门诊治疗和观察。

（二）药物治疗

不管患者是否手术治疗，都应先应用抗结核药物以控制结核播散。抗结核治疗的基本条件是患肾功能尚好，尿液引流无梗阻。适应证为临床前期肾结核；局限在一组大肾盏以内的单侧或双侧肾结核；并发肾外活动性结核，暂不宜手术治疗者；孤立肾肾结核；双侧肾肾结核，属晚期不能手术者；并发严重疾病不能耐受手术者；配合手术治疗，术前、术后用药者。

理想的药物治疗要采用联合用药、早期用药的方法，选用敏感药物，彻底治疗。

1. 常用抗结核药物

分杀菌药物和抑菌药物两大类。近年来首选药物为异烟肼、利福平、吡嗪酰胺、链霉素等杀菌药物；乙胺丁醇、对氨基水杨酸钠、环丝氨酸等抑菌药物为二线药物，适于一线药物耐药、不能耐受或过敏者。现简要介绍如下。

（1）异烟肼：是目前最有效的结核杀菌药，其药理作用主要是抑制结核菌脱氧核糖核酸（DNA）的合成，并阻碍细菌细胞壁的合成。其口服吸收快，能迅速渗透入组织，杀灭细胞内外代谢活跃的结核杆菌，杀菌力强，70%由肾排泄，部分为原型，在肾小管内由于尿液浓缩的原因，实际有效成分高于血浆浓度的若干倍。成年人 0.3 g，口服，每日 1 次；重度结核可用 0.1 ~ 0.6 g 加入 5% 葡萄糖溶液或等渗盐水 20 ~ 40 mL 内缓慢静脉注射或加入 5% 葡萄糖溶液或等渗盐水 250 ~ 500 mL 内静脉滴注。异烟肼常规剂量不良反应少，主要不良反应是精神兴奋、感觉异常、周围神经炎（与维生素 B_6 不足有关）、肝损害等。应用一般剂量的异烟肼不必要加用维生素 B_6，以防影响疗效。

（2）利福平：其作用机制是抑制菌体的 RNA 聚合酶，阻碍其 mRNA 合成。其对于细胞内外繁殖期和静止期的结核菌均有杀灭作用。30% 经肾排泄，尿中可达到有效的药物浓度。常与异烟肼联合应用。本药应尽量避免与对氨基水杨酸联合应用，以防吸收受影响。常用剂量为 450 ~ 600 mg，口服，每日 1次。偶有皮疹、药物热、肝损害、血小板减少、间质性肾炎等不良反应。现应用的抗结核药物中也有长效的利福霉素衍生物，如利福喷汀，在人体半衰期长，每周口服 1 次，与利福平疗效相仿，还有利福布汀（螺旋哌啶利福霉素），对某些耐药的菌株作用较利福平强。

（3）吡嗪酰胺：能杀死细胞内的结核杆菌，常与其他药物联合应用，常用剂量为每日 1.5 g，分 3次口服。其主要不良反应是肝损害，主要表现是转氨酶升高、黄疸，应每 2 周复查 1 次肝功能，偶可引发高尿酸血症、关节痛、胃肠道反应。

（4）链霉素：为氨基糖苷类抗生素，能有效地杀灭空洞内或细胞外结核杆菌，对细胞内的结核杆菌作用小，在碱性环境中作用较好，pH <6.0 时，疗效显著下降。若同时服用碳酸氢钠碱化尿液，可增强其疗效，常用剂量为每日肌内注射 1 g，50 岁以上或肾功能减退者，可用 0.5 ~ 0.75 g，也可应用间歇疗法，每次肌内注射 1 g，每周 2 次，妊娠妇女慎用。其主要不良反应是对第Ⅷ对脑神经的毒性作用，长期应用可出现前庭功能失调和永久性耳聋。肾功能严重损害者不宜使用。少数病例可出现过敏性休克。

（5）乙胺丁醇：对结核杆菌有抑菌作用。与其他药物联合应用，可延缓结核杆菌对其他药物产生耐药性。主要由尿排泄，肾功能减退时有蓄积中毒的危险。剂量为 25 mg/kg，每日 1 次，口服，8 周后改为 15 mg/kg。该药不良反应少，偶可见胃肠道不适，其不良反应与剂量成正比，剂量过大时可导致视觉异常，用药期间需定期检查视力、视野及辨色力，如有异常，需停药，多数患者停药后视觉好转。

（6）对氨基水杨酸钠：为抑菌药物，本身抑菌作用弱，常与链霉素和异烟肼合用，增强链霉素和异烟肼的抗结核作用。成年人每次 8 ~ 12 g，每日 3 ~ 4 次，口服，用药后 1 ~ 2 小时血浆浓度达高峰，4 ~ 6 小时后血浆内仅存微量。不良反应主要为胃肠道反应，也有过敏反应、白细胞计数减少、血小板减少，为减轻胃肠道反应可于饭后用药或每日 12 g 加入 5% ~ 10% 葡萄糖溶液 500 mL 中避光静脉滴注，1个月后改为口服。

（7）环丝氨酸：抗菌谱广，该药只对人类结核杆菌有效，疗效相当于对氨基水杨酸钠，一般与异烟肼、链霉素合用。常用剂量为 250 mg，每日 2 次，口服。不良反应较严重，主要在神经系统，常见眩晕、精神兴奋或抑制，可出现抽搐，出现反应即应减药，用药时避免饮浓茶、咖啡等刺激性饮料。

2. 常用治疗方案

在很多抗结核药物中，异烟肼对繁殖迅速的细胞外结核杆菌的效果最好，链霉素及利福平次之；吡嗪酰胺在酸性环境中杀灭细胞内结核杆菌效果较好，利福平也有效；偶尔繁殖的结核杆菌，仅对少数药物（如利福平）敏感；对于休眠菌，尚未发现药物有效。这 4 种结核杆菌中，繁殖迅速的细胞外菌致病力最强，传染性大，细胞内菌繁殖较慢，细胞内菌和偶尔繁殖菌是顽固菌，常为复发的基础，休眠菌对人体无致病力及传染性，多数自然死亡或被吞噬细胞杀灭，很少复发。在抗结核治疗中用药应选择敏感的药物。

治疗方案常见的有以下几种。

（1）长程疗法：多采用 3 种药物联合治疗 6 个月，如异烟肼、利福平、对氨基水杨酸或吡嗪酰胺，再联合 2 种药物治疗 1 ~ 1.5 年，如异烟肼、利福平，总疗程最少要在 1 年以上。长程治疗的主要缺点是治疗时间长，常会出现不能坚持，药物漏服、乱服现象，影响治疗效果，产生细菌耐药，可能出现病情控制后再发。

（2）短程疗法：需要 2～3 种以上的杀菌药，如异烟肼、利福平、吡嗪酰胺，再加上 1 种半杀菌药如链霉素等，联合治疗 9 个月。其优点是治疗时间较长程治疗时间短，减少慢性药物中毒的概率，节约费用，患者配合较容易。

抗结核耐药者，联用异烟肼、利福平、吡嗪酰胺，保证至少 2 种杀菌药。并可加用以下药物：乙胺丁醇、诺氟沙星、链霉素，有药敏试验结果者可依据药敏试验结果调整用药。疗程不得少于 1 年。如果结核累及 1 个以上的器官、系统，则需要治疗 2 年以上。

3. 动态观察

药物治疗期间，每月复查尿常规、尿结核杆菌培养 + 药敏试验，以此调节剂量和选用药物，每 3～6 个月做 B 超、静脉肾盂造影 1 次。疗程结束后至少随访 1 年，定期复查尿常规、尿结核杆菌培养及 B 超或静脉肾盂造影。如有复发，再按药敏试验结果联合化疗学治疗。

4. 停药及治愈标准

当患者膀胱刺激症状消失、尿常规恢复正常、全身症状改善、红细胞沉降率恢复正常、尿沉渣抗酸杆菌检查多次阴性、尿结核杆菌培养阴性、无肾外活动结核病灶、静脉肾盂造影提示病灶稳定或已愈合，可停用抗结核药物。当患者尿常规正常超过 6 个月、静脉肾盂造影提示病变稳定超过 1 年、连续 6 个月以上尿结核杆菌培养阴性时考虑结核治愈。

（三）手术治疗

由于抗结核药物的有效治疗，需要手术治疗的患者越来越少，但针对某些情况，手术治疗仍不可替代。

一般认为以下情况应行手术治疗：①一侧肾病变极严重，抗结核治疗恢复的可能性小，肾功能丧失，对侧肾基本正常者；②输尿管进行性狭窄，导致梗阻，尿液排出障碍者；③严重尿路出血者；④肾结核闭合式脓腔或有顽固性瘘管者；⑤膀胱严重挛缩者。注意手术前应辅助应用抗结核药物治疗，术后应用抗结核药物巩固疗效。

1. 手术方法和适应证

（1）全肾切除术：①单侧肾破坏严重或无肾功能，对侧肾正常或病变较轻者；②结核性脓肾；③自截钙化肾；④肾结核并发大出血者可考虑单肾切除。当结核杆菌耐药情况下也可考虑肾切除。

（2）部分肾切除术：局限于单侧肾 1～2 个肾盏病变重，抗结核药物治疗效果差或引发梗阻者可行部分肾切除术。局限性钙化灶，抗结核治疗 6 周无明显疗效，钙化灶逐渐扩大，可能累及整个肾者也可考虑部分肾切除术。

（3）肾病灶清除术：由导管注入抗结核药物，适用于结核的闭合式囊腔。随着影像学的进展，现一般可选用超声引导下脓肿穿刺抽液、注入药物。

（4）膀胱挛缩手术处理：严重膀胱挛缩可考虑肠、盲肠或结肠膀胱成形术。

（5）解除尿路梗阻：经药物治疗梗阻仍未缓解者，考虑手术解除梗阻。

2. 手术禁忌证

当双肾病变严重、全身情况不良且有肾外活动性结核者、单侧结核可药物治愈者均不应考虑手术治疗。

六、注意事项

1. 医患沟通

（1）告知患者及其家属诊断及可能诊断。

（2）抗结核治疗时一定要嘱其规则、足量用药，且要让其定期复查肝、肾功能并注意可能发生的药物不良反应。

（3）切除患肾时一定要了解对侧肾功能，由于结核的炎症反应剧烈，病灶周围粘连严重，手术易损伤周围脏器，一定要详细交代。

（4）抗结核治疗是一个长期的过程，需要患者的坚持与配合，故医患交流时要阐明药物治疗的重要性。

（5）对患者病情的每一点细微好转，都要鼓励，让患者树立战胜疾病的信念，配合医护人员的治疗。

2. 经验指导

（1）结核感染发生率有上升趋势，但仍不属于常见病，临床易误诊、漏诊。对于慢性、长期的泌尿系感染，一般抗感染无效时，应想到"结核"；临床上出现男性生殖系结核，如阴囊窦道时，应考虑男性生殖系结核多由泌尿系结核扩散而来；临床上诊断膀胱结核时，不能忽略上尿路结核病灶的存在。

（2）定性诊断：我国结核菌素试验阳性率很高，低稀释度 OT 试验诊断为结核的意义不大，如高稀释度强阳性则有一定价值，OT 试验阴性亦不能排除诊断。尿结核菌培养是定性诊断的最可靠指征，现可应用结核快速培养，1 周即有结果，且可同时做药敏试验。尿抗酸染色阳性可能是结核菌、包皮垢杆菌或其他分枝杆菌。PCR 检测简便、快速，但假阳性率较高。尿结核菌动物接种虽阳性率很高，但费时长，现已少见。膀胱镜检查做组织活检呈阳性可确诊。

（3）定位诊断：常用 IVP、KUB、CT 或 BUS，可观察病损部位、程度及肾功能，是评估疗效和决定手术方式的依据。膀胱镜检查可观察到膀胱黏膜结核结节、溃疡、瘢痕、输尿管口喷脓尿等特异性病理改变。

（4）无论是保守治疗，还是手术治疗，均需做足量、足疗程的抗结核药物治疗。围术期充足的药物治疗是保证手术安全、防止结核播散的关键措施。

（5）一线抗结核药物有 5 种，即异烟肼、利福平、吡嗪酰胺、链霉素、乙胺丁醇，除乙胺丁醇是抑菌药外，其余均是杀菌药。国际防结核和肺疾病联合会推荐了标准短程化学治疗方案：2 个月异烟肼 + 利福平 + 吡嗪酰胺，接着 4 个月异烟肼 + 利福平。成年人剂量异烟肼 300 mg/d、利福平 450 mg/d，吡嗪酰胺 1 500 mg/d。

（6）化学治疗过程中，定期复查尿常规、尿细菌学、红细胞沉降率及 IVU 等影像学检查，如病情好转、尿菌转阴，则继续化学治疗；反之，如病变进行性加重或出现严重并发症，则应手术治疗。

（7）手术切除肾时应尽量低位切除输尿管，术后为防止形成窦道，可不放置引流管。

（8）由于抗结核化学治疗对肾局限性结核相当有效，肾部分切除已不常应用。

（9）结核病灶清除术适用于结核性脓肿，现可在 B 超或 X 线引导下行肾穿刺而不做开放引流，充分引流脓液后向脓腔灌注抗结核药物即可。

（10）做输尿管膀胱再植或肠道扩大膀胱术，一定要在膀胱内结核病变消除时方可实施，否则术后疗效不佳，且会再发生管腔狭窄。

（刘永刚）

第四节　心肾综合征

心肾综合征（CRS）指或因心脏功能不全引发的肾脏功能不全，或肾脏功能不全诱发心脏功能不全，或其他疾病作用于两个器官所致心肾功能不全。

近年来，CRS 的概念逐渐被大家认识。2004 年国际 NHLBI 首先对心肾综合征进行阐述，即狭义的 CRS，指由于心功能不全及治疗过程中导致的肾功能的损伤。2008 年 Ronco 等对 CRS 的定义做了进一步的阐述，更加强调心、肾两者之间的相互作用和影响，认为一个器官功能的衰竭可以引发另一个器官功能的不全。

一、发病机制

传统观点认为血容量不足及器官血液灌注降低是 CRS 的主要发病机制。但近期研究显示，其他因素包括肾素－血管紧张素－醛固酮系统（RAAS）、压力感受器、细胞信号传导及交感神经活性等，在心肾功能不全的开始，相互协调的关系即被打破，演变为相反的作用。

1. 低血流量、低灌注学说

以往研究显示，心力衰竭（HF）患者表现为肾灌注减少，GFR下降，这些变化继发于心排血量的下降。很多学者认为，肾有效容量不足及灌注压下降，刺激了肾素的释放，从而RAAS激活，导致水钠潴留，促纤维化的神经激素分泌增加，最终导致心室重构。另外，由于心肌收缩力的增强、心率增快等可以在短期内改善尿量及患者的精神状态，并能改善其他脏器灌注的指标。然而近期的研究显示这个观点非常局限，理由是基于低流量、低灌注学说对患者进行治疗，并没有改善CRS患者的预后。

近期对433例急性心力衰竭患者进行研究，结果显示，肾功能的基线水平与心脏指数之间没有联系，而且心脏指数的改善并没有改善肾功能，也没有降低死亡率和再住院率，说明由于心力衰竭导致的血流动力学的变化，并不是肾功能进行性恶化的始动因素。

2. 腹腔内压力及中心静脉压增高

心脏血流量的稳定依赖于全身毛细血管网所形成的压力梯度。心力衰竭患者以中心静脉压升高为特征，而中心静脉压的升高减弱了肾脏毛细血管的压力梯度。越来越多的证据证实，静脉压升高及腹腔内压力（IAP）增高在心力衰竭患者发生肾衰竭的过程中发挥着重要的作用。近期一个国际专家组制定了定义，IAP为8 mmHg即为升高，12 mmHg为腹腔内高血压。近期的研究结果显示，在40例平均左室射血分数为19的心力衰竭患者中，24例患者的IAP为8 mmHg，在入组时，所有患者均不伴有腹部症状。IAP增高的患者与正常组比较，肾功能的基线均较低，而且在利尿药应用后，随着IAP的下降，肾功能得到明显的改善。而所有患者之间的心脏参数，如肺毛细血管楔压和心脏指数均无明显区别。所以，静脉压力增高才是CRS的重要介质，与血肌酐的基线相关，而并非传统的动脉血流量。

3. 交感神经活性

交感神经活性增高带来的不良结果已经非常清楚，持续的肾上腺素水平增加，可以导致β-肾上腺素能受体密度减少，尤其是β_1受体。β_1受体主要位于心室肌，参与细胞内信号转导机制。但研究者对肾脏局部交感神经的活化对系统的效应了解得不多。在左心收缩功能不全的心力衰竭患者中，由于肾血流量减少，刺激压力感受器，从而引发肾脏血管收缩，肾脏交感神经活化，儿茶酚胺释放增多。这一现象在心力衰竭患者及进行性肾衰竭患者中均可见到，主要是因为肾脏清除儿茶酚胺的能力下降。近期的一项研究显示，去除肾脏交感神经的高血压患者中，20%患者的GFR得到改善，在双侧交感神经消融术后，去甲肾上腺素水平、肾素活性及血压均明显下降。虽然在心力衰竭患者中还没有类似的干预研究，但去神经可能影响肾功能，并将通过儿茶酚胺和RAAS介导的心力衰竭的进展。

4. 肾素－血管紧张素－醛固酮系统和肾功能不全

心力衰竭患者由于血流动力学变化、交感神经信号转导及进行性的肾功能不全，均可以使RAAS激活，从而导致钠潴留和心室重构。血管紧张素转化酶抑制药（ACEI）和醛固酮拮抗药通过阻断心脏内RAAS，减少去甲肾上腺素的释放，改善内皮细胞功能，阻止心肌纤维化的发生。近20年来，由于RAAS的抑制，已经有大量的心力衰竭患者获得了益处，预后得到明显改善。但RAAS抑制治疗为肾功能及心力衰竭患者带来的长期益处及可能的不良反应，目前还知道得太少。

ACEI和血管紧张素受体拮抗药（ARB）在非糖尿病肾病的高血压患者及糖尿病肾病患者中均获得了良好的肾脏保护作用。相反，在收缩功能受损的心衰患者中，两者是否具有不依赖于保护心室功能的肾脏保护作用，目前尚不明确。ACEI和ARB引起剂量依赖性的血管紧张素Ⅱ水平的升高，这个现象可能是ACEI逃逸的结果。值得关注的是，Ang-Ⅱ可以直接导致肾损害，它可以上调TGF-β、TNF-α、NF-κB及IL-6的表达。从而导致细胞增生、炎症和纤维化，引起肾脏损伤。

5. 氧化应激和内皮损伤

神经激素是CRS发病过程中介导氧化应激损伤的重要介质，而氧化应激可以导致内皮细胞损伤、炎症状态及细胞死亡。Ang-Ⅱ是其中重要的因素之一，通过激活NADPH氧化酶和NADH氧化酶发挥其有害作用。Ang-Ⅱ激活血管平滑肌细胞、心肌细胞和肾小管上皮细胞内的两种酶，产生活性氧-超氧化物。活性氧在衰老、炎症和进展性器官功能不全方面均具有不利作用。越来越多的证据显示，活性氧在 CRS 中发挥着重要作用。无论心力衰竭或肾衰竭，均可以引发 RAAS 的调节，其中一个器官通过 Ang-Ⅱ 激活氧化酶，产生活性氧，导致另一个器官的功能不全。

NO 失活是超氧化物和其他活性氧作用的结果，NO 生物利用度的下降，可以部分的解释心衰患者血管内皮细胞损伤和心肌细胞收缩能力异常。有趣的是，ACEI 可以阻止这些变化。有研究结果表明，ACEI 和醛固酮受体拮抗药通过上调超氧化物歧化酶的表达，升高 NO 的生物利用度。

6. 促红细胞生成素（EPO）和心肾贫血综合征

贫血是 CKD 患者和心衰患者常见的症状，而且发病率很高。血红蛋白是一种抗氧化剂。虽然贫血可以诱导 EPO 水平增高，但有证据表明，在 CRS 患者中 EPO 的水平是下降的，因此，贫血和 EPO 水平下降可能是 CRS 发展的潜在促进因素。在一组 50 000 例心力衰竭患者中，51% 的患者 Hb 为 120 g/L，25% 的患者为 50~107 g/L。合并贫血的心力衰竭患者与无贫血的心力衰竭患者比较，死亡率、住院时间和再住院率较对照组显著增加。进展性肾脏病患者发生贫血，主要机制是 EPO 水平下降，而心力衰竭患者，由于持续的炎症状态导致对 EPO 的敏感性下降则是其主要的原因。CRS 患者 EPO 的水平可能是低下的。

EPO 缺乏可以通过多个途径加重心力衰竭。在心肌细胞，EPO 可以阻止细胞凋亡，增加心肌细胞的数量，在肾实质细胞也发现了类似的结果。另外，EPO 可以明显抑制氧化应激。在一个单中心的前瞻性研究中发现，32 例 NYHA 分级 Ⅱ~Ⅳ级的患者随机接受 EPO 和静脉铁剂治疗，对照组常规治疗组，随访 8 个月，EPO 组 EF 值显著改善，利尿药需要量减少，贫血改善而且肌酐水平无明显变化。对照组患者贫血及肾功能均恶化，EF 下降。但贫血是否是心肾功能恶化的标志，以及是否扮演 CRS 的介质角色，目前还不清楚，需要更多长期的研究来证实贫血在 CRS 中的位置。而在 CKD 患者中，贫血的纠正将对预后及生命质量等多方面带来益处。

7. 其他因素

包括抗利尿激素、腺苷及内源性的利钠肽等在 CRS 中都发挥着作用，目前还需要更多的研究来阐明具体机制。

二、临床表现

2008 年，意大利肾脏病学家 Ronco 等根据原发病的起病情况将 CRS 分为 5 个临床类型：Ⅰ型，急性心肾综合征；Ⅱ型，慢性心肾综合征，Ⅲ型，急性肾心综合征；Ⅳ型，慢性肾心综合征；Ⅴ型，继发于其他疾病的心肾综合征。

1. Ⅰ型 CRS（急性心肾综合征）

Ⅰ型 CRS 特点是急性心力衰竭导致的急性肾损伤（AKI）或急性肾衰竭。

是指由于器质性心脏病发展到心肌收缩力减退，使心脏不能将回心血量全部排出，心搏出量减少，引起肺静脉淤血，动脉系统严重供血不足，常见于急性心肌炎、心肌梗死，严重心瓣膜狭窄，急性的心脏容量负荷过重，快速异位心律。由于心排血量下降肾脏灌注不足，静脉压增加导致肾脏的充血，因而患者出现持续性少尿甚至无尿，血尿素氮和肌酐升高，水、电解质平衡失调等一系列表现。研究显示，27%~40% 的急性失代偿性心力衰竭患者发生了急性肾衰竭。由于急性肾衰竭的发生，导致心力衰竭患者的死亡率、住院日及再住院率均明显提高。

2. Ⅱ型 CRS（慢性心肾综合征）

慢性心力衰竭由各种疾病引起心肌收缩能力减弱，从而使心脏的血液输出量减少，不足以满足机体的需要，并由此产生一系列症状和体征。临床表现多与液体潴留有关，如呼吸急促、肺部啰音、颈静脉怒张等。慢性心力衰竭导致进行性的肾功能损伤或肾衰竭，反之又可加重心脏的负担，而诱发心力衰竭，即为Ⅱ型 CRS。研究显示慢性充血性心力衰竭患者中，约 25% 患者发生肾功能不全，即便是轻微的血肌酐水平升高，也可以显著增加心力衰竭患者的死亡率，被作为血管疾病严重性的重要标志。Ⅱ型 CRS 的独立危险因素包括老年、糖尿病、高血压和急性冠状动脉综合征。

3. Ⅲ型CRS（急性肾心综合征）

肾功能的急剧恶化，如肾脏的急性缺血或肾小球肾炎等，导致急性心脏功能损伤或衰竭，表现为心力衰竭、心律失常和心肌缺血等。Ⅲ型CRS临床上远不如Ⅰ型CRS常见。在大型的ICU中的发生率为35%。在Ⅲ型CRS中，引起心脏功能改变的原因可能包括：①过多的液体负荷导致的肺水肿；②高钾血症导致的心律失常和心搏骤停；③未治疗的尿毒症导致的心肌抑制因子增多及心包炎，抑制了心肌的收缩力；④酸中毒导致的负性肌力作用；⑤肾缺血激活心脏炎症和细胞的凋亡。

双侧肾动脉狭窄（或孤立肾单侧肾动脉狭窄）是导致Ⅲ型CRS的一种独特的情况，因肾缺血，激活RAAS，血压骤然升高，临床发生突发的急性肺水肿，危及患者生命。

4. Ⅳ型CRS（慢性肾心综合征）

慢性肾脏病（CKD）患者由于高血压、贫血、钙磷代谢紊乱及尿毒症的毒素等多种因素，导致心功能的下降、心室肥厚、心脏舒张功能不全和（或）导致不良心血管事件的危险因素增加。目前CKD的发病率在美国成年人中为11%，与中国多个流行病学的结果相似。所以CKD成了危害人类的主要的公共卫生问题之一。CKD患者具有非常高的心血管疾病的危险。约50%的CKD 5期的患者合并心血管疾病。普通人群心肌梗死后患者的10年死亡率为25%，而CKD的患者发生心肌梗死后2年的死亡率约为50%。CKD患者发生心血管疾病的风险较对照组高10～20倍。

5. Ⅴ型CRS（继发性心肾综合征）

急性或慢性的系统性疾病是导致心脏和肾脏功能不全的一种临床类型，包括脓毒血症、糖尿病、淀粉样变性、系统性红斑狼疮及结节病等。

三、诊断

早期识别不仅是心肾综合征治疗的前提，也有助于缓解病情，延长患者的生存期。

诊断Ⅰ型或Ⅱ型CRS首先必须根据病因、病史、症状、体征确定患有急（慢）性心力衰竭，继而发生肾衰竭。诊断Ⅲ型或Ⅳ型CRS则相反，首先确定患有急（慢）性肾衰竭继而诱发心力衰竭。

目前其诊断仍存在一定的困难。一些学者将心力衰竭导致的肾功能显著下降定义为：血肌酐升高 > 基线值26.7 μmol/L（0.3 mg/dl）。但众所周知，依据血肌酐水平诊断肾功能损害的敏感性很低。因此，另有学者提出可依据肌酐清除率或肾小球滤过率进行诊断。Francis等提出肾功能显著下降定义应为：肾小球滤过率低于60 mL/min。而Tang等认为心肾综合征时的肾功能显著下降应该是：在急性心力衰竭时，血清肌酐升高26.7～44.5 μmol/L（0.3～0.5 mg/dl）或者肾小球滤过率下降9～15 mL/min以上。所以，心肾综合征诊断的标准尚不统一，需要结合临床表现、体征及实验室检查综合判断。

目前利钠肽（NP）和脑钠肽前体（pro - BNP）是急性失代偿性心力衰竭（ADHF）诊断的重要指标，是心血管事件的独立的预测因子，同时也是重症、急性冠状动脉综合征及稳定性心力衰竭患者死亡率的预测指标之一，BNP在Ⅰ型CRS患者中水平升高，而且在肾功能不全的不同阶段对预测预后具有明确的实用性。在Ⅱ型及Ⅳ型CRS中亦具有潜在的应用前景。虽然以前很多研究显示BNP在心力衰竭患者的诊断及治疗中具有重要的作用，但BNP、肾功能及心力衰竭的严重性之间的关系，目前还不明了。另外，影像技术在CRS的诊治中是一个重要手段。在疑诊CRS的患者中，除了必须情况，尽量避免使用含碘的造影剂。冠状动脉疾病需要通过SPECT/PET等技术进一步排除，在未来的研究中应该直接针对分子成像技术，如MRI、PET-CT等来发现体内的特异性的标志，从而能更好地诊断和评价不同类型的CRS的严重程度。另外，将来会有非侵入性的技术来评估肾脏的血流量，从而能优化肾脏血流量的管理，从根本上保护肾功能。

四、治疗

虽然关于心力衰竭和CKD都有各自的临床指南，但对CRS的患者，目前还没有一致的治疗指南。

1. Ⅰ型CRS的治疗

肾功能异常和治疗早期的病情恶化，都可以显著增加ADHF的死亡率，因此，所有治疗心力衰竭的方法，都可能给肾功能的改善带来益处。

ESC/ESICM 指南对 ADHF 的管理作了详尽的描述，血管活性药物和襻利尿药在 ADHF 和 I 型 CRS 患者中都被推荐使用。但是，利尿药的应用可以引发电解质紊乱和低血容量，激活神经激素，从而减少肾血流量，升高尿素和血肌酐水平。血管舒张药，如利钠肽也可以影响肾功能，在部分病例中，可以加重肾功能损伤。血管紧张素 II 受体拮抗药，可以改善低钠血症，但疾病的生存率没有因此获益。对于低血压合并充血的患者，可以考虑使用正性肌力药物。

在心源性休克患者，应以提高心排血量、恢复肾脏灌注为治疗目的。正性肌力药物，特别是多巴酚丁胺和多巴胺，虽然可以让患者度过这一阶段，但却增加了患者的中期死亡率。其他药物还有磷酸二酯酶抑制药，如米力农和既具有正性肌力又有扩张血管的左西孟旦。

体外超滤是利尿药抵抗 ADHF 患者的很好选择，尤其是 AKI 合并高钾血症的患者。ACEI、ARB 和醛固酮拮抗药在多项临床研究中被证实，可以显著改善 HF 患者的死亡率，而高钾血症限制了这些药物的应用。肾脏替代治疗可以在有效维持血容量的同时，纠正电解质平衡，并给临床医生更多的机会进行药物的治疗。如果系统低血压难以纠正，可以选择使用 norepineprine 联合主动脉内气囊对抗搏动法。根据病因选择左心室辅助设备可以为心脏移植和心脏手术做准备。但是，值得注意的是，过度使用利尿药、ACEI 和螺内酯，可能会导致 AKI。

在急性心力衰竭患者，β 受体拮抗药应慎重使用，尤其是经过肾脏排泄的阿替洛尔、普萘洛尔等。β 受体拮抗药和钙通道阻滞药联合应用时，可能对心功能造成严重的影响。

2. II 型 CRS 的治疗

II 型 CRS 患者的自我管理非常重要，包括坚持治疗，对症状的认知及生活方式的改变，如饮食和营养、戒烟、运动等。

ACEI、ARB、β 受体拮抗药和醛固酮拮抗药的使用，可以显著地减少 CHF 的发病率和死亡率。最佳的治疗方法是联合使用 ACEI 和 β 受体拮抗药并逐渐加量，是否加用 ARB 和醛固酮拮抗药，则根据患者的实际情况。在不能耐受以上药物的患者，可以选择肼屈嗪和硝酸盐药物。地高辛和利尿药可以改善 CHF 患者的症状，但对患者的死亡率没有影响。

心脏再同步化治疗推荐使用于有症状的 CHF（NYHA III ~ IV）合并低左心室射血分数和 QRS 延长患者，如心脏停搏和室性心律失常幸存的患者安装心脏起搏器，药物治疗没效果的 CHF 患者，机械辅助治疗和（或）心脏移植是可以选择的方法。

CHF 伴随肾功能不全的治疗，由于之前的研究都排除了 CHF 合并肾衰竭的患者，所以目前还缺少循证医学证据。对于这类患者，由于大部分合并高血容量，所以多需要利尿药治疗。噻嗪类利尿药效果不良，襻利尿药作为首选。建议采用静脉输注的方法，配合使用醛固酮拮抗药，但襻利尿药剂量与不良预后相关。在难治性患者，可以采用肾脏替代疗法。

ACEI 和 ARB 在应用早期常引发肾功能的恶化，但这种变化往往是短暂和可逆的，CKD 患者合并肾动脉狭窄的患者发生肾衰竭的风险更高，建议使用过程要严密监测。一旦发生肾功能损伤，要排除其他继发性因素，如利尿药过度使用、持续性低血压状态、肾毒性药物的使用及潜在的肾血管疾病等。由于此类患者容易发生高钾血症，所以应限制高钾饮食。

贫血在 II 型 CRS 中常见，积极纠正贫血可以改善患者的症状，但不能提高患者的生存率。肾功能不全的患者，药物清除率下降，地高辛、别嘌醇等药物需要进行剂量调整。另外，使用华法林的患者，发生自发性出血的风险提高。

3. III 型 CRS 的治疗

III 型 CRS 是近期才被认识的，所以在治疗方面的研究结果很少。临床常见的 AKI 包括对比剂肾病、具有肾毒性药物和心脏手术、器官移植后的 AKI，关键是如何预防 AKI。关于对比剂肾病，目前有很多的预防手段，但等张液体的输注是预防 AKI 的最有效的手段。Solomon 使用一个更加敏感的 AKI 的定义，来识别低渗非离子单体碘在 AKI 中发挥的作用。他们发现，使用对比剂后发生 AKI 的比例约为其他不良下游事件的 2 倍，包括心血管事件。近期，一个前瞻性双盲对照研究显示，在左心功能不全的心脏手术后的患者，利钠肽可以改善肾功能，说明利钠肽可能具有一定的肾脏保护作用。

4. Ⅳ型 CRS 的治疗

CKD 患者发生心力衰竭的原因有很多。在透析患者中，只有少数患者采用心脏保护性策略，包括 ACEI 和 β 受体拮抗药的使用。另外有学者认为，降血压药可以增加透析中低血压的发生，但目前还没有证据证实。在进展性 CKD 患者，由于肾脏排钠减少，导致钠潴留，同样，在血液透析患者，由于透析液钠浓度过高，患者饮食依从性差，很难达到干体重。另外贫血和血管钙化也是Ⅳ型 CRS 的重要原因。所以，除了应该防止高血容量和保证钠平衡，其他关键的措施包括积极纠正贫血、减少血管钙化等。

5. Ⅴ型 CRS 的治疗

积极治疗各种原发疾病，预防和有效管理心肾功能。

2010 年 ADQI 专家达成共识，针对 CRS 的病因、早期诊断的生物标志、预防策略及循证医学基础上的治疗手段做了简明的阐述，希望能使各位临床医生对 CRS 的认识更准确，从而更多地研究来寻找更有效的预防和治疗手段。

（刘永刚）

第五节　糖尿病肾病

糖尿病（DM）是由遗传、环境（包括饮食、感染等）及自身免疫因素共同作用而引起的一组以糖代谢紊乱为主要表现的综合征，糖尿病的慢性并发症已经成为糖尿病致残、致死的主要原因。其中，糖尿病肾病因起病隐匿病程长、发病人数多，已成为糖尿病患者主要致死的原因之一，也是终末期肾病（ESRD）的主要原因之一。2007 年美国肾脏病基金会在其 K/DOQI 指南中第一次提出关于糖尿病和慢性肾脏疾病的临床诊断治疗指南，建议把由于糖尿病导致的慢性肾脏疾病命名为糖尿病肾脏疾病（DKD）以取代目前使用的糖尿病肾病（DN）。

一、流行病学

糖尿病的患病人数在迅速增加，据国际糖尿病联盟 2007 年统计，全球糖尿病患者为 2.46 亿人，每年以 600 万的速度增加，预计到 2025 年，该数字将增加至 3.8 亿人。同年，中华医学会糖尿病学分会对我国 14 个省市进行的糖尿病流行病学调查显示，超过 20 岁以上的成年人糖尿病患病率为 9.7%，即成年人糖尿病总数达 9 240 万，我国可能成为糖尿病患病人数最多的国家。糖尿病患病率的迅速上升势必会对我国慢性肾脏病（CKD）的流行病学产生极大影响。有 25% ~40% 病程在 10 ~15 年的糖尿病患者发展成为糖尿病肾病。在欧美等发达国家，糖尿病肾病是终末期肾病的首位原因，约占 40%，在我国，终末期肾脏病中糖尿病肾病所占比例为 18%。预计到 2030 年，糖尿病肾病患者的人数将达 1.76 亿人，糖尿病肾病在我国也将逐渐成为引起终末期肾脏病的最主要原因。其中 1 型糖尿病患者 30 年内糖尿病肾病的累积患病率为 30%，2 型糖尿病患者 10 年内出现微量白蛋白的比例为 20% ~25%，而我国 2 型糖尿病患者人数占大多数（约 90%），故我国 2 型糖尿病所致糖尿病肾病人数将超过 1 型糖尿病患者。

二、病理

糖尿病的肾脏病理改变包括肾小球、肾小管、肾间质及肾血管的变化，不同患者糖尿病肾病病理的差异取决于糖尿病类型、疾病持续时间及是否合并原发性高血压或其他肾功能损害情况。根据经典理论，尿蛋白排泄增加主要来源于肾小球，血浆中的白蛋白通过肾小球内皮细胞、肾小球基底膜（GBM）及肾小球上皮细胞或足细胞组成的肾小球滤过屏障进入尿液，肾小球囊内压增加、肾小球基底膜负电荷的减少、基底膜孔径的增长都促进蛋白尿的形成。但最近通过对 1 型和 2 型糖尿病患者的肾脏病理研究显示，肾小球肥大、肾小球基底膜和肾小管基底膜增厚、肾小球系膜基质增多、肾小球无细胞性结节状硬化、肾小囊玻璃滴状病变、肾小球毛细血管襻的纤维素样或类脂样帽状病变及肾小球毛细血管微血管瘤形成参与糖尿病肾病的发生发展。

（一）光镜

以 1 型糖尿病患者的肾脏病理改变为例。早期（包括无蛋白尿及微量白蛋白尿期）：并无明显病理改变，仅可通过影像学及肾脏功能测定发现肾脏体积增大，肾小球滤过率（GFR）增加，尽管从无蛋白尿到微量白蛋白尿的出现是一个重要转折点，但至今尚未发现明显病理改变。微量蛋白尿期：肾小球毛细血管球肥大，肾小囊腔呈裂隙状，肾小球基底膜细胞轻度增厚，系膜细胞轻度增生，肾小管上皮细胞显示空泡和颗粒变性，肾间质和小动脉无明显病变，此期发展 1.5 ~ 2.5 年。进展期：肾小球毛细血管基底膜弥漫增厚，系膜基质增生，仅有少量系膜细胞增生，称为弥漫性糖尿病肾小球硬化症，进而病变肾小球的系膜基质重度增生，形成结节状硬化，该结节在 PASM 染色下呈同心圆状排列，称 Kimmelstiel-Wilson 结节（K-W 结节），此期需经历 5 ~ 7 年。K-W结节主要位于肾小球毛细血管襻中心区，体积大小不等，后期体积增大，常挤压毛细血管腔，称为结节性糖尿病肾小球硬化症，具有特异的诊断价值。结节性糖尿病肾小球硬化症可能是由弥漫性糖尿病肾小球硬化症发展而来。糖尿病肾病是细胞外基质（包括Ⅳ型胶原、Ⅵ型胶原、层粘连蛋白、纤维粘连蛋白）增生的结果，所以又被称糖尿病肾小球硬化症，是糖尿病肾病致终末肾脏病的主要原因。肾小囊玻璃滴状病变见于进展期糖尿病肾病，肾小囊基底膜与壁层上皮细胞间出现均质蜡样或玻璃样蛋白滴，体积大小不等，是糖尿病肾小球硬化症的特异性病变。肾小球毛细血管襻纤维素样帽状病变位于肾小球毛细血管基底膜和内皮细胞之间，属于渗出性病变，严重时可导致毛细襻管腔狭窄或肾小囊粘连，不是糖尿病肾小球硬化症的特异性病变。肾小球毛细血管微血管瘤形成，病变肾小球的毛细血管节段性扩张，多见于结节硬化部位的邻近部分。糖尿病肾病因系膜基质和其他细胞外基质增生、小动脉损伤最终出现球性硬化和荒废，荒废的肾小球与其他硬化性肾小球病相比，因系膜基质明显增多，所以体积并不缩小，甚至增大，故糖尿病肾病导致的终末肾体积不缩小。

与肾小球损伤相对应，小管上皮出现颗粒和空泡样变性等退行性变化，晚期出现小管萎缩、间质区增宽、小圆形细胞浸润和纤维化等。有别于传统认为的病理改变以肾小球硬化为主，近期越来越多的研究支持糖尿病肾病肾损伤早期即可伴有肾小管间质纤维化，因此越来越多的研究关注这方面糖尿病肾病的早期病理表现，以探索更合适有效的治疗方案。

而在肾脏小血管病变方面，在糖尿病起病的前几年，已经出现入球小动脉和出球小动脉的玻璃样变性，平滑肌细胞最终被免疫球蛋白、补体、纤维原和白蛋白替代，小动脉玻璃样变性程度和小球硬化程度平行。小叶间动脉或弓状动脉、叶间动脉则表现为内膜纤维性增厚，肾动脉内膜可见粥样硬化斑块，与脂类物质代谢紊乱造成的动脉粥样硬化有关。

（二）电镜

电子显微镜下病理改变包括肾小球毛细血管基底膜均质性增厚和系膜基质增多，可见细颗粒状物质，无电子致密物。正常的 GBM 厚约 350 nm，早期糖尿病肾病的 GBM 即可增厚达 1 200 mm，进展期可为正常 GBM 的 10 倍。系膜基质增多，甚至呈结节团块状，晚期可见胶原纤维出现，系膜细胞极少。足细胞足突广泛融合。肾小囊玻璃滴状病变、肾小球毛细血管襻纤维素样帽状病变以及小动脉壁的玻璃样物质呈高密度电子密度沉积物，伴有类脂性小滴。

（三）免疫荧光

免疫病理学改变包括 IgG 沿肾毛细血管基底膜细线状沉积，是血浆蛋白非特异性的沉积。增宽的系膜区、玻璃样变的小动脉、肾小囊玻璃滴状变和肾小球毛细血管襻的纤维素样或类脂样帽状病变区可见 IgM 沉积，也是血浆蛋白的非特异沉积，多见于 1 型糖尿病患者。

在 1 型和 2 型糖尿病患者中，两者临床表现相似，但 2 型糖尿病患者的肾脏病理较 1 型复杂得多。在一项对于 2 型糖尿病患者病理类型的研究中发现，23% 的患者有多样的肾小球病变包括单独的微小病变性肾小球病变、慢性肾小球肾炎和系膜增生性肾小球肾炎或合并糖尿病肾病的结构异常，只有一小部分 2 型糖尿病患者有 1 型糖尿病患者的典型肾脏病理表现，包括小管 - 间质、小动脉及小球硬化病变等。故有学者提出，根据观察结果，可以将 2 型糖尿病患者的肾脏病理分为：①肾脏结构正常或接近正常。肾小球、肾小管、肾间质和肾血管等病变轻微或正常；②典型 2 型糖尿病肾病。具有 1 型糖尿病肾病的特征性表现，如肾小球系膜增生、GBM 增厚等；③非典型 2 型糖尿病肾病。包括肾小管 - 间质损害：如肾小管萎缩、肾小管基膜增厚和肾间质纤维化等；肾间质小动脉透明性病变伴或不伴有大动脉粥样硬化；肾小球球性硬化。

三、临床分期

1 型 DKD 的自然病程已经有比较清晰的认识，公认的 Mogensen 分期将其分为 5 期（表4-1）。Ⅰ期仅有血流动力学改变，临床无肾病表现，形态学主要表现为肾脏体积增大，无明显组织病理学改变，一般认为此期是可逆的。Ⅱ期临床无明显自觉症状，应激时可出现微量白蛋白尿，大多数患者 GFR 正常或升高，特别是血糖为良好控制的新诊断的患者，经严格血糖控制，GFR 可降至正常。Ⅲ期肾脏体积增大，出现持续微量白蛋白尿，同时肾小管功能也有所改变，表现为近端肾小管对钠、葡萄糖的重吸收增强，达到远端小管的钠减少，通过管球反馈，GFR 升高，部分患者可有轻度血压升高。Ⅳ期 UAER（尿白蛋白排泄率）> 200 μg/min 或尿蛋白 > 0.5 g/d，外周水肿可能为首发症状，也可出现大量蛋白尿及肾病综合征，大多数患者出现高血压，部分患者肾功能进行性减退。一旦出现明显的蛋白尿，即便控制血糖，对延缓糖尿病肾病的进展已无明显受益作用。Ⅴ期出现水肿、高血压、肾功能下降，进入尿毒症，同时合并其他微血管病变，如眼底改变、冠心病、脑血管病变等，需要进行肾脏替代治疗。前 3 期尿常规检查尿蛋白呈阴性，仅能通过 UAER 检查发现异常。第Ⅳ期和第Ⅴ期，尿常规检查尿蛋白呈阳性，称为临床 DKD。UAER 测定结果受众多因素影响，包括运动、感染、发热、高血糖、高血压等。3~6 个月内重复检测 2 次 UAER，2 次均为阳性可诊断为 DKD，若 1 次阳性而 1 次阴性，应进行第 3 次检测。2 型糖尿病肾损害过程也与 1 型糖尿病相似，但 2 型糖尿病患者多为中老年人，肾脏多有退行性变，且因胰岛素抵抗合并的高血压、高血脂、高尿酸血症等均会加速肾脏损害。有学者建议，将 2 型糖尿病肾病损害分为早期糖尿病肾病、临床期糖尿病肾病和晚期糖尿病肾病，分别相当于 1 型的Ⅲ期、Ⅳ期和Ⅴ期。

表 4-1　Mogensen 分期

分期	临床特征	尿蛋白	GFR mL／（min · 1.73 m²）	病理改变
Ⅰ	肾小球高滤过	阴性	增高，可达 150	肾小球肥大
Ⅱ	肾小球高滤过	阴性，应激后 UAER 可升高尿常规检查可阴性，尿蛋白定量 < 0.5 g/d，UAER 20~200 μg/min	150~130	GBM 增厚，系膜基质增多
Ⅲ	微量白蛋白尿期（早期肾病期）		正常	GBM 增厚，系膜基质增多更明显
Ⅳ	大量蛋白尿期（显性有病期）	尿蛋白定量 > 0.5 g/d，UAER > 200 μg/min	早期正常，后期可下降	GBM 及系膜病变更加明，可出现典型的结节性肾小球硬化症
Ⅴ	终末肾衰竭期	可因肾小球废弃而减少	< 15	广泛肾小球硬化

注：GFR，肾小球滤过率；UAER，尿白蛋白排除率；GBM，肾小球基底膜。

四、诊断

（一）临床表现

糖尿病肾病的临床表现和实验室检查无特异性。结合患者糖尿病病史及病程（超过 5 年），并出现微量白蛋白尿应怀疑早期糖尿病肾病，在 3~6 个月内复查，3 次检测中 2 次阳性即可诊断为"微量白蛋白尿"。若出现大量蛋白尿，甚至肾病综合征，即应考虑临床糖尿病肾病，同时需除外运动、感染、尿路感染及其他疾病引起的尿白蛋白增多情况。糖尿病肾病及糖尿病视网膜病变均为糖尿病微血管并发症，有文献显示，1 型及 2 型糖尿病继发肾病的患者伴发眼底病变者的比例为 100% 及 50%，故检查糖尿病视网膜病变对糖尿病肾病的诊断及鉴别诊断有一定帮助。明确糖尿病肾病的诊断不是肾穿刺活检术的指征，但当出现下列情况即应考虑糖尿病肾病合并其他原因引起肾脏损害的存在可能，可行病理诊断加以明确：①糖尿病病程短，且无糖尿病外周神经病变及糖尿病视网膜病变；②出现血尿或肾炎性尿沉渣；③短期内尿蛋白增加或出现肾病综合征；④短期内肾功能恶化。

（二）辅助检查

糖尿病肾病的实验室检查没有特异性。微量白蛋白尿（MA）被认为是临床早期诊断糖尿病肾病的主要线索，微量白蛋白尿不仅反映了肾脏的损害，也反映了全身血管内皮的损害。尿蛋白的排泄与肾小球结构改变密切关联，是判断糖尿病肾病预后的重要指标。1 型糖尿病患者病程在 5 年以上才出现微量白蛋白尿，而 2 型糖尿病患者，因其临床表现隐匿，具体发病日期难以判断，因此 DKD 临床实践指南建议对于 1 型糖尿病患者在发病后 5 年、2 型糖尿病患者在确诊同时应注意 DKD 的存在。美国糖尿病协会（ADA）指南推荐病程≥5 年的 1 型糖尿病患者以及所有 2 型糖尿病患者，每年均应进行尿蛋白排泄率（UAER）的检测。无论 UAER 水平如何，所有成年糖尿病患者每年应检测血清肌酐，并依此估测 GFR，合并 CKD 的患者还应根据血清肌酐水平进行分期。微量白蛋白尿的检测方法包括：①任意时间尿标本中白蛋白与肌酐比值（ACR）的测定；②24 小时尿白蛋白定量测定；③定时尿样本中白蛋白的定量测定。

五、鉴别诊断

糖尿病患者合并肾脏损害并不一定是糖尿病肾病。有下列情形时需除外其他肾脏疾病：①无糖尿病视网膜病变；②GFR 很低或迅速降低；③蛋白尿急剧增多或肾病综合征；④顽固性高血压；⑤尿沉渣活动表现（血尿、白细胞尿、管型尿等）；⑥其他系统型疾病的症状和体征；⑦ACEI/ARB 治疗后 1 ~ 3 个月 GFR 下降 > 30%。对于个别疾病有如下鉴别诊断。

1. 原发性肾小球疾病

糖尿病患者如遇下列情况，宜行肾穿刺活检术排除原发性肾脏疾病：血尿（畸形红细胞尿或红细胞管型尿）；既往有肾脏病史；有尿检异常但无视网膜病变。

2. 高血压肾损害

糖尿病肾病患者常常合并高血压，高血压可引起蛋白尿，但尿蛋白定量比较少，很少出现肾病综合征样的大量蛋白尿，早期以肾小管功能损害、夜尿增多为主，眼底改变主要为高血压和动脉硬化，而非糖尿病视网膜病变。

3. 肾淀粉样变性

表现为大量蛋白尿，即使肾功能不全肾脏也不一定缩小，常规试纸法检测尿白蛋白较少，24 小时尿蛋白定量较多，眼底检查无糖尿病视网膜病变，部分患者有多发性骨髓瘤、类风湿关节炎或慢性感染的全身表现。

4. 肥胖相关性肾病

主要表现为肥胖、代谢综合征、轻微蛋白尿、肾小球肥大、局灶节段性肾小球硬化等，如果同时合并糖尿病，与糖尿病肾病有时很难鉴别。但是，肥胖相关性肾病的蛋白尿在减肥后可减轻或消失，不合并糖尿病的视网膜病变和周围神经病变，没有糖尿病肾病的渗出性病变和结节病理改变。明确的糖尿病患病时间短，对鉴别诊断有重要意义。

5. 尿路感染

糖尿病患者常常合并尿路感染，包括尿道炎、膀胱炎及肾盂肾炎。慢性或严重的尿路感染可有蛋白尿，但常伴有白细胞尿、红细胞尿及不同程度的尿频、尿急、尿痛、排尿不适等尿路刺激症状，清洁中段尿培养可培养出致病菌，正确使用抗生素有效，感染控制后尿检异常消失或明显减轻。

六、治疗

糖尿病的防治方案强调应从糖耐量减退时即开始。2 型糖尿病空腹血糖增高之前 3~5 年已存在餐后高血糖，糖耐量减退患者 1 年后发展成为糖尿病的比例约为 20%，6 年后达 67.7%，糖耐量减退患者高血压和冠心病的发病率较正常人高 2 倍和 9 倍。因此在糖耐量减退时即应开始防治糖尿病，进一步防治糖尿病肾病。目前，可将糖尿病肾病的防治分为三级：一级防治，即正常白蛋白尿至微量白蛋白尿期的防治；二级防治，即 DN Ⅲ 期至 DN Ⅳ 期的防治，控制血糖仍可延缓微量白蛋白向显著白蛋白尿的发展；三级预防，即 DN Ⅳ 期至 DN Ⅴ 期的防治，此期即使血糖得到良好的控制，蛋白尿仍然有增无减，肾脏病变继续进展。二级和三级防治即临床糖尿病和隐性或显性并发症的治疗，此时患者已多有高血压及血脂代谢紊乱，因此，除控制高血糖和高胰岛素血症之外，控制血压和纠正血脂也非常重要。

（一）营养治疗

饮食治疗为最基本的措施，有利于血糖和血脂的控制。高蛋白饮食可使肾小球血流量增加，高灌注、高滤过和球囊内压增高加重高糖时血流动力学变化，限制饮食中蛋白质的摄取，在动物实验及有限的临床研究中都发现能使球内压下降，降低尿白蛋白的排泄量，并能减轻入球小动脉扩张，抑制 GFR 的下降，有效延缓糖尿病肾病进展。建议：DN Ⅱ 期为 1.0~1.2 g/（kg·d），DN Ⅲ 期为 0.8~1.0 g/（kg·d），DN Ⅳ 期为 0.6~0.8 g/（kg·d）。美国糖尿病学会推荐从临床糖尿病肾病期开始给予低蛋白饮食，肾功能正常患者蛋白摄取量应限制为 0.8 g/（kg·d），GFR 降低时为 0.6 g/（kg·d），目前国内临床也遵循此方案。蛋白的摄入以高生物价蛋白为主。在限制蛋白饮食的同时应注意低蛋白饮食引起的营养不良。防止营养不良的关键在于在血糖控制的前提下适当地增加糖类（碳水化合物）的摄入，保证给予足够的热量，减少蛋白分解代谢。室内工作和轻体力工作，每日能量应控制在 105~216 kJ/kg（理想体重）（25~30 kcal/kg），糖占总热量的 50%~60%，脂肪占 30%~35%，同时可补充 α-酮酸-氨基酸制剂。鱼子、虾子、动物内脏、鱿鱼、墨鱼、蟹、贝壳类及动物脂肪等可使血脂增高，应不吃或少吃。植物纤维每日需要量为 27 g 以上。同时，应维持一定量的体育锻炼或体力活动，以减轻体重，提高胰岛素敏感性，减低血糖和血脂（降低三酰甘油、低密度脂蛋白，增高高密度脂蛋白和纤维蛋白溶解活性），并能阻止和延缓心血管病、末梢血管病、增生性视网膜病、末梢神经及自主神经病变等并发症的发生。

（二）药物治疗

1. 控制血糖

持续高血糖在糖尿病肾病的发病中具有肯定的作用。近年来，国外大规模的临床试验，如"糖尿病控制和并发症试验"（DCCT）和"英国糖尿病前瞻性研究"（UKPDS）证实，无论是 1 型糖尿病还是 2 型糖尿病，严格控制高血糖均能不同程度地减少糖尿病肾病的发生和延缓病程进展，糖尿病患者早期通过饮食及药物严格控制血糖水平是糖尿病肾病治疗的主要对策。严格控制血糖可使微量白蛋白尿的发生率减少 40%，临床蛋白尿发生减少 50% 采取积极的控制血糖治疗方案，血糖控制标准，与 ADA 推荐的糖尿病患者的标准一致，为空腹血糖 < 6.1 mmol/L（110 mg/dL），餐后 2 小时血糖 < 8 mmol/L（144 mg/dL），糖化血红蛋白 < 6.2%。对于糖化血红蛋白的控制，因过于严格的血糖控制将增加低血糖的发生，尤其是肾功能受损的患者，因此对于此类患者糖化血红蛋白可放宽至 < 7.0%。

临床上常用的口服降糖药包括：磺胺类、双胍类、噻唑烷二酮类、α-葡萄糖苷酶抑制药和苯甲酸衍生物，其中磺胺类具有促进胰岛素分泌的作用，临床上常用的有格列本脲、格列齐特、格列喹酮、格列吡嗪。减少胰岛素抵抗的药物包括双胍类（如二甲双胍）及噻唑烷二酮类（如罗格列酮、吡格列酮）。α-葡萄糖苷酶抑制药能抑制肠道吸收糖，常用的有阿卡波糖及伏格列波糖。而胰岛素按作用快慢和持续时间分为超短效、短效、中效、长效和预混胰岛素。对于肾功能正常的患者，降糖药物的选择根据患者的胰岛功能和血糖升高的特点进行选择。对于肾功能不全的糖尿病肾病患者，避免使用磺胺类和双胍类药物，应选用较少经肾脏排泄的药物如 α-葡萄糖苷酶抑制药（阿卡波糖）、噻唑烷二酮类（罗格列酮、吡格列酮）。糖尿病肾病中晚期患者建议停用所有口服降糖药，使用胰岛素，但一般不建议使用中效或长效胰岛素以减少低血糖的发生。目前认为，早期应用胰岛素治疗不仅具有减轻高糖毒性的作用，同时能够抑制炎症反应，保护胰岛 B 细胞功能，降低糖尿病其他慢性并发症的发生。临床研究观察发现，即使血糖控制较好的患者仍会发生糖尿病肾病并进展为终末期肾脏病，表明个体间存在细胞糖代谢调控基因背景上的差异。

2. 控制血压

临床研究观察证实，糖尿病肾病患者高血压与肾功能损伤的进展速度直接相关。对于 1 型糖尿病肾病肾功能损害的患者，如果收缩压超过 140 mmHg，其肾功能以每年 6% 的速度下降，但如果收缩压 < 140 mmHg，肾功能的下降速度为 1%。在 2 型糖尿病肾病肾功能损害的患者中，若收缩压超过 140 mmHg，肾功能下降速度为每年 13.5%，收缩压 < 140 mmHg，肾功能的下降速度为 1%。因此，积极控制血压对治疗和延缓糖尿病肾病患者肾功能损害进展的作用毋庸置疑。血压控制早期能减少尿蛋白，延缓 GFR 下降。动物实验发现，即使无体循环高血压，给予降低球内压力的治疗仍可明显减少蛋白尿及局灶性肾小球硬化的发生。

高血压在糖尿病患者最早表现为夜间血压过度降低，随后昼夜血压改变消失，之后日间虽血压正常但运动后可以明显上升，进而则出现明显的高血压，随着全身血管病变的发展，主动脉相容性功能减退，可表现为单纯严重的收缩压过高。以往提出若患者尿蛋白定量 ≤ 1.0 g/d，可将血压控制在 130/80 mmHg，若尿蛋白 > 1.0 g/d 或伴有肾功能损害，应将血压控制在 125/75 mmHg，但近来有研究提示，如此严格地控制血压并未使患者明显受益，因此，血压控制的范围是否可放宽至 140/90 mmHg 尚存在争议。

目前合用最多的是二氢吡啶类钙通道阻滞药（DCCB），一般多用第二、第三代长效制剂，但它对降低蛋白尿的作用弱于 ACEI 和 ARB 类药物。利尿药和 β 受体阻滞药仍为一线用药，以往认为这两类药会影响糖代谢、增加体重、降低胰岛素敏感性、减少骨骼肌微循环血流量，但根据目前的临床研究和临床实践，利尿药和 ACEI 或 ARB 类药物联合应用不仅降压效果好，还可以提高 ACEI/ARB 降尿蛋白作用，小剂量使用利尿药也不会对糖代谢产生明显影响。而小剂量使用 β 受体阻滞药并不影响体重也不会产生高胰岛素血症，长期使用反而具有保护心脏、避免心血管事件发生、降低心肌梗死患者死亡率的作用。因此，当合并劳力型心绞痛或陈旧性心肌梗死时，可首选考虑 β 受体阻滞药。其他二线降压药（如 α₁ 受体阻滞药等）在降压效果不佳时可考虑，但须注意直立性低血压等不良反应。尽可能选择长效降压药，同时配合严格的食盐摄入，钠摄入每日应少于 2.4 g（相当于氯化钠 6 g）。

3. 控制血脂

2 型糖尿病患者常伴有血脂代谢紊乱，高脂除引起动脉粥样硬化外也可直接损害肾脏。低密度脂蛋白尤其是氧化低密度脂蛋白（oxLDL）具有化学趋化作用，它被巨噬细胞摄取后刺激其产生生长因子及细胞因子，可促进细胞间质纤维化。同时，还能增加氧自由基的产生，促进肾小球内过氧化物阴离子的生成，加快糖尿病肾病的进展。因此糖尿病患者应积极纠正血脂紊乱，当糖尿病肾病患者出现三酰甘油 > 2.26 mmol/L，低密度脂蛋白 > 3.38 mmol/L 就应进行降糖治疗，而血脂控制目标为：总胆固醇 < 4.5 mmol/L，低密度脂蛋白 < 2.5 mmol/L，高密度脂蛋白 > 1.1 mmol/L，三酰甘油 < 1.5 mol/L。

在药物选择上，如以血清胆固醇增高为主则宜用羟甲基戊二酰辅酶 A（HMG-CoA）还原酶抑制药（即他汀类），而以三酰甘油升高为主则宜选择纤维酸衍生物类降脂药。他汀类降脂药不仅能有效降低血胆固醇水平，还能通过降脂以外的作用改善内皮细胞的功能，同时能够抑制系膜细胞增生、细胞外基质产生和纤溶酶原激活药抑制物的表达，减轻肾脏病变，延缓肾小球硬化。纤维酸衍生物类药物在应用时则应配合饮食，少食动物油脂，多食富含多聚不饱和脂肪酸的食物。

4. 控制蛋白尿

从糖尿病肾病的发病机制可以发现，糖尿病肾病早期局部存在肾素－血管紧张素系统（RAS）的激活，RAS 的激活可导致肾小球的高滤过、高灌注和高压力状态，同时可通过非血流动力学效应影响足细胞相关蛋白的表达和足细胞在肾小球基底膜的附着，引起蛋白尿。如前文所述，ACEI 和 ARB 除了具有降压作用，还被广泛应用于降低蛋白尿。ADA 指南推荐，微量或大量蛋白尿的非妊娠患者应使用

ACEI 或 ARB 治疗（推荐级别为 A）。对合并高血压和任何程度蛋白尿的 1 型糖尿病患者，ACEI 可以延缓肾病进展。对合并高血压和微量白蛋白尿的 2 型糖尿病患者，ACEI 和 ARB 均可延缓微量白蛋白尿进展至大量蛋白尿。对合并高血压、大量蛋白尿及肾功能不全的 2 型糖尿病患者，ARB 可延缓肾病进展。这是由于 ACEI 不仅可以降低肾小球毛细血管静水压，改善肾小球基底膜选择通透性，减少蛋白的滤出，同时能减少肾小球系膜细胞对大分子物质的摄取和清除能力。ARB 的药理作用与 ACEI 相似，但 ARB 不良反应较少，患者对 ARB 的依从性可能优于 ACEI。因此 ACEI 和 ARB 可作为早期糖尿病肾病减少蛋白尿、保护肾功能的首选药物。使用时，若患者无法耐受一种药物，则使用另一种药物代替，同时应监测血清肌酐和血钾水平，以便监测急性肾损伤和高钾血症的发生。

5. 其他药物

除了上述介绍的几种药物，抗凝血与抗血小板治疗及抗感染治疗在新近的一些研究中的作用也得到证实。糖尿病肾病患者体内因血小板聚集能力增加，致使血栓素形成增多，导致动脉硬化及血栓形成，因此除了上述治疗方案，有必要对糖尿病肾病患者行抗凝血或抗血小板治疗。常规的抗凝血药物如，肝素、水蛭素、华法林、阿司匹林等均有应用于糖尿病肾病的治疗。其中，肝素类药物因能缓解高凝血状态、阻止肾损害的进展而有很好的应用。肝素类药物作用多方面：它们带负电荷，可以补充肾小球基底膜丢失的负电荷，促进毛细血管基底膜阴离子重建，减轻蛋白尿漏出；能够抑制系膜细胞和内皮细胞的增殖作用，防止肾小球硬化；对脂肪酶的影响较小并促进脂肪代谢，可以降低血脂；而且它不激活血小板，不会出现血小板活化而造成的肾损伤，也不会因血小板减少而造成出血。我国多项研究表明，经肝素治疗的糖尿病肾病患者全血黏度、血浆黏度、血小板黏附率、血沉、血小板计数及纤维蛋白原明显降低，尿微量白蛋白减少，血脂水平降低。若同时与 ACEI 类药物联合应用，上述作用效果更为显著，因此，肝素类药物正受到越来越多的关注，其中舒洛地特为其代表。舒洛地特是肝素类物质，化学名为葡萄糖醛酸基葡糖胺聚糖硫酸盐，是阴离子化合物，可以和体内蛋白结合成蛋白聚糖，发挥重要的生理作用。作为抗凝血药，它可有效改善糖尿病肾病患者血液的高凝状态，能抑制与纤维蛋白连接的凝血酶的活性，减少血小板的黏附和聚集，降低血浆纤维蛋白原浓度，抑制微血栓形成，使肾内循环阻力减少，有效循环血流量增大，进而改善糖尿病肾脏的高灌注、高滤过状态，并减少尿白蛋白排泄，延缓早期糖尿病肾病的进展。同时，作为一种特殊的糖氨聚糖，舒洛地特可以为糖尿病肾病患者受损的基底膜和内皮细胞提供富含阴离子的硫酸肝素蛋白多糖，从而改善糖尿病诱发的糖氨聚糖代谢异常，达到修复基底膜电荷屏障，维持血管壁选择通透性的作用。在抗血小板药物方面，最早是被用于降低糖尿病及糖尿病肾病患者心血管事件的发生。不过，早在 2001 年之前就有研究报道，阿司匹林联合双嘧达莫治疗 1 型糖尿病肾病患者 6 个月可以减少蛋白尿。抗血小板药物虽有使糖尿病肾病患者出血风险增加的可能，小剂量阿司匹林（口服，每日 1 次，每次 80~100 mg）仍被推荐应用于糖尿病肾病患者。

炎症反应在糖尿病肾病发病机制中占有重要地位，如前文所述的糖尿病肾病的发病机制，越来越多的研究者通过基础实验对各种药物进行探索，以寻求更好的糖尿病肾病抗感染治疗的方法。ACEI 和 ARB 类药物、他汀类药物均被证实能够抑制肾小球中炎症趋化因子、抑制系膜细胞增生、细胞外基质产生，延缓肾小球硬化的发生。除此之外，非甾体消炎药（NSAIDs），如小剂量使用阿司匹林、舒洛地特、霉酚酸酯（MMF）、全反式维 A 酸和各类中药（如黄芪、女贞子、黄柏、丹参、益母草、大黄、生地黄、淫羊藿、丹参）等均在动物实验中被证实能够通过抗炎途径降低糖尿病组大鼠尿白蛋白排泄率，降低血压，减轻炎症反应。噻唑烷二酮类药物（TZDs）是过氧化物酶体增殖物激活受体 γ（PPAR-γ）激动药，有不依赖于降糖作用的肾脏保护作用。它们通过抑制炎性基因的表达，阻断血管和炎性细胞中促炎转录因子的信号传导途径，从而减轻由 MCP-1 和血管细胞黏附分子（VCAM-1）等介导的慢性炎性反应，减轻巨噬细胞的浸润。TZDs 还具有抑制炎性介质及生长因子的作用，以达到抑制肾内炎性细胞的浸润和细胞外基质聚集及肾脏纤维化的目的，从而起到改善和延缓 DN 进展的作用。TZDs 不仅在动物实验中被证实有效，在经吡格列酮治疗 16 周的 2 型糖尿病肾病患者的血、尿样本进行炎症因子检测，发现吡格列酮能降低 DN 患者血中的白细胞数、C 反应蛋白、IL-6 和基质金属蛋白酶-9（MMP-9）的表达，为 TZDs 类药物在糖尿病肾病患者治疗应用中提供了证据。此外，RNA 干涉（RNAi）治疗也可被应用于肾脏纤维化的治疗，其主要作用是由于 RNAi 技术可以选择性地抑制与糖尿病肾病中炎症反应密切相关的细胞因子或炎症因子的表达，从而达到阻止或延缓糖尿病肾病进展的目的。而其他一些药物包括蛋白激酶 C-β（PKC-β）抑制药 Ruboxistaurin、AGEs 抑制药吡哆胺、肾素抑制药阿利吉仑均具有抑制 TGF-β 活动的作用，目前均处于 1~3 期的临床试验阶段，相信通过大规模的临床试验，在不久的将来，这些药物将会被真正应用于临床，为糖尿病肾病的药物治疗提供更好的选择。

（三）肾脏替代治疗

1. 血液透析

与普通人群相比，糖尿病肾病所致的终末期肾脏病患者的年龄偏大（2 型糖尿病患者占绝大多数），全身血管条件差，重要脏器的并发症多，给治疗带来较大困难。尽管由于技术的进步，越来越多的糖尿病肾病患者接受长期透析，甚至在欧美的透析患者中，糖尿病肾病已占第一位，但其存活率仍低于非糖尿病患者，死亡率几乎是非糖尿病患者的 3 倍。而其死亡的主要原因为心血管并发症，其次为尿毒症本身、感染、电解质紊乱、高渗性昏迷等。1 型糖尿病肾病患者的存活时间明显低于 2 型糖尿病肾病患者，但实际临床工作中，2 型糖尿病肾病患者因年龄较大，合并心血管事件比例高，存活率也较低。在进行血液透析过程，应注意控制超滤量，适当延长透析时间，以减少糖尿病肾病患者出现的血流动力学的不稳定，同时注意改善贫血和控制血压。如果一般血液透析情况不佳时，可考虑行血液透析滤过或改为腹膜透析。

2. 腹膜透析

腹膜透析效果与血液透析相似，但因腹膜透析容量容易控制、不用建立血管通路、血流动力学更稳定，因此更适合糖尿病肾病患者。尽管腹膜透析操作简单，费用相对便宜，但糖尿病肾病患者仍容易存在血糖不易控制、腹腔感染、大量葡萄糖吸收而致高血脂和肥胖等不足，需引起注意。

3. 肾或胰–肾联合移植

肾移植是糖尿病肾病患者终末期肾脏病的最佳选择，但与非糖尿病患者相比，其生存率、移植物的存活率、肾功能的维持等均较低。不过随着免疫抑制药的不断开发，接受肾移植的糖尿病肾病患者越来越多，抑制效果也有明显进步。目前，此类患者接受肾移植的高危因素包括：已存在的大血管病变、左心室肥大、高血压病等。单纯肾移植并不能防止糖尿病肾病的复发，如果血糖控制不佳，很可能再次出现肾小球硬化导致终末期肾脏病，而且其他糖尿病的并发症也不会随着肾移植而有所改善。胰–肾联合移植随着许多技术问题的解决，目前已是较为成熟的一种治疗方法。与单纯肾脏移植相比，患者的存活率明显提高。在一项针对接受胰–肾联合移植患者的 23 个月的随访结果显示，所有患者糖化血红蛋白水平、肌酐水平恢复正常，原有的糖尿病其他并发症也明显改善，生活质量明显优于单独肾移植者。此类患者 1 年的存活率约为 90%，肾存活率约为 90%，胰腺存活率约为 70%。

七、预后

糖尿病肾病是糖尿病患者的一个严重的并发症，其预后不佳，特别是一旦进入临床蛋白尿期，肾功能呈进行性下降。透析治疗的糖尿病肾病患者的 5 年生存率仅为 50%。影响其预后的因素主要是糖尿病的类型、蛋白尿的程度及患者合并出现的高血脂、高血压、动脉粥样硬化等病变的严重性。蛋白尿不仅是糖尿病肾病患者独立的心血管死亡预测因素，也是非糖尿病患者冠心病及心血管事件的独立预测因素。微量蛋白尿是广泛内皮细胞功能障碍的标志，容易导致动脉粥样硬化，也是微血管病变存在的一种标志。2 型糖尿病患者有蛋白尿的 10 年累积死亡率为 70%，而无蛋白尿的为 40%。糖尿病肾病患者一旦进入持续蛋白尿，约 25% 在 6 年内进入终末期肾脏病，50% 在 10 年内进入终末期肾脏病，15 年可达 75%，从出现蛋白尿到进入终末期肾脏病的平均时间为 10 年。

糖尿病肾病患者需定期门诊随访，在最初治疗的 6 个月内每月复诊一次，此后根据病情变化 3~6 个月随访一次。在门诊随访期间需定期监测血压、血糖、尿检、血常规、血生化等指标，以评估疗效和治疗的不良反应。

（刘宏林）

第五章

内分泌与代谢性疾病

第一节 实验室检查

内分泌疾病诊断的步骤首先是确定内分泌的功能状态。检测体内激素水平的高低，是确定内分泌功能状态的一项重要手段。但体液中绝大多数激素的含量很低，用一般的生物法和化学比色法很难检测到。1956 年，Yalow 和 Berson 建立的放射免疫分析（RIA）应用于体液中的激素、微量蛋白质及药物等的测定。1966 年，Nakane 等首次建立了用酶取代放射性核素标记抗体与底物显色的方法，标志着酶联免疫分析（EIA）的诞生，为日后酶免疫分析法的发展奠定了基础。RIA 和 EIA 在临床内分泌代谢疾病诊断中的推广和应用，为内分泌等生命科学领域的发展起到巨大的推动作用。虽然 RIA 测定方法具有灵敏度高、测定方法特异性强等优点，但由于存在放射性污染、标记试剂的放射性强度随时间而衰变等因素的制约，近年来，RIA 已逐步被时间分辨荧光免疫分析法（TRFIA）、化学发光免疫分析法（CLIA）、电化学发光免疫分析（ECLIA）等方法替代。

一、实验室检查原理

（一）RIA 基本原理

RIA 的基本原理是放射性核素标记抗原和非标记抗原对限量的特异性抗体进行竞争性结合反应，RIA 反应式如图 5-1 所示。

$$
\begin{array}{c}
\text{Ag} \\
+ \\
\text{Ag*+Ab} \rightleftharpoons \text{Ag*·Ab+Ag*} \\
\Updownarrow \\
\text{Ag·Ab+Ag}
\end{array}
$$

图 5-1 RIA 反应式

注：Ag* 为放射性核素标记抗原（试剂）；Ag 为非标记抗原（待测成分）；Ab 为限量抗体；Ag*·Ab 为标记抗原与抗体形成的复合物；Ag·Ab 为非标记抗原与抗体形成的复合物

在反应体系中 Ag*·Ab 形成的量受 Ag·Ab 的量制约。当待测样品中 Ag 含量高，则对限量抗体 Ab 的竞争能力强，未标记抗原抗体复合物的形成量就增多，标记抗原抗体复合物的形成量相对减少，反之亦然。

（二）ELISA 测定原理

酶联免疫吸附测定（ELISA）是在免疫酶技术的基础上发展起来的一种新型的免疫测定技术，ELISA 过程包括抗原（抗体）吸附在固相载体上称为包被，加待测抗体（抗原），再加相应酶标抗人 IgG 抗体（或相应抗体），生成抗原（抗体）-待测抗体（抗原）-酶标记抗体的复合物，再与该酶的底物反应生成有色产物。借助酶标仪计算抗体（抗原）的量。待测抗体（抗原）的量与有色产物的产生成正比。ELISA 的基础是抗原或抗体的固相化及抗原或抗体的酶标记。结合在固相载体表面的抗原或抗体仍保持其免疫学活性，酶标记的抗原或抗体既保留其免疫学活性，又保留酶的活性。在测定时，受检标本（测定其中的抗体或抗原）与固相载体表面的抗原或抗体起反应。用洗涤的方法使固相载体上形成的抗原－抗体复合物与液体中的其他物质分开。再加入酶标记的抗原或抗体，也通过反应而结合在固相载体上。此时固相上的酶量与标本中受检物质的量呈一定的比例。加入酶反应的底物后，底物被酶催化成为有色产物，产物的量与标本中受检物质的量直接相关，故可根据呈色的深浅进行定性或定量分析。由于酶的催化效率很高，间接地放大了免疫反应的结果，使测定方法达到很高的敏感度。

（三）ECLIA 基本原理

ECLIA 是电化学发光和免疫测定相结合的产物，是一种在电极表面由电化学引发的特异性化学发光反应。ECLIA 测定具有检测灵敏度高、线性范围广、反应时间短的特点，是其他免疫分析技术无法比拟的。

（四）CLIA 基本原理

CLIA 是将具有高灵敏度的化学发光测定技术与高特异性的免疫反应相结合，用于各种抗原、半抗原、抗体、激素、酶、脂肪酸、维生素和药物等的检测分析技术。是继放免分析、酶免分析、荧光免疫分析和时间分辨荧光免疫分析之后发展起来的一项最新免疫测定技术。

二、激素的实验室检查

（一）甲状腺激素的测定

甲状腺激素的测定方法及参考值见表 5-1。血清中 99.9% 的 T_4 及 99.6% 的 T_3 与甲状腺结合球蛋白（TBG）结合，不具生物活性。在 TBG 正常情况下，总 T_3（TT_3）、总 T_4（TT_4）浓度可反映甲状腺功能，TBG 浓度的增减均可影响其测定结果。游离 T_4（FT_4）和游离 T_3（FT_3）不受血清中 TBG 变化的影响，直接反映了甲状腺的功能状态。其敏感性和特异性均高于 TT_3 和 TT_4。

表 5-1　甲状腺激素的测定方法及参考值

项目	测定方法		
	TRFIA	CLIA	ECLIA
TT_3	1. 3 ~ 2. 5[A]	1. 34 ~ 2. 73[A]	1. 30 ~ 3. 10[A]
TT_4	69. 0 ~ 141. 0[A]	78. 4 ~ 157. 4[A]	66. 0 ~ 181. 0[A]
FT_3	4. 7 ~ 7. 8[B]	3. 67 ~ 10. 43[B]	2. 8 ~ 7. 1[B]
FT_4	8. 7 ~ 17. 3[B]	1. 2 ~ 20. 1[B]	12. 0 ~ 22. 0[B]
促甲状腺素（TSH）	0. 63 ~ 4. 19[C]	0. 2 ~ 7. 0[D]	0. 27 ~ 4. 20[D]

注：浓度单位 A 为 nmol/L；B 为 pmol/L；C 为 μU/mL；D 为 mIU/L。

（二）甲状旁腺激素（PTH）的测定

PTH 以 ECLIA 法测定，测定的参考值为 1. 6 ~ 6. 9 pmol/L。在测 PTH 的同时应测钙离子，二者一并分析有助于临床诊断和治疗。由于厂商的产品不同以及各地区的实验室差异，各实验室均建有自己的参考值。

（三）肾上腺激素的测定

由于 ACTH 和皮质醇的分泌有昼夜节律性，甲状腺激素的测定值（表 5-2）因测定方法、测定时间不同而各异。在测定 ACTH 和皮质醇时，应准确记录取血时间。

表5-2　肾上腺激素的测定方法与参考值

项目	测定方法			
	RIA	CLIA	ECLIA	测定时间
醛固酮	9.4~35.2[A]			24 小时
肾素	(0.55±0.09)[E]			1 小时
血管紧张素Ⅱ	(26.0±0.9)[E]			
ACTH	2.64~13.2[E]			6~10 小时
皮质醇		0.17~0.44[F]		8 小时
		0.06~0.25[F]		16 小时
			71.0~536.0[A]	7~10 小时
			64.0~340.0[A]	16~20 小时

注：浓度单位 A 为 nmol/L；E 为 pg/mL；F 为 μmol/L。

（四）性腺激素测定

不同生理状态黄体生成素（LH）、促卵泡素（FSH）、雌二醇（E_2）、孕酮（P）的测定采用 TR-FIA、CLIA、ECLIA 3 种方法，参考值见表5-3~表5-5。

表5-3　TRFIA 测定的性腺激素参考值

性腺激素	生理状态					
	青春期	卵泡期	排卵期	黄体期	绝经期	成年男性
LH（V/L）		1.6~9.3	13.8~71.8	0.5~12.8	15~640	1.8~8.4
FSH（V/L）	<2.5	2.4~9.3	3.9~13.3	0.6~8.0	31~134	<2.0
E_2（nmol/L）		0.08~2.10	0.7~2.1	0.08~0.85	0~0.09	0.013
P（nmol/L）		1.3~3.4	1.7~2.4	11.6~68.9	0~3.0	0.7~3.0

表5-4　CLIA 测定的性腺激素参考值

性腺激素	生理状态				
	卵泡期	排卵期	黄体期	绝经期	成年男性
LH（nmol/L）	2~30	40~200	0~20	40~200	5~20
FSH（nmol/L）	5~20	12~30	6~15	20~320	5~20
E_2（U/L）	0.18~0.27	0.34~1.55	0.15~1.08	0.01~0.14	0.19~0.24
P（μg/L）	0.2~1.2	0.6~2.6	5.8~22.1	0.2~0.9	0.4~1.1

表5-5　ECLIA 测定的性腺激素参考值

性腺激素	各生理状态测定的参考值				
	卵泡期	排卵期	黄体期	绝经期	成年男性
LH（nmol/L）	2.4~30	14.0~95.6	1.0~11.4	7.7~58.5	1.7~8.6
FSH（nmol/L）	3.5~12.5	4.7~21.5	1.7~7.7	25.8~134.8	1.5~12.4
E_2（U/L）	0.09~0.72	0.24~1.51	0.15~0.96	0.04~0.15	0.05~0.22
P（μg/L）	0.6~4.7	2.4~9.4	5.3~86.0	0.3~2.5	0.7~4.3

儿童及不同性别者睾酮（T）、催乳素（PRL）和绒毛膜促性腺激素（HCG）的参考值见表5-6。

表 5-6　3 种性激素的测定方法与参考值

激素及测定方法		参考值		
		男	女	儿童
T（nmol/L）	TRFIA	8.7~33.0	0~30	
	CLIA	9.4~37.0	0.18~1.78	
	ECLIA	9.0~27.8	0.22~2.90	0.42~38.50
FRL	TRFIA（ng/mL）	2.3~11.5	2.5~14.6	
	ECLIA（mIU/L）	86.0~390.0	72.0~511.0	
	TRFIA		<50 岁：0~0.27 ≥50 岁：0~5.36	
HCG（nmol/L）	CLIA		<50（成年）	
	ECLIA		<6（成年）	

（五）胃肠内分泌激素测定

以 RIA 法测定胃泌素和胰泌素时，空腹时的参考值分别是 25~160 pg/mL 和 3~15 pg/mL。

（六）胰腺内分泌激素测定

以 CLIA 方法测定空腹时胰岛素水平是 4.0~15.6 U/L，ECLIA 测定值为 17.8~173.0 pmol/L。ECLIA 法测定的 C 肽水平为 250.0~600.0 pmol/L。

（刘　扬）

第二节　病理检查

病理学是一门研究疾病的病因、发病机制、病理改变和转归的医学基础科学。组织病理学是内分泌疾病病理诊断的基础，病理标本的常规染色和光镜检查仍然是大多数内分泌疾病（尤其是炎症和肿瘤性疾病）的最常用诊断方法。

一、免疫组化染色方法

免疫组化具有特异性强、灵敏度高、定位准确等特点，且能将形态研究与功能研究有机地结合在一起，所以，这门新技术已被广泛地应用于生物学和医学研究的许多领域。在病理学研究中，免疫组化技术的作用和意义更为重要。以肿瘤研究为例，在免疫组化技术出现以前，对肿瘤的诊断和分类还局限于细胞水平，而引入免疫组化技术后，则使研究的深度提高到了生物化学水平、分子水平。

（一）免疫金法

免疫金法是将胶体金颗粒（直径 >20 nm）作为呈色示踪物标记在第二抗体或 SPA（葡萄球菌 A 蛋白）上，反应过程中不需要经过显色步骤。但免疫金液的浓度要高，否则不易显示出光镜下可见的抗原抗体反应。

（二）多重免疫组化法

在内分泌病理中，应用最多的是多重免疫组化法。多重免疫组化法是根据多个染色系统显色剂的差异加以组合，以不同的颜色反应来代表不同的阳性定位和/或定量。激素分泌细胞的分布和激素种类等的鉴定，主要采用双重染色。近年来已有报道用三重或四重染色获得成功。各种免疫组化染色方法的敏感性和特异性直接影响着诊断的敏感度和特异度。SP 法（链霉菌抗生物素蛋白 - 过氧化物酶连结法）由于链霉菌抗生物素的等电点近中性，不与组织中的内源性物质发生非特异性结合，因此背景清晰，放大效果好，所需抗体量小，敏感性较 ABC（卵白素 - 生物素法）高 4~8 倍，比 PAP（辣根过氧化物酶－抗辣根过氧化物酶法）高 25～50 倍，其应用最为广泛。

二、免疫组织化学的应用

将病变组织制成切片或将脱落细胞制成涂片，经不同的方法染色后用显微镜观察，从而千百倍地提高了肉眼观察的分辨能力，组织切片最常用伊红染色法（HE 染色）。迄今，这种传统的方法仍然是研究和诊断疾病最常用的基本方法。如仍不能诊断或需进行更深一步的研究，可以采用一些特殊染色和新技术（如电子显微镜）。一般认为特殊染色的目的是通过应用某些能与组织细胞化学成分特异性结合的显色试剂（即组织化学染色），显示病变组织细胞的化学成分（如蛋白质、酶类、核酸、糖类、脂类等）的改变，特别是对一些代谢性疾病的诊断有一定的参考价值。例如，戈谢（Gaucher）病是由于 β－葡萄糖脑苷脂酶缺乏，致使大量葡萄糖脑苷脂酶在细胞内堆积，可用组织化学染色证实。在肿瘤的诊断和鉴别诊断中有的特殊染色方法十分简单实用，如过碘酸 Schiff 反应可用来区别骨内 Ewing 肉瘤和恶性淋巴瘤。前者含有糖原而呈阳性，而后者不含糖原呈阴性；又如磷钨酸苏木素染色在横纹肌肉瘤中可显示瘤细胞胞浆内有横纹；多巴反应可诊断黑色素瘤等。

通过特定抗体标记出细胞内相应抗原成分，以确定细胞类型。如角蛋白是上皮性标记，前列腺特异性抗原仅见于前列腺上皮，甲状腺球蛋白抗体是甲状腺滤泡型癌的敏感标记，而降钙素抗体是甲状腺髓样癌的特有标记。表皮内朗格汉斯细胞、黑色素细胞、淋巴结内指突状和树突状网织细胞等细胞在光镜下不易辨认，但免疫组化标记却能清楚显示其形态。

利用某些细胞产物为抗原制备的抗体，可作为相应产物的特殊标记，如内分泌细胞产生的各种激素，大多数可用免疫组化技术标记出来，据此可对内分泌肿瘤作功能分类，检测分泌异位激素的肿瘤等。一些来源不明的肿瘤长期争论不休，最后通过免疫组化标记取得共识。如颗粒性肌母细胞瘤曾被认为是肌源性的，但该肿瘤肌源性标记阴性，而神经性标记阳性，证明为神经来源（可能来自神经鞘细胞）。免疫组织化学被广泛应用于病理学研究和诊断，而且发展迅猛，它除了可用于病因学诊断（如病毒）和免疫性疾病的诊断外，更多的是用于肿瘤病理诊断。其原理是利用抗原与抗体的特异性结合反应来检测组织中的未知抗原或抗体，借以判断肿瘤的组织来源或分化方向，从而进行病理诊断和鉴别诊断。

将抗原－抗体结合、受体－配体结合、激素－激素结合蛋白结合、DNA（RNA）单链－配对链结合的原理以及单克隆抗体和免疫 PCR（IM-PCR）技术的原理应用于病理学诊断，迅速拓展了免疫组织化学的领域，也不断提高了免疫组化法的敏感性和特异性。过去对于肿瘤形态学有争议疑难病例，在应用免疫组化技术后大部分都可获得统一而正确的诊断。免疫组化还可用于肿瘤或其他疾病预后的判断与治疗指导。例如，雌激素受体阳性乳腺癌者的预后优于阴性者，阳性者对内分泌激素治疗有较好反应。类似的情况在所谓的"激素依赖性肿瘤"中屡见不鲜，如甲状腺癌、子宫内膜癌、乳腺癌、卵巢癌、前列腺癌、垂体瘤和睾丸肿瘤等。

三、病理学与 CT、MRI 以及核素显像的联合应用

MRI 和 CT 具有分辨力强、空间定位准确等优点，但在同组织密度条件下，难以分辨轻微和微小病变。由于内分泌腺体积小，且多与周围组织缺乏密度差，故难以发挥其优点。增强对比可提高对部分病变的分辨力，若采用放射示踪剂标记特异的内分泌细胞或组织，则明显提高其对疾病的诊断率。如用 ^{131}碘联合 CT（或 MRI）可清晰地显示异位甲状腺、卵巢甲状腺肿组织，用 ^{111}铟造影剂可清晰显示胃、肠、胰的神经内分泌肿瘤。

将激素、激素结合蛋白、激素受体、癌基因蛋白等用核素标记做显像检查或定量分析，有助于内分泌肿瘤的分型、鉴别。甲状腺滤泡细胞癌对生长抑素受体有高的表达量，用 ^{111}铟造影剂显像可了解肿瘤所表达生长抑素受体的量，并对肿瘤病灶有放射治疗作用。

上皮细胞来源的癌肿与肿瘤细胞表达 EGF 受体和 TGF 受体有关，用放射核素标记的抗 EGF 受体抗体或抗 TGF 受体抗体与癌细胞结合，可达到靶向放疗的目的。同样，根据肿瘤细胞的表达特征，采用放射免疫靶向治疗可使许多患者的疗效明显提高。

四、超微病理

超微病理学是利用电镜研究细胞的超微结构及其病变，它不仅研究细胞超微结构的损伤和变化，而且还有助于临床对某些难以确诊的疾病作出诊断，其从亚细胞水平探讨疾病的发病机制、对未分化肿瘤的分类有协助作用。在确定瘤细胞的分化程度、鉴别肿瘤的类型和组织发生上，超微结构的研究常常起到重要作用。

虽然迅速发展的免疫组化病理在某些方面取代了电镜在病理学上的应用，但是，由于免疫病理有许多固有缺点（交叉免疫反应、假阳性和假阴性等），而电子显微镜较光学显微镜的分辨力高千倍以上，在观察亚细胞结构（如细胞器、细胞骨架等）或大分子水平的变化方面有明显优势。一般用电镜、免疫电镜来弥补单独免疫病理之不足。多数情况下可提供更多的诊断信息，如果常规病理检查怀疑的诊断需要超微结构特征来佐证，或缺乏特异的免疫组化标志物时，电镜可发挥独到的诊断作用。

（刘　扬）

第三节　腺垂体功能减退症

腺垂体功能减退症在 1914 年由西蒙氏首次描述，是指各种病因损伤下丘脑、下丘脑－垂体通路、垂体而引起单一（孤立）的、多种（部分）的或全部垂体激素［ACTH，TSH，FSH/LH（又称 GnH），GH，而 PRL 除外］分泌不足的疾病。可见于儿童期和成年期。儿童期因产伤、发育不全引起者相对少见。成年期因肿瘤、创伤、手术而引起的，由于原发疾病的掩盖，垂体功能减退症易被疏忽，不仅影响了原发疾病的康复，而且容易在应激时出现危象而危及生命。近年来由于主动随访垂体激素水平，应用功能试验，发现了较少见的亚临床垂体功能减退症，尤其是在颅脑外伤、手术和放疗后。

一、病因和发病机制

正常人垂体约重 0.5 g，腺垂体和神经垂体各有独立的血液供应。腺垂体主要由颈内动脉分支（垂体上动脉）供血，极少数还有垂体中动脉供血。垂体上动脉在下丘脑正中隆突区形成毛细血管丛，血流从这里经长门静脉穿过垂体柄到达腺垂体。神经垂体由垂体下动脉供血。正中隆突区无血脑屏障，腺垂体仅有正中隆突区内外静脉丛提供血液。完整的垂体柄才能保证 90% 腺垂体细胞的血供，切断垂体柄后 90% 腺垂体会坏死。垂体坏死 75% 以上才会出现临床症状，破坏 50% 以上仅处于无症状的亚临床期，破坏 95% 以上可危及生命。垂体激素不足，使靶腺体继发性萎缩，出现继发性靶腺体功能减退。下丘脑释放激素不足影响垂体，再影响靶腺体引起三相性靶腺体功能减退。常见的垂体功能减退症病因如下。

（一）肿瘤

常见的有垂体瘤、鞍区肿瘤（脑膜瘤、生殖细胞瘤、室管膜瘤、胶质瘤）、Rathke's 囊肿、颅咽管瘤、下丘脑神经节细胞瘤、垂体转移性肿瘤（乳腺癌、肺癌、结肠癌）、淋巴瘤、白血病等。垂体瘤是成年人最常见的脑部肿瘤（约占 10%），直径大于 1 cm 的称大腺瘤，小于 1 cm 的称微腺瘤，瘤细胞根据有无分泌功能分为有分泌性腺瘤（可出现相应的内分泌症状）和无功能腺瘤。大腺瘤可有占位效应，压迫视神经影响视力、视野；压迫垂体引起垂体功能减退（尤其是无功能性腺瘤）；牵引硬脑膜使颅内压增高而出现头痛；压迫海绵窦引起Ⅲ、Ⅳ、Ⅴ、Ⅵ颅神经损伤。除泌乳素瘤药物治疗有效外，首选手术（包括 γ 刀等）治疗。

（二）脑损伤

包括颅脑外伤（TBI）、蛛网膜下隙出血（SAH）、神经外科手术、放射治疗（RT）、脑卒中（出血和缺血）、希恩综合征等。

垂体瘤手术后垂体功能减退症的发生率与肿瘤的大小、年龄、手术方式等因素有关。以往大腺瘤手术后暂时性尿崩症和垂体功能减退症发生率高达 20%，近年来，开展经蝶手术、经鼻三维内镜下手术后，该病的发生率明显减少。

鞍区放疗（RT）以往报道手术后加常规放疗，放疗总量 50 Gy（500 rad），10 年内引起垂体功能减退（PD）发生率高达 50%，主要表现为 GH、ACTH、TSH 和 GnH 一到多项的不足。近年来采用立体定向放射手术（SRS，即伽马刀），单剂量 9～30 Gy（平均 25 Gy），视交叉、晶状体等敏感区照射量分别为 ≤8 Gy 和 ≤0.6 Gy，3 年内出现 PD 的发生率为 5.7%，5 年内为 27.3%，放疗数年后 PD 增加的原因尚未明确，除肿瘤复发外，可能与 RT 引起门脉血管炎及无菌性炎症损伤有关。损伤与剂量、年龄、组织的易损性有关，一般儿童、青春期敏感，血管等组织也较敏感。

卒中，尤其是垂体卒中多因无功能的大垂体瘤瘤体内梗死或出血所致，也可发生在正常垂体内如妊娠妇女增生肥大的垂体，而产后大出血、DIC、未控制的糖尿病、抗凝治疗、气脑造影、机械通气、寒冷、疲劳、感染、手术、手术麻醉等诱使垂体卒中出现 PD 危象。危象时患者可有剧烈头痛（眶后）、恶心、呕吐、视力减退、视野缺损、单眼下垂、复视、眼睑下垂、瞳孔散大（第 Ⅲ、Ⅳ、Ⅵ 和第 Ⅴ 颅神经第一分支麻痹）、发热、神志不清、抽搐、血压下降、低体温、低血压、低血钠，如血液进入蛛网膜下隙则出现脑膜刺激症状，颅内压增高、惊厥、偏瘫等半球症状。冠状面 CT 检查可见垂体内有高密度出血灶，MRI 示 T_1 加权高信号，宜立即钻洞减压，药物抢救。产后因垂体梗死或出血引起的 PD 又称希恩综合征，近年来已明显减少。

（三）浸润或炎症

淋巴细胞性垂体炎（LYH）、血色病、结节病、组织细胞增多症 X、肉芽肿病性垂体炎、组织胞浆菌、寄生虫（弓形体病）、结核杆菌、卡氏肺孢子虫病等。LYH 又称自身免疫性垂体炎（AH），女性较多见（女：男约为 6：1），女性好发于妊娠后期或产后 1～2 个月，也有报道在更年期发病，及同时伴有空泡蝶鞍者。病变可累及腺垂体、垂体柄、神经垂体及下丘脑。组织学上以淋巴细胞、浆细胞浸润为主，个别出现淋巴滤泡生发中心、灶性坏死和纤维化。仅少数病例血清中找到垂体分泌细胞（ACTH、TSH、GnH、GH）的抗体。患者有突发性的头痛、视力减退。内分泌功能受损顺序是 ACTH、TSH、GnH，而 GH 及 PRL 受累较少，垂体柄受累可出现高泌素血症，神经垂体受损出现垂体性尿崩症，而垂体瘤、脑外伤、放疗引起的 PD 常有 GHD，因此测定 GH 也有助于鉴别 AH。AH 还可合并自身免疫性甲状腺炎、卵巢炎、肾上腺炎、萎缩性胃炎、系统性红斑狼疮等。影像学上 AH 不易与垂体瘤鉴别，AH 的特征是 MRI 上见均质增强肿大的腺体，Gd-DTPA 示信号增强（因早期弥漫性摄取 Gd-DTPA 之故），不同于垂体瘤内有出血或缺血、囊性变等不均匀病灶；T_1 加权神经垂体高密度亮点（富有磷脂）消失；垂体柄增粗等。糖皮质激素如甲基强的松 120 mg/d 冲击后，改用泼尼松 20～60 mg/d 既能替代 ACTH 不足所致的肾上腺皮质功能减退症，也有利于抗炎、降低颅内压等，疗效尚在研究中。其他免疫抑制剂如硫唑嘌呤、氨甲蝶呤、环孢霉素疗效更不肯定。如有视力减退，不能排除肿瘤可能者主张经蝶三维内镜下手术，尚可活检明确诊断。结节病、血色病、组织细胞增多症 X 等累及全身脏器的疾病，也可以 PD 为首发症状，结节病与组织细胞增多症 X 常伴垂体性尿崩症，血色病较早出现性功能减退，继而出现 TSH、GH、ACTH 的不足。

（四）发育不良

包括转录因子缺陷、垂体发育不良/不发育、先天性中枢性占位、脑膨出、原发性空泡蝶鞍、先天性下丘脑疾病（膈眼发育不良、Prade-Will 综合征、Laurece-Moon-Biedl 综合征、Kallman 综合征）、产伤等。垂体由胚胎时鼻咽部的 Rathke's 袋发育而成，此袋有多能干细胞，pit-1 结合于 GH、PRL、TSH 基因的调节元件上，也即结合于这些启动子的识别位点上，它决定了这些细胞株的分化和定向发育。促甲状腺胚胎因子（TET）诱导 TSH 表达，促性腺素细胞受固醇类因子（SF-1）调控。胚胎发育最初 3 个月内基因突变，Rathke's 袋中线细胞移行不全，透明膈、胼胝体发育不全。分娩时产伤，包括颅内出血、窒息、臀位产等均可能引起 PD。

（五）原因不明

包括心理障碍、极度营养不良（神经性厌食、不适当减肥）、大脑皮质功能改变可影响下丘脑神经介质和细胞因子的释放，从而改变下丘脑－垂体轴。

二、临床表现与诊断

垂体功能减退症伴随肿瘤、创伤、感染等时，原发疾病常掩盖了 PD 的临床表现，除应激时出现垂体危象外，疾病常呈慢性隐匿性起病，垂体受累的激素有单一的、部分的、全部的，甚至影响到后叶。靶腺受损程度轻重不一，因此该病的临床表现可以是非特异的、多样化的（表 5-7）。

表 5-7　垂体功能减退症的临床特征及实验室发现

受累激素	临床表现	实验室发现
ACTH	慢性：乏力，苍白，厌食，消瘦	低血糖，低血压，贫血，低钠血症
	急性：衰弱，眩晕，恶心，呕吐，虚脱，发热，休克	淋巴细胞，嗜酸性粒细胞增多
	儿童：青春期延迟，生长缓慢	
TSH	疲劳，畏寒，便秘，毛发脱落，皮肤干燥，声音嘶哑，认识迟钝	体重增加，窦性心动过缓，低血压
Gn	女性：闭经，性欲丧失，性交困难，不育	女性：骨质疏松
	男性：性欲丧失，阳痿，早泄，情绪低落，性毛、胡须脱落，不育	男性：骨质疏松，肌肉不发达
	儿童：青春期延迟	贫血
GH	肌肉减少，无力，腹型肥胖，易疲劳、生活质量降低，注意力及记忆力衰退	血脂异常
PRL	女性：闭经，溢乳	PRL 升高
	男性：乳房发育	

三、功能试验

垂体激素的分泌均有生理节奏（昼夜曲线），如 ACTH 清晨水平最高，半夜最低；GH 入睡后最高。因此测定清晨一次基础值并不能反映该激素分泌细胞的储备能力。ACTH、GH 尚须作激发试验来协助诊断。

1. ACTH

对于有肾上腺皮质功能不全临床表现的患者，首先测定清晨 8 时血皮质醇（F）水平，如血皮质醇 > 400 nmol/L（14.5 mg/dL），提示下丘脑－垂体－肾上腺轴（H-P-A 轴）功能完好，可排除皮质醇功能减退的诊断。其他的患者须行 ACTH 兴奋试验，ACTH 250 μg，静脉或肌内注射后，30 分钟后测血皮质醇，如 > 550 nmol/L（20 mg/dL），可排除皮质功能减退。由于在垂体停止分泌 ACTH 数周后，肾上腺才开始萎缩，其对外源性 ACTH 的反应性也才开始减弱，所以对新发的垂体功能不全的患者进行 ACTH 兴奋试验可能出现假阴性结果。对诊断尚不明确的患者，可进一步行胰岛素低血糖激发试验以明确诊断（测定垂体－肾上腺轴的金标准）。静脉注射短效胰岛素 0.1 ~ 0.15 U/kg，在 0、30、45、60、90、120 分钟采血，如血糖 < 2.2 mmol/L（同时有出汗、手抖、乏力、饥饿、心悸等低血糖症状）提示试验成功，此时如血皮质醇 > 500 nmol/L（18 mg/dL）可除外此症。有缺血性心脏病史、惊厥史和严重的垂体功能减退（晨 8 点血皮质醇 < 180 nmol/L 或 6.5 mg/dL）的患者不宜作此试验。对于诊断困难的病例尚可行甲吡酮试验或 CRH 试验，但这两个试验在临床上目前很少应用。

在明确肾上腺皮质功能减退后，可通过测定基础 ACTH 水平，鉴别病变部位。如 ACTH 正常或降低，提示存在垂体功能减退，为继发性肾上腺皮质功能不全。也可以通过延长 ACTH 兴奋试验或 CRH 兴奋试验行鉴别诊断。

2. GH

除同时在清晨测定 IGF-1 外，也可作胰岛素低血糖激发试验。成年人低血糖时 GH ≤ 3 μg/L，儿童 ≤ 10 μg/L，青春前期 ≤ 5.0 ~ 6.1 μg/L 为诊断 GH 不足的切点。严重 PD 者不宜作此试验时可用 GHRH 1 μg/kg 加 30 g 精氨酸（静滴 30 分钟），GH 高峰 < 9 μg/L（BMI < 25 时）、< 8 μg/L（BMI 25 ~ 30 时）、< 4.2 μg/L（BMI > 30 时）作为诊断 GHD 切割点。

3. 其他

（1）TSH 正常或偏低，而 FT_3、FT_4 降低可确诊中枢性甲状腺功能减退，不须做 TRH 兴奋试验。

（2）LH/FSH 低，在除外高泌乳素血症时也可确诊继发性性功能减退。

四、辅助检查

（一）冠状面 CT

正常人垂体高度分别为：儿童 ≤6 mm，成人 ≤8 mm，孕期可达 10～12 mm，垂体上缘扁平，如呈弧形要考虑垂体增大可能。大腺瘤有鞍背上翘，鞍底吸收。

（二）头颅 MRI

分辨率高，能更好显示软组织包括周围血管、视交叉、垂体柄。正常人垂体组织 T_1 加权信号同脑组织，也可稍有不均匀，小腺瘤直径小于 10 mm，信号低，T_2 加权上腺瘤信号增强。大腺瘤可呈倒雪人状（肿瘤向鞍上生长）。

五、治疗

由垂体瘤引起的垂体功能减退症，凡有视力减退及占位效应首先考虑手术。文献报道 720 例无功能垂体瘤经蝶和经额手术后垂体功能恢复率分别为 50% 和 11%，恶化的分别有 2% 和 15%。泌乳素瘤多巴类药物治疗恢复垂体功能者有 60%～75%。垂体功能减退患者有应激时促发危象危及生命的危险，宜随时携带治疗卡。

（一）激素替代疗法

1. 肾上腺皮质激素

如遇全垂体功能减退者首先宜补充肾上腺皮质激素，因甲状腺素的应用会加速皮质激素的代谢，而加重其不足。放射性核素研究示正常成年人可的松的每日分泌量是 5.7 mg/m^2，而不是 12～15 mg/m^2，考虑到肝脏的首过效应及生物利用度的差异，通常给醋酸可的松 25 mg/d，或醋酸氢化可的松 20 mg/d，根据激素的昼夜节律宜在早晨 8 时给全日量的 2/3，下午 2 时给余下的 1/3。反映替代治疗的充分性的实验室检查较困难，临床上通常根据患者自身感受（如体重、乏力的改善情况）来调整治疗剂量。由于醛固酮并不依赖 ACTH，一般不须补充盐皮质激素。皮质激素有水利尿作用，如病变累及下丘脑、垂体柄，皮质激素的替代会激发或加重垂体性尿崩症。

2. 甲状腺激素

垂体性甲状腺功能减退症较原发性甲状腺功能减退症轻，所需替代剂量也低些，常用的制剂为左甲状腺素 50 μg 片，成年人如无缺血性心脏病可从每日半片开始，逐渐增加至最适当剂量。并随访心电图，定期检测血清甲状腺激素浓度。一般需要量不超过每日 2～3 片。

3. 性腺激素

女性生育年龄可用人工周期疗法，雌激素应用 21 天，从月经第 5 天起，如无月经可从任何一天起，服药第 16 天或 21 天加用孕激素 5 天。常用的雌激素有己烯雌酚 0.2 mg/d，炔雌醇 25～50 μg/d，结合型雌激素（雌酮和马烯雌酮，倍美力）0.625～1.25 mg/d，皮肤贴片有妇舒宁（17-β 雌二醇）、得美素（雌二醇）等，分别有 25 微克/片、50 微克/片、100 微克/片。雌激素的不良反应有乳房胀痛、肝损害、抑郁、头痛、皮肤过敏、血栓性静脉炎和静脉血栓形成，长期单用有致乳腺癌、子宫内膜癌之虞。宜定期（6 个月 1 次）随访乳房钼靶摄片及子宫内膜厚度（阴道 B 超）。有文献提出，更年期后不须替代雌激素。孕激素有甲羟孕酮（安宫黄体酮）2～4 mg/d，甲地孕酮 5～10 mg/d，不良反应有水钠潴留、倦怠等。垂体性闭经，促排卵可用喜美康（人绝经后尿促性腺激素，HMG），含 FSH、LH 各 75 国际单位/支，75～150 国际单位/次，肌内注射，7～12 天，然后肌内注射绒毛膜促性腺素（hCG）5 000～10 000 U/d（国外剂量较大，国内 3 000～5 000 U/d）1～3 天；或在 B 超监测卵泡成熟后用。不良反应有局部疼痛、皮疹、瘙痒，胃肠道反应如恶心、呕吐，头痛及多胎妊娠等。下丘脑性闭经如须生育者，有报道用戈那瑞林，采用便携式输液泵模拟正常人 GnRH 脉冲式释放，每次 20 ng/kg（成人每次 5 ~ 25 µg），每 90 分钟 1 次，静脉注射，昼夜不停，连续 14 天，治疗期间阴道 B 超监测卵泡发育情况，排卵后 2 天改用肌内注射 hCG 1 000 单位/次，每周 2 次，共 3 ~ 4 次，支持黄体功能。用 6 个月或直至怀孕，排卵率约 90%，妊娠率 50% ~ 60%，也可用氯米芬，含有顺式和反式旋光异构体，顺式有抗雌激素作用，反式保留部分雌激素作用，它与雌激素受体结合（下丘脑），使下丘脑释放 GnRH，使 FSH 释放而促排卵，月经第 5 天起，每日 50 mg，共 5 天或逐渐增加到 150 mg/d，不良反应有多胎妊娠、卵巢囊肿、血管舒缩、视力减退（出现闪光盲点时应停药）。

男性患者应用雄性激素可促进蛋白质合成，使肌肉有力，精力充沛，常用肌内注射丙酸睾酮 50 ~ 100 mg，每周 1 ~ 2 次；庚酸睾酮 250 mg，每 1 ~ 4 周 1 次或口服十一酸睾酮 40 ~ 120 mg/d，不良反应有痤疮、抑制精子形成、肝损害、前列腺增生等，后者因淋巴吸收肝损害少，对前列腺的影响也小。睾酮的皮肤贴片（贴于阴囊皮肤或非阴囊皮肤），每日释出睾酮 4 ~ 6 mg，但费用较贵。阳痿者可在性活动前 0.5 ~ 1 小时内服西地那非 50 毫克/次，不良反应有头痛、鼻塞、面潮红、消化不良、视觉异常、皮疹等。不能与硝酸酯同时服用，有心绞痛、心力衰竭者禁用。

低促性腺激素的成年男性为维持正常的睾酮水平也可肌内注射 hCG 1 000 ~ 2 000 U，每周两次或三次。如须诱导生精可给 hCG 2 000 单位/次，每周 3 次，待睾酮达正常水平。hCG 治疗 6 个月后，可加给 HMG 或重组 FSH 75 国际单位/次，每周 3 次以促进生精。6 月后，如疗效不佳，可考虑 HMG 或重组 FSH 剂量加倍。总疗程需 12 个月以上。部分促性腺激素不足者因有 FSH 不须加用 HMG，长时间应用 HMG 可产生抗体，影响疗效。氯米芬也有促使精子生成作用，适用于选择性 FSH 缺陷或特发性不育症，25 ~ 50 mg/d，或 100 mg 隔日 1 次，连服 3 个月，用药后应测定睾酮和 FSH，检查精液。他莫昔芬作用同上，更适用于男性不育，10 ~ 20 mg，1 日 2 次。垂体功能正常的患者（如 Kallmann 综合征或 nI-HH 的患者）可采用脉冲式戈那瑞林皮下泵治疗，起始剂量为每 2 小时 5 ~ 25 ng/kg，监测 LH 和 T 水平并调整剂量，维持 LH 及 T 在正常范围。脉冲式戈那瑞林泵治疗较传统 hCG 联合 HMG 更有效，并可减少男性乳房发育的发生。青春期后发病，睾丸体积 >8 mL，疗效较好，无精原细胞者治疗无效。

4. 生长激素

成人生长激素缺乏可使肌肉无力，脂肪堆积，红细胞生成减少，抵抗力减弱，血容量不足而出现直立性低血压，易出现低血糖等。这些均是非特异性的症状，以往容易被忽视，近有报道每周 rhGH 0.125 ~ 0.25 U/kg，肌内注射或皮下注射，1 月后已使血清 IGF-1 升高，体重增加，肌肉有力，腹部脂肪减少，伤口愈合加速，并有实验资料提示细胞免疫功能增强，如刺激单核细胞的移行，中性粒细胞和巨噬细胞产生超氧化离子、细胞因子等。GH 可能增加心肌收缩力，心搏出量，降低外周血管阻力，增加骨密度。但价格昂贵，对于肿瘤术后患者应用的安全性尚待研究。

（二）危象处理

垂体功能减退性危象（简称危象）是垂体功能减退时，肾上腺激素和甲状腺激素缺乏，机体应激能力下降，在各种应激如感染、败血症、腹泻、呕吐、失水、饥饿、寒冷、急性心肌梗死、脑血管意外、手术、外伤、麻醉及使用镇静药等情况下，如未充分进行激素替代，可诱发垂体危象。临床分类：①高热型（>40 ℃）；②低温型（<30 ℃）；③低血糖型；④低血压、循环虚脱型；⑤水中毒型；⑥混合型。各种类型可伴有相应的症状，突出表现为消化系统、循环系统和神经精神方面的症状，如高热、循环衰竭、休克、恶心、呕吐、头痛、神志不清、谵妄、抽搐、昏迷等严重垂危状态。

为防止危象发生，凡有腺垂体功能减退危险者，宜及时检测激素水平并加作垂体功能试验，防止遗漏亚临床垂体功能减退。对于已确诊的患者，在寒冷、感染、创伤、手术前，一般糖皮质激素的剂量宜加倍。发热、疾病、手术前醋酸可的松 25 mg，每日 3 ~ 4 次，或肌内注射每 6 小时 1 次；或氢化可的松 100 毫克/次，每日 2 次。危象时抢救：①快速静脉注射 50% 葡萄糖溶液 40 ~ 60 mL 后，继以静脉滴注 5% 葡萄糖，每分钟 20 ~ 40 滴，不可骤停，以防止继发性低血糖；②补液中须加氢化可的松，每日 300 mg 以上；③若有周围循环衰竭、感染者，治疗参见有关资料；④低温者，可用电热毯等将患者体温回升至 35 ℃ 以上，并开始用小剂量甲状腺素制剂；⑤高热者，用物理和化学降温法，并及时去除诱发因素；⑥低钠血症，一般在补充糖皮质激素后能纠正，如系失盐性低钠血症补钠不宜过快，以防渗透压急剧升高引起脑桥脱髓鞘改变。水中毒者应记录出入量，严格控制入液量，每日水平衡保持在负 1 L 内；⑦去除诱因，如因垂体瘤卒中所致宜钻洞减压等。

（楚飞云）

第四节　尿崩症

尿崩症是指抗利尿激素（ADH）分泌不足（又称中枢性或垂体性尿崩症），或肾脏对血管加压素反应缺陷（又称肾性尿崩症）而引起的一组症群，其特点是多尿、烦渴多饮、低比重尿和低渗尿。

一、病因

根据发病原因的不同目前国际上将其分为 4 类，其病因和治疗各不相同：①中枢性尿崩症，也称神经源性或下丘脑、垂体性尿崩症，是由于 ADH 或血管紧张素缺乏所致；②肾性尿崩症，也称血管紧张素抵抗性尿崩症，是由于肾脏对 ADH 作用不敏感所致；③先天性渴感异常尿崩症，由于渴感异常或水摄入过多所致；④妊娠性尿崩症，特指在妊娠期 ADH 缺乏所致的尿崩症。

1. 中枢性尿崩症

中枢性尿崩症的主要原因是由于各种原因导致的精氨酸加压素（AVP）合成和释放减少，造成的尿液浓缩障碍，表现为多饮、多尿、大量低渗尿，血浆 AVP 水平降低，应用外源性 AVP 有效。引起中枢性尿崩症的因素有多种，可分为原发性或继发性，约 30% 的患者为原发性尿崩症（原因不明或特发性），其余的约 25% 与脑部垂体、下丘脑部位的肿瘤有关（包括良、恶性肿瘤），16% 继发于脑部创伤，20% 发生于颅脑部手术后。一个儿童尿崩症回顾性研究资料表明：儿童发生的尿崩症中，脑部肿瘤占 60%，脑部畸形占 25%。

引起尿崩症的原发性颅内肿瘤常常是颅咽管瘤和松果体瘤；最常见的转移瘤是肺癌和乳腺癌。颅内病变的其他临床表现常发生较晚，有的可在尿崩症发生 10 年之后才出现其他症状。因此对于诊断为原发性尿崩症的患者应该进行长期随访，找不到各种继发因素的时间越长，原发性尿崩症的诊断越肯定。另外，组织细胞病，如嗜酸性肉芽肿、韩雪柯氏病（Hand-Schuller-Christian Disease）脑炎或脑膜炎，肉芽肿性疾病（如结节病、Wegener's 肉芽肿），淋巴性垂体炎，脑室内出血均可引起中枢性尿崩症。

2. 肾性尿崩症

肾性尿崩症与中枢性尿崩症相比，均有多尿、低渗尿的特点，但对外源性 AVP 缺乏反应，血浆 AVP 水平正常或升高。也由原发性和继发性因素所致。

家族性尿崩症的基因变异与尿崩症的类别有关，在肾性尿崩症，基因突变可表现为 X 染色体的 ADH 受体编码突变或常染色体隐性遗传，近年来，还发现水通道蛋白 aquaporin-Ⅱ 基因突变引起的常染色体隐性遗传和肾脏 V_2 受体基因突变或缺失引起的肾性尿崩症。与中枢性尿崩症有关的基因突变多与 ADH 编码及其相关蛋白有关，呈染色体显性遗传。基因研究发现了几种 AVP 神经垂体后叶素基因突变（AVP-NP gene）。AVP 和神经垂体后叶素由同一个基因编码，翻译后 AVP 与神经垂体后叶素分离。目前还没有发现编码 AVP 本身区域的基因突变，但编码信号肽区域或神经垂体后叶素区域的突变更为常见。这些突变引起的 AVP 释放缺陷的机制尚不明确。ADNDI 的致病基因位于 20 号染色体的 AVP-NPⅡ 前体基因，该基因编码产物包括一个信号肽（AVP 和 NPⅡ）。NPⅡ 是 AVP 的运输蛋白，由两个 β 片层组成，可以形成与 AVP 结合的袋状结构。由于突变引起的神经垂体后叶素结构异常，可以损伤前体蛋白的水解，致使 AVP 与神经垂体后叶素不能分离，形成 AVP-神经垂体后叶素复合物，这一前提物质异常堆积可能对大细胞神经元具有毒性作用，从而下丘脑产生 AVP 的细胞减少。最终导致 ADNDI 患者 MRI 神经垂体高信号消失。中枢性尿崩症可于 X 染色体的隐性遗传所致，只在男性发病，女性为携带者。

Wolfram 综合征是一种罕见和复杂的常染色体隐性遗传基因缺陷型疾病，突变位点位于第四染色体的短臂（4p16.1），该基因负责编码线粒体机构和功能蛋白，多有母系遗传。它也被称为 DIDMOAD（尿崩症－糖尿病神经萎缩耳聋），它属于一种进行性的神经退行性疾病。病变原发于神经系统，几乎所有的患者均伴有视神经萎缩和年幼起病的糖尿病，约 75% 的患者伴有尿崩症。

3. 妊娠期尿崩症

指在妊娠期发生的尿崩症，症状常在妊娠后 3 个月发生，多在分娩后几周消失或明显好转。发生于妊娠期的尿崩症十分少见，妊娠期尿崩症具有中枢性尿崩症和肾性尿崩症的特点。通常认为是妊娠时的 ADH 相对不足或胎儿血中的半胱氨酸氨基肽酶增高，使 AVP 降解增加所致。在某些患者，也可能是由于神经垂体的功能障碍所致。该病患者血浆 AVP 水平降低，但对外源性 AVP 无反应。半胱氨酸氨基肽酶可以降解 AVP，但不能降解去氨加压素，因此这些患者对去氨加压素有效。较少见的一种妊娠性尿崩症是由于渴感异常所致，这种患者应用去氨加压素治疗常会导致水中毒。

二、病理生理

在 AVP 生成和释放的任何一个环节发生功能障碍均可导致发病。通过比较正常饮水、水负荷、禁水情况下血浆和尿液渗透压的变化，可以将中枢性尿崩症归纳为 4 型。①1 型：禁水时血浆渗透压明显增高时，而尿渗透压很少升高，注射高渗盐水时没有 AVP 释放，这种类型确实存在 AVP 缺乏；②2 型：禁水时尿渗透压突然升高，但在注射高渗盐水时，没有渗透压阈值。这些患者缺乏渗透压感受机制，仅在严重脱水导致低血容量时才能够刺激 AVP 释放；③3 型：随着血浆渗透压上升，尿渗透压略有升高。这些患者 AVP 释放阈值升高，但仍有缓慢的 AVP 释放机制，或者说渗透压感受器敏感性降低；④4 型：血和尿渗透压曲线均移向正常的右侧，这种患者在血浆渗透压正常时即开始释放 AVP，但释放量低于正常。2～4 型患者对尼古丁（烟碱）、乙酰胆碱、氯磺丙脲、氯贝丁酯（安妥明）有很好的抗利尿作用。提示 AVP 的合成和储存是存在的，仅在适当的刺激下才释放。在极少数情况下，2～4 型患者可表现为无症状的高钠血症，而尿崩症却很轻微，甚至缺乏尿崩症的依据。

三、临床表现

中枢性尿崩症可见于任何年龄，通常在儿童期或成年早期发病，男性较女性多见，男女之比约为 2：1。中枢性尿崩症症状的严重程度取决于引起 AVP 合成与分泌受损的部位和程度。视上核、室旁核内大细胞神经元消失 90% 以上时，才会出现尿崩症症状，因此，根据视上核、室旁核内大细胞神经元消失的程度，临床症状呈现从轻到重的移行过程，可以表现为亚临床尿崩症、部分性中枢性尿崩症和完全性中枢性尿崩症。

一般起病突然，日期比较明确。大多数患者均有多饮、烦渴、多尿。排尿频繁，尿色清淡，夜尿显著增多。一般尿量常大于 4 L/d，多在 16～24 L 之间，最多有达到 39 L/d 者。尿比重比较固定，呈持续低比重尿，尿比重小于 1.010，部分性尿崩症在严重脱水时可以达到 1.010。尿渗透压多数 < 200 mOsm/（kg·H$_2$O）。渴觉中枢正常者摄入水量和水排泄量大致相等。口渴常很严重，喜冷饮。如果饮水不受限制，可影响到睡眠、消化系统甚至引起肾脏的病理改变，患者常表现为注意力不集中、体力下降、食欲缺乏，乃至工作、学习效率降低，但智力、体格发育接近正常。烦渴、多尿在劳累、感染、月经期和妊娠期加重。

渴感中枢的正常反应保证了患者摄入足够的水分来补偿多尿引起的水分丧失，维持体内的水分平衡，以致不会发生脱水。一般情况下，血清钠和渗透压仅轻度升高。但如果患者因病情和条件所限不能摄入足够的水分，尤其是在儿童，则会发生严重的脱水症状，如皮肤无弹性、失去光泽，患者表现为无力、食欲缺乏、精神异常、虚脱，甚至危及生命。实验室检查伴有严重的高血钠和血浆渗透压的升高。如遗传性尿崩症者常于幼年起病，因渴觉中枢发育不全，可引起严重脱水和高钠血症，常危及生命。肿瘤和颅脑外伤及手术累及渴觉中枢时，也可出现高钠血症，表现为谵妄、痉挛、呕吐等。当尿崩症合并腺垂体功能不全时，尿崩症症状会减轻，糖皮质激素替代治疗后症状再现或加重。头部损伤和颅内手术损伤垂体和下丘脑引起的尿崩症可有 3 种不同的临床表现：暂时性、持续性和三相性。暂时性尿崩症常在术后第一天突然发生，在几天以内可以恢复，此类型最为常见，占50%～60%。持续性者也于术后突然发生，但持续时间长，可达数周或为永久性。三相性的特征包括：急性期、中间期和持续期。急性期在损伤后发生，尿量突然增多，尿渗透压下降，持续4～5天；中间期尿量突然减少，尿渗透压增高，持续5～7天；接着进入持续期，表现为永久性尿崩症。对于三相性表现的病理生理机制一般认为：第一阶段是由于损伤造成神经源性休克，而不能释放AVP，或由受损神经元释放无生物学活性的前体物；第二阶段表现的少尿、尿渗透压增高，是由于AVP从变性损伤的神经元中溢出，使循环中AVP突然增多所致；持续性中枢性尿崩症的出现是产生AVP的神经元永久性损害的结果。无论先天性尿崩症还是获得性尿崩症，都可能存在不同程度的腺垂体功能异常，部分中枢性尿崩症或者可伴有泌乳素增高或泌乳。

肾性尿崩症的症状相对较轻，临床表现多变，尿量波动较大，多伴有原发的肾脏疾病引起的症状，如低血钾、高血钙症状，在原发性疾病治愈后症状会减轻或消失。某些综合征也有肾性尿崩症的表现，如Wolfram综合征除有尿崩症的表现外，还伴有糖尿病、视神经萎缩和神经性耳聋。

四、辅助检查

1. 尿比重

常低于1.005，尿渗透压降低，常低于血浆渗透压。血钠增高，严重时血钠可高达160 mmol/L以上。

2. 血浆渗透压和尿渗透压关系的估价

如果一个多尿患者数次同时测定血浆和尿液渗透压值均落在阴影的右侧，则这个患者可能患有中枢性尿崩症或肾性尿崩症。如果对注射血管加压素的反应低于正常（见下述禁水加压试验）或者血或尿AVP浓度增高，则诊断为肾性尿崩症。相反，注射血管加压素后，尿渗透压明显增高、血浆渗透压下降，则诊断为中枢性尿崩症。血、尿渗透压的关系很有用处，尤其在神经外科手术后或头部外伤后，运用两者的关系可以很快鉴别尿崩症与胃肠道外给予的液体过量。对这些患者的静脉输液速度可以暂时放慢，通过反复测量血、尿渗透压，判断二者的关系是否正常。

3. 禁水加压试验

比较禁水后与使用血管加压素后的尿渗透压的变化，是确定尿崩症及尿崩症鉴别诊断的简单可行的方法。

（1）原理：正常人禁水后血浆渗透压升高，循环血量减少，两者均刺激AVP释放，使尿量减少，尿渗透压增高，尿比重升高，而血浆渗透压变化不大。

（2）方法：禁水时间6～16小时不等。中等程度多尿患者的禁水试验可以从夜间开始，中度多尿者的禁水试验应该在白天，在医生严密观察下进行。试验前测定体重、血压、血渗透压、尿渗透压和尿比重。禁水开始后，每小时测定一次上述指标。当连续两次尿量和尿比重变化不大、尿渗透压变化<30 mOsm/（kg·H$_2$O）或体重下降3%时，于皮下注射水剂血管加压素5 U，于注射后60分钟测定血、尿渗透压和尿量、尿比重。

（3）结果分析：正常人禁水后体重、血压、血浆渗透压变化不大，而尿渗透压可以超过800 mOsm/（kg·H$_2$O），注射水剂加压素后，尿渗透压上升不超过9%。原发性多饮（精神性烦渴）患者在禁饮后尿量可见减少，尿比重上升，但不超过1.020。尿渗透压也可上升，但由于这种患者长期多饮造成的水利尿状态，使肾髓质高渗透压梯度降低，使尿液最大浓缩受限，因此禁水后尿渗透压上升幅度较小，但仍存在最大限度内源性AVP释放，表现为应用外源性AVP后，尿渗透压可以继续上升，但上升幅度<9%。完全性中枢性尿崩症患者于禁水后，尿渗透压上升不明显，在给予外源性AVP后，尿渗透压迅速升高，上升幅度可以超过50%。尿量明显减少，尿比重可上升至1.020。部分性中枢性尿崩症者，于禁饮后尿液有一定程度的浓缩，但注射AVP后尿渗透压上升幅度至少达到10%。部分性中枢性尿崩症患者在禁水后，尿渗透压峰值随着进一步禁水而下降，提示原有有限的内源性AVP储存在第一次禁水刺激下释放耗竭，继续禁水时没有内源性AVP释放，使尿渗透压峰值下降。肾性尿崩症患者在禁水和应

用外源性 AVP 后尿渗透压不会升高，尿量不能减少。

（4）试验特点：对原发性多饮患者进行禁水加压试验时，他们有可能做不到完全禁饮（可能会悄悄地饮水），如果没有注意到这种情况，在注射加压素后很容易发生水中毒。完全性尿崩症患者在禁水过程中，如体重下降 >3%、严重者出现血压下降和烦躁等表现时，应立即注射水剂加压素，尽快终止试验。

4. 高渗盐水试验

在诊断尿崩症时很少用这一试验。当需要证明 AVP 释放的渗透压阈值改变时，常采用该试验，并且在分析某些低钠、高钠血症时具有一定的价值。

5. 血浆 AVP 测定

部分性尿崩症和精神性烦渴患者因长期多尿，肾髓质渗透梯度降低，影响肾脏对内源性 AVP 的反应性，故不易与部分性肾性尿崩症相鉴别，此时在作禁水试验的同时，作血浆 AVP 测定、血渗透压、尿渗透压测定有助于鉴别诊断。

6. 影像学检查

利用影像学检查对进一步确定中枢性尿崩症患者下丘脑 – 垂体部位有无占位性病变具有重要价值。垂体磁共振（MRI）T_1 加权影像在正常人可见神经垂体部位有一个高密度信号区域，中枢性尿崩症患者该信号消失，而肾性尿崩症和原发性多饮患者中，该信号始终存在。有时垂体 MRI 还可见垂体柄增厚或有结节，提示原发性或转移性肿瘤。因此，MRI 可作为鉴别中枢性尿崩症、肾性尿崩症和原发性多饮的有用手段。

五、诊断与鉴别诊断

根据上述患者烦渴、多饮、多尿和持续低比重尿的临床表现，结合实验室检查结果，不难作出尿崩症的诊断。尿崩症确立后，必须将中枢性尿崩症、肾性尿崩症、溶质性利尿、精神性多饮和其他原因引起的多尿相鉴别。

1. 水摄入或排除过多的原发性疾病

（1）水摄入过量。

1）精神性烦渴。

2）下丘脑疾病：炎症、肿瘤、感染、肉芽肿性疾病。

3）药物性多饮：硫利达嗪、氯丙嗪、抗胆碱类药物。

（2）肾小管对水的重吸收减少。

1）AVP 缺乏：①中枢性尿崩；②药物所致的 AVP 释放受抑制。

2）肾小管对 AVP 无反应：①肾性尿崩症（先天性和家族性）；②肾性尿崩症（获得性）。

肾性尿崩症与下列情况有关：①多种慢性肾脏疾病、尿路梗阻、肾动脉狭窄、肾移植术后、急性肾小管坏死；②低钾、原发性醛固酮增多症；③慢性高钙血症，包括甲状旁腺功能亢进；④药物影响：锂盐、甲氧氟烷、去甲金霉素；⑤全身多种疾病：多发性骨髓瘤、淀粉样变性、镰刀红细胞性贫血、干燥综合征。

2. 原发性肾脏溶质吸收不良性疾病（渗透性利尿）

（1）葡萄糖（糖尿病、高糖负荷后）。

（2）盐类，尤其是氯化钠。

1）各种慢性肾脏疾病，尤其是慢性肾盂肾炎。

2）使用各种利尿剂后。

在临床上的主要问题是对部分性尿崩症与渴感异常和多发性烦渴的鉴别。有两种方法可以应用，一是通过 AVP 的激发试验（如禁水试验和高渗盐水试验）来测定血中 AVP 浓度。是否应用高渗盐水试验取决于患者对禁水试验的反应，如果尿渗透压在血渗透压改变或 Na^+ 浓度改变前出现升高，则给予高渗盐水后再检测血 AVP。另一个方法是在 24 ~ 48 小时内给予足够的去氨加压素，如果患者的渴感和水分摄入减少并不出现低钠血症，则 95% 的患者为中枢性或部分性中枢性尿崩症，若患者对治疗无反应，则多为肾性尿崩症。如果患者出现低钠血症，则考虑患者为渴感中枢异常性尿崩症或某种程度的多发性烦渴。通常在禁水试验后给予 AVP，完全性中枢性尿崩症患者的尿渗透压会升高超过 50%，而部分性尿崩症或肾性尿崩症患者则少于 50%，而渴感异常所致尿崩症尿渗透压的升高会少于 9%。

中枢性尿崩症诊断一旦成立，应进一步明确部分性还是完全性；无论是部分性还是完全性中枢性尿崩症，都应该努力寻找病因学依据，可测定视力、视野，脑部检查包括下丘脑－垂体部位 CT 和 MRI 检查。如果确实没有确切的脑部和下丘脑－垂体部位器质性病变的依据，才可以考虑原发性中枢性尿崩症的诊断。重要的是对这部分患者进行长期随访，找不到各种继发因素的时间越长，原发性尿崩症的诊断越肯定。在绝大多数的中枢性尿崩症患者，MRI 表现为神经垂体的亮点消失。但应注意，10%～30% 的正常人或其他类型的尿崩症也会出现类似表现，所以，该现象并不代表中枢性尿崩症的确诊依据。

先天性肾性尿崩症是一种少见病，由于肾小管对 AVP 无反应所致，常有家族性积聚特点，女性较男性病情较轻，在禁水时可浓缩尿液，用大量去氨加压素治疗有效。其基因突变的位点位于 X 染色体短臂。大多数患者存在 V_2 受体异常，有些患者存在受体后缺陷，这些患者中 V_1 受体功能均正常。

当肾性尿崩症与中枢性尿崩症不能通过渗透压测定来鉴别时，与血浆渗透压相关的血或尿 AVP 浓度的升高可以明确肾性尿崩症的诊断。

原发性多饮或精神性烦渴有时很难与尿崩症相鉴别，有时可能两种形式都存在。长期水摄入过多导致低渗性多尿，易与尿崩症相混淆。但这些患者多饮、多尿的症状常常是不稳定的，且常无夜间多尿。结合血、尿渗透压之间的关系，常可作出鉴别诊断。禁水试验时，患者尿渗透压可以增高，但由于长期饮水造成的肾髓质浓缩功能障碍，使尿液浓缩受限，不能达到正常人禁饮后水平。当禁饮后，尿渗透压稳定时注射外源性血管加压素后，尿渗透压不升高或升高很少。由于长期大量饮水抑制 AVP 释放及长期多尿导致肾脏髓质渗透压梯度丧失，尿渗透压和血渗透压相比可以低于正常。

六、治疗

对各种类型症状严重的尿崩症患者，都应该及时纠正高钠血症，积极治疗高渗性脑病，正确补充水分，恢复正常血浆渗透压。纠正高渗状态不宜过快，如果原来的高渗透压下降太快，容易引起脑水肿。液体补充的速度以血清 Na^+ 每 2 小时下降 1 mmol/L 为宜。究竟补充哪一种液体，可根据以下因素进行选择：有无循环衰竭，高钠血症发展的速度和程度。如果有循环衰竭或严重高钠血症，可输注低渗盐水，意识清醒者可经口服。如不存在循环衰竭仅有高钠血症者，可输注 5% 的葡萄糖溶液，输注速度应低于葡萄糖代谢速度，以避免高血糖发生和渗透性利尿。但是对于严重高钠血症伴循环衰竭逐渐发展超过 24 小时者，应补充等渗溶液。其原因有二：首先，等渗溶液也能相对稀释高渗状态时的细胞外液，以减少渗透压下降过快导致的脑水肿；其次，同时等渗溶液也可以有效地恢复血容量。在婴幼儿尿崩症的治疗比较困难，因他们难以摄入足够的水分且治疗会导致水中毒。因此，对于婴幼儿患者在保证足够数量的水分摄入（10～30 mL/kg 体重）同时，应减少加压素的应用剂量。

1. 中枢性尿崩症的治疗

（1）水剂加压素：尿崩症可用激素替代治疗。注射剂血管加压素口服无效。水剂加压素皮下注射 5～10 U，可持续 3～6 小时。该制剂常用于颅脑外伤或术后神志不清的尿崩症患者的最初治疗。因其药效短暂，可有助于识别神经垂体功能的恢复，防止接受静脉输液的患者发生水中毒。

（2）粉剂垂体后叶粉（尿崩停）：赖氨酸加压素是一种鼻腔喷雾剂，使用一次可维持 4～6 小时的抗利尿作用。在呼吸道感染或过敏性鼻炎时，鼻腔黏膜水肿，对药物吸收减少而影响疗效。

（3）鞣酸加压素（长效尿崩停）：长效尿崩停是鞣酸加压素制剂，需要深部肌内注射。应从小剂量开始。初始剂量为每日 1.5 U，剂量应根据尿量逐步调整。体内 24～48 小时内可以维持适当的激素水平，一般每周注射两次，但有个体差异，每例应做到个体化给药，切勿过量引起水中毒。注射前适当保温、充分摇匀。

（4）人工合成 DDAVP（1-脱氨-8-右旋精氨酸血管加压素）：DDAVP 增加了抗利尿作用，而缩血管作用只有 AVP 的 1/400，抗利尿与升压作用之比为 4 000：1，作用时间达 12～24 小时，是目前最理

— 111 —

想的抗利尿剂。该药目前已有口服剂型（如去氨加压素片剂），0.1毫克/片，口服0.1～0.2 mg，对多数患者可维持8～12小时抗利尿作用。初始剂量可从每日0.1 mg开始，逐步调整剂量，防止药物过量引起水中毒。该药与经鼻腔用药相比，片剂口服后的生物利用度约为5%。该药还有注射剂和鼻喷剂，1～4 μg皮下注射或10～20 μg鼻腔内给药，大多数患者可维持12～24小时抗利尿作用。

（5）其他口服药物：具有残存AVP释放功能的尿崩症患者，可能对某些口服的非激素制剂有疗效。

氯磺丙脲可以刺激垂体释放AVP，并加强AVP对肾小管的作用，可能增加肾小管cAMP的形成，但对肾性尿崩症无效。200～500 mg，每日1次，可起到抗利尿作用，可持续24小时。该药可以恢复渴觉，对渴觉缺乏的患者有一定作用。另外，因为该药是降糖药，有一定的降血糖作用，因此必须告知服药患者，服药时必须按时进餐，可以避免低血糖的发生。该药其他不良反应包括：肝细胞损害、白细胞减少等。

氢氯噻嗪的抗利尿机制不明。一般认为是盐利尿作用，造成轻度失盐，细胞外液减少，增加近曲小管对水分的再吸收，使进入远曲小管的初尿减少，而引起尿量减少。该药对中枢性和肾性尿崩症均有效，可使尿量减少50%左右。与氯磺丙脲合用有协同作用。剂量每日50～100 mg，分3次服用。服药时用低盐饮食，忌饮用咖啡、可可类饮料。

氯贝丁酯（安妥明）能刺激AVP释放，每日200～500 mg，分3～4次口服。不良反应包括：肝损害、肌炎及胃肠道反应。

卡马西平（酰氨脒嗪）可以刺激AVP释放，产生抗利尿作用，每日400～600 mg，分次服用。因不良反应较多，未广泛使用。

继发性中枢性尿崩症应首先考虑病因治疗，如不能根治，可选择上述药物治疗。

2. 肾性尿崩症的治疗

肾性尿崩症对外源性AVP均无效，目前还没有特异性的治疗手段，但可采用以下方法控制症状。

（1）恰当地补充水分，避免高渗和高渗性脑病。儿童和成人可以口服，对婴儿应及时经静脉补充。

（2）非甾体消炎药：吲哚美辛可使尿量减少。但除吲哚美辛以外的该类其他药物疗效不明显。

（3）噻嗪类利尿剂：氢氯噻嗪，每日50～100 mg，口服，必须同时应用低盐饮食，限制氯化钠摄入，可使尿量明显减少。该药有明显排钾作用，长期服用时，应定期检测血钾浓度，防止低钾血症。阿米洛利与氢氯噻嗪联合应用可避免低钾血症。阿米洛利用于锂盐诱导的肾性尿崩症时有特异疗效。

3. 妊娠期尿崩症的治疗

原有中枢性尿崩症的妇女妊娠时，一般应用DDAVP。如果尿崩症是由希恩综合征所致，则在治疗尿崩症的同时，补充腺垂体激素的缺乏。妊娠性尿崩症的治疗中应注意区分ADH分泌不足引起的尿崩症和渴感异常引起的尿崩症，后者应用DDAVP治疗常可引起水中毒，所以最好测定血中的AVP含量来指导治疗。在尿崩症妊娠中没有必要停用药物治疗，相反应适量增加药物剂量。哺乳期也没有必要停用药物，因乳汁中的含量极微。由于妊娠期尿崩症随分娩后自然缓解，分娩后密切注意尿量变化，及时减少剂量和停药，以防止水中毒发生。

（楚飞云）

第六章

血液内科疾病

第一节　血液一般检查

血液与机体所有的组织均有密切的联系，且参与机体的每一个功能活动。因此，对保持机体的新陈代谢功能调节以及维持人体内、外环境的平衡起着十分重要的作用。血液发生病理变化时常常会影响到全身的组织器官；反之，器官或组织病变又常引起血液成分发生变化。有些血液病，如各种贫血、紫癜等，其血液中的白细胞、红细胞和血小板的质和量均会发生相应的变化，常以此作为诊断的关键。故血液一般检查是临床医学中应用最为广泛的检验项目。

血液一般检查，通常是指血液中 3 种有形成分红细胞、白细胞和血小板的质和量的实验室检查。

一、红细胞检查

红细胞是血液中数量最多的有形成分，它起源于骨髓造血干细胞。在红细胞生成素的作用下，经红系祖细胞阶段，分化为原红细胞，经过数次有丝分裂依次发育为早幼红细胞、中幼红细胞和晚幼红细胞，后者经过脱核而成为网织红细胞。此种增殖、成熟的过程在骨髓中进行约 72 小时。网织红细胞再经约 48 小时即完全成熟。红细胞主要的生理功能是通过其内含的血红蛋白来完成的。在正常情况下，红细胞的生成和破坏在红细胞生成素和其他神经体液因素的调节下保持动态平衡。在病理情况下，由于种种原因破坏了这一平衡，均可导致疾病的发生。在临床工作中，可通过多项红细胞参数的检验，对疾病进行诊断或鉴别诊断。

（一）红细胞计数

传统的红细胞计数法是将血液经一定倍数稀释后，置于血细胞计数盘的计数板内。计数容积内的红细胞数，然后再推算出 1 mm³ 血内的总红细胞数。鉴于手工法细胞计数既费时又费力，而且其结果在准确性和精确性上均欠佳，目前，国内绝大多数医院均采用血细胞分析仪进行血细胞计数，目前市场供应的血细胞分析仪有 3 分类、5 分类等血细胞仪。

1. 参考值

成年男性（4.0～5.5）×10¹²/L；成年女性（3.5～5.0）×10¹²/L；新生儿（6.0～7.0）×10¹²/L。

2. 临床意义

（1）生理变异：年龄和性别均可导致红细胞数有一定的差异。根据中国医学科学院的调查，男性的红细胞数值在 6～7 岁最低，以后逐渐上升，25～30 岁时达到最高值，以后又逐年下降。女性的红细胞数值在儿童时期也有随年龄增长而逐渐上升的趋势，到 13～15 岁时达到最高值，而后由于月经、内分泌等因素影响而逐渐下降，到 21～35 岁时维持最低水平，以后又明显升高而与男性水平相接近。居住于高原地区的人，由于氧分压低，红细胞数也会增加。妊娠中后期，孕妇的血容量，尤其是血浆容量明显增加（约增加 25%）而引起血液稀释而致红细胞数值减少。6 个月到 2 岁的婴幼儿因生长发育迅速，如偏食者可致造血原料相对不足，某些老年人造血功能明显减退，均可导致红细胞数值减少。

（2）增多：①相对性增多：严重呕吐、腹泻、引起脱水，血液浓缩均可引起红细胞数增多，为一种暂时性假象；②绝对性增多：慢性肺心病，某些肿瘤和某些发绀型先天性心脏病（如法洛四联症）影响气体交换时，红细胞数明显升高；③真性红细胞增多症。

（3）减少：见于急、慢性失血，各种原因引起的溶血，营养物质缺乏和骨髓造血功能障碍等引起的贫血。

（二）血红蛋白浓度的测定

血红蛋白（Hb）是红细胞的主要成分，它是一种有色化合物，其衍生物具有一定的光谱特性。自从 1875 年高尔（Gower）设计稀释血液目测比色法以来，血液学工作者对 Hb 检测方法进行了大量的探讨。大致分为四大类：①根据血液物理学特性检测 Hb（比重法、折射仪法）；②根据 Hb 分子组成测定 Hb（全铁法）；③根据 Hb 与 O_2 可逆性结合的特性测 Hb（血气分析法）；④根据 Hb 衍生物光谱特点进行定量测定。1966 年，国际血液学标准化委员会（ICSH）推荐氰化高铁血红蛋白的测定法（HICN）作为国际 Hb 测定标准法。其原理是血液在血红蛋白转化液溶血后，除了硫血红蛋白（SHb）外，各种 Hb 均可被高铁氰化钾氧化成高铁血红蛋白，再与 CN 结合生成稳定的棕红色氰化高铁血红蛋白。此法具有操作简单、显色快而稳定（显色后如保存得当，6 年不褪色）、除 SHb 外各种血红蛋白均可检测、读取吸光度后可直接定值等优点。近年来，多参数细胞分析仪的应用，使 SHb 测定逐步由仪器取代手工法，其优点是操作简单、快速，同时可以获得多项红细胞参数。

1. 参考值

成年男性：120～170 g/L；成年女性：110～150 g/L；儿童：110～155 g/L。

2. 临床意义

血红蛋白的生理变化与红细胞的变化是一致的。病理状态下，血红蛋白的改变有时与红细胞的变化是平行的。但严重的低色素贫血时，血红蛋白的减少比红细胞数减少更为显著。临床上诊断贫血的主要依据是血红蛋白这一指标。目前，国内诊断贫血的标准是男性为 <120 g/L，女性为 <110 g/L，孕妇为 <100 g/L。从贫血的轻重程度来看，Hb 在 90～120 g/L 即为轻度贫血；61～90 g/L 为中度贫血；31～60 g/L 为重度贫血；Hb≤30 g/L 则为极重度贫血。与 Hb 减少一样，血红蛋白的升高一般也与红细胞数量有关。成人血红蛋白 >180 g/L，是临床上考虑绝对性或真性红细胞增高的判断标准。

（三）红细胞形态检查

随着贫血程度的增加，常见红细胞发生质的变化，可以从瑞氏染色血涂片上红细胞的大小、形态颜色（粗略表示血红蛋白含量）等方面反映出来。利用红细胞的形态检查与血红蛋白的测定、红细胞计数的结果相结合可粗略推算出贫血的原因。对贫血的诊断和鉴别诊断有重要的临床意义。

1. 红细胞大小和血红蛋白含量的改变

（1）正常红细胞：直径约为 7 μm，染淡琥珀色中心部的 1/3 着色浅淡，呈生理性中心浅染现象，也称"正常细胞正常色素性"。除正常人外，也常见于再生障碍性贫血、白血病和急性失血性贫血。

（2）小红细胞：直径 <6 μm 见于严重的缺铁性贫血，因血红蛋白合成不足。每见其中心的淡染区扩大，甚至成为环形红细胞，称为"小细胞低色素性"，在遗传球形细胞增多症小型红细胞、血红蛋白充盈良好的情况下，生理性淡染区消失。

（3）大红细胞：直径 >10 μm，常代表新生的红细胞，见于急性溶血性贫血和巨幼细胞性贫血，前者的血红蛋白含量大致正常，后者常因细胞厚度增大，血红蛋白量可能增多而显得色素丰富，生理性淡染区消失，但若合并铁的缺乏则可见大细胞的低色素表现。

（4）巨红细胞：直径 >15 μm，一般内含血红蛋白丰富，生理性淡染区消失呈大细胞高色素表现，两者均常见于缺乏维生素 B_{12} 或叶酸缺乏所致的巨幼细胞性贫血。

（5）红细胞大小不均：对红细胞直径相差 1 倍以上而言，常见于严重的增生性贫血，而巨幼细胞贫血时特别明显。

（6）正常细胞正常色素与小细胞低色素红细胞混淆，主要见于中度以上的缺铁性贫血，随着贫血程度的加重将有更多的甚至全部的细胞发生这种情况，称为小细胞低色素性。

（7）嗜多色性红细胞：整个红细胞或其中一部分成灰蓝色，属尚未完全成熟的红细胞，故胞体较大。正常人血片中不见，见于各种增生性贫血，特别是在急性溶血时易见到。

2. 红细胞形态的改变

正常情况下红细胞呈双凹圆盘状，病理情况下可见以下改变。

（1）球形红细胞：直径小于正常。厚度增加，常＞2 μm，无中心浅染区，似球形，主要见于遗传性球形细胞增多症。血涂片上此类细胞达25%时有诊断参考价值，若系纯合子则可达75%以上。在自身免疫性溶血性贫血、新生儿溶血病以及红细胞酶缺乏所致溶血性贫血时，也可见到少量球形红细胞。

（2）椭圆形红细胞：细胞呈卵圆形、杆形，长度可大于宽度3~4倍。正常人红细胞中仅1%呈卵圆形，严重贫血者可达15%。最常见于巨幼细胞性贫血和恶性贫血。遗传性椭圆形红细胞增多症时，红细胞呈长椭圆形，甚至呈长柱状。在血涂片中达到25%，有诊断参考价值。

（3）靶形红细胞：红细胞中心部分染色较深，其外围为苍白区域，而细胞边缘又深染，形如射击之靶。有的中心涂染区不像孤岛，而像从红细胞边缘延伸的丰岛状或柄状，为不典型的靶形红细胞。常见于缺铁贫血、血红蛋白病的患者。尤易见于球蛋白生成障碍性贫血。

（4）镰状红细胞：形如镰刀状。由于红细胞内所含的异常血红蛋白S（SHb）在低氧情况下聚合成束状，使红细胞变形所致。见于SHb病，主要见于黑色人种。

（5）口型红细胞：红细胞中央部苍白区呈扁平状，如鱼口状或口形。正常人偶见，遗传性口形细胞增多症者尚可达10%以上，弥散性血管内凝血（DIC）和酒精中毒时，也可见少量口形红细胞。

（6）棘状红细胞：细胞外周呈钝齿状突起。见于棘状红细胞增多症（先天性无β脂蛋白血症），也可见于脾切除后、酒精中毒性肝脏疾病、尿毒症等。

（7）红细胞形态不整：红细胞呈泪滴状、梨形、棍棒形、盔形、三角形、新月形等。最常见于巨幼细胞性贫血，在DIC时也可见此类红细胞，常称为"裂细胞"。

3. 红细胞常见异常情况

（1）碱性点彩红细胞：在瑞氏染色条件下，红细胞胞质存在嗜碱性黑蓝色颗粒，属于未完全成熟红细胞。正常人少见。在铅、铋、汞中毒时增多，常可作为铅中毒的诊断筛选指标，在骨髓纤维化和巨幼细胞贫血时，也可见到。

（2）染色质小体（Howell-jolly bodies）：位于成熟或幼红细胞的胞质中、呈圆形，1~2 μm大小，染紫红色，可一至数个。最常见于巨幼细胞性贫血、溶血性贫血和脾手术切除后。

（3）卡波环（Cabot ring）：为一种紫红色的细线圈状结构，有时绕成八字形。存在于嗜多色或嗜碱性点彩红细胞质中。常与染色质小体同时存在。见于巨幼细胞性贫血和铅中毒患者。

（4）有核红细胞：正常成人该类细胞均存在于骨髓之中，外周血中绝对见不到。1周之内婴儿血片中可见少量。常见于多种溶血性贫血、急慢性白血病和红白血病，可作为髓外造血存在的依据之一。

（四）血细胞比容测定和红细胞平均指教计算

1. 血细胞比容（HCT）测定

将EDTAK2抗凝血在一定条件下离心沉淀，由此可测除红细胞在全血中所占体积的百分比，即为血细胞比容测定。测定血细胞比容方法有折射计法、黏度法、相对体积质量测定法、离心法、电阻抗法和放射性核素方法等。目前，温氏法属淘汰之列，渐为微量高速离心法所代替。白细胞分析仪仅用微量血通过电阻抗法可进行红细胞比容测定。由于其结果是仪器测定数千个红细胞体积产生的脉冲叠加后换算的结果，因此，避免了血浆残留的误差。但仪器必须经过参考方法校正后才能得出正确的结果。目前，HCT测定多用微量高速离心法。目前，也有人将HCT解释为血细胞比容。

（1）参考值如下。

1）温氏法：男性为0.40~0.54 V/L；女性为0.37~0.47 V/L；

2）微量法：男性为0.428~0.506 V/L；女性为0.367~0.475 V/L。

（2）临床意义：血细胞比容的高低主要与红细胞数量及其大小有关。该测定常用来诊断贫血，并判断其严重程度，结合有关指数的变化还可推测贫血的原因。它对于相对性红细胞增多症或绝对性红细胞增多症的诊断和疗效观察也有一定的价值。血细胞比容增高见于大面积烧伤和多种脱水患者，各种原因所致的血液浓缩时常达 0.50 V/L 以上，在纠正脱水和电解质平衡失调时，常常以血细胞比容作为参考。在红细胞绝对值增高，如真性红细胞增多症时，常可达 0.60 V/L 以上。治疗有效时数值下降，故又可作为观察疗效的指标。血细胞比容降低见于各种贫血。

2. 红细胞 3 种平均位的计算

（1）平均红细胞容积（MCV）：MCV = 每升血液中红细胞比容/每升血液中红细胞个数 = HCT/（RBC/L）$\times 10^{12}$ fl。

手工法参考值：90 ~ 92 fl（1 mL = 10^{12} fl）；血液分析仪法参考值：80 ~ 100 fl。

（2）平均红细胞血红蛋白（MCH）：MCH = 每升血液中血红蛋白含量/每升血液中红细胞个数 = Hb（g/L）/（RBC/L）$\times 10^{12}$ pg。

手工法参考值：27 ~ 31 pg（1 g = 10^{12} pg）；血液分析仪法参考值：27 ~ 31 pg。

（3）平均红细胞血红蛋浓度（MCHC）：MCHC = 每升血液中血红蛋白含量/每升血液中红细胞比积 = Hb（g/L）/HCT。

1）参考值：320 ~ 360 g/L。

2）临床意义：根据 MCV、MCH、MCHC 可以从不同侧面反映红细胞的病理变化。根据在某一病例中的 3 个指数变化情况，可将贫血从形态学角度进行分类，为明确诊断提供线索（表6-1）。

表6-1　贫血形态学分类鉴别表

贫血形态学分类	MCV	MCH	MCHC	病因
正常细胞性贫血	80 ~ 100	27 ~ 31	320 ~ 360	急性失血、流血、造血功能低下（再障）
大细胞性贫血	>100	>31	320 ~ 360	缺乏叶酸或维生素 B_{12} 引起的巨幼细胞贫血
单纯小细胞性贫血	<80	<27	320 ~ 360	尿毒症慢性炎症
小细胞低色素贫血	<80	<27	<320	缺铁性贫血、慢性失血性贫血

（五）红细胞平均直径和红细胞曲线测定

红细胞直径一般用目镜测微计测出薄血片上 500 个红细胞直径后，再把各红细胞的直径材料绘成红细胞的大小分布的曲线，称为红细胞直径曲线（即 Price-Jones 曲线）。红细胞直径测定简单易行，但是往往易受人为因素的影响。血细胞分析仪可以根据测量的单个红细胞体积计算出体积的变异系数，即红细胞体积分布宽度（RDW）。它是反映外周血红细胞体积异质性的参数，能客观地、准确地反映红细胞的大小不等程度。结合红细胞体积直方图分析，对贫血的鉴别诊断更有价值。

1. 参考值

平均红细胞直径为 6.7 ~ 7.7 μm；红细胞体积分布宽度（RDW）为 11.6% ~ 13.5%。

2. 临床意义

红细胞直径测定主要用于贫血的鉴别诊断。小细胞性贫血时，红细胞直径小于正常参考范围，曲线峰顶向左移；大细胞性贫血时，曲线峰顶向右移；红细胞大小不均时，Price-Jones 曲线基低部增宽；正细胞性贫血时，红细胞平均直径及其 Price-Jones 曲线图形与正常人相同。

RDW 可用于鉴别缺铁性贫血和 β 珠蛋白生成再障性贫血。两者均为小细胞低色素性贫血，但前者红细胞形态明显大小不一，后者形态大小均为均一。另外，95% 以上的缺铁性贫血的 RDW 均异常，根据 MCV/RDW 可确定贫血的类型。

（六）网织红细胞计数

网织红细胞是介于晚幼红细胞与成熟红细胞之间尚未成熟的红细胞。用煌焦油蓝或新亚甲蓝染液进行活体染色后，胞质中可见蓝绿或蓝色的网状结构。手工法的网织红细胞计数中的试管法，因易掌握、重复性也较好，故被列为参考方法。近年来，国内使用米勒窥盘进行计数，国外则逐步使用网织红细胞仪器法进行测定。

这种方法大致有流式细胞仪法、网织红细胞仪计数法和多参数血液分析仪法。需要指出的是，在活体染色的血涂片进行网织红细胞计数时，其结果受计算区域和红细胞数量的影响较大，有时甚至会出现一些假象，故必要时应计算其绝对值。

网织红细胞绝对值＝网织红细胞百分比×红细胞计数

1. 参考值

相对值为 0.5%～2.5%；绝对值为（50～100）×10^9/L；新生儿为 2.0%～5.0%。

2. 临床意义

（1）网织红细胞计数可用以判断骨髓红细胞系统造血情况：溶血性贫血时，网织红细胞可高达 20%或更多。急性失血后 5～10 天，网织红细胞达到高峰。2 周后恢复正常。典型再障病例，网织红细胞的相对值常＜0.005，其绝对值＜5×10^9/L，为诊断再障的标准之一。在缺铁性贫血和巨幼细胞性贫血时，网织红细胞常仅轻度增多。

（2）网织红细胞计数可作为疗效观察的指示：凡骨髓增生功能良好的患者。在给予抗贫血药物后，其网织红细胞在约 1 周时可达高峰。贫血越严重，网织红细胞数升高得越高，且其升高往往在红细胞恢复之前。凡疗效好时，网织红细胞数即见增多，其增多的程度与原有红细胞的数量成反比。如果在抗贫血治疗过程中，网织红细胞不见增高，说明该种治疗无效或骨髓造血功能障碍。因此，网织红细胞计数是对贫血患者经常随访检查的项目之一。

二、白细胞检查

人体周围中的细胞包括粒细胞、淋巴细胞、单核细胞，这些细胞均起源骨髓中多能干细胞。它们通过不同方式、不同机制消灭病原体，消除过敏和参加免疫反应，产生抗体等，从而保证机体健康。近年来，更发现了白细胞与血管内皮存在相互作用，并通过释放细胞因子、趋化因子、黏附分子等多种活性物质来调节细胞增殖过程。

（一）白细胞计数和分类

白细胞计数和分类有两种方法：一种是显微镜目视法；另一种是血液分析仪法。随着高科技的应用和基础医学的发展，各种类型的血细胞分析仪相继问世。这些仪器主要体现在白细胞分类的部分的改进，即由电阻抗法的三分群发展为激光、流式细胞仪等多项技术联合，同时检测一个细胞，综合分析实验数据，得出较为准确的白细胞五分类结果。但应指出，各类仪器仍有不足之处，如不能对单个细胞完全识别，特别是白血病细胞和正常单个核细胞、异常不典型淋巴细胞。目前，血液分析仪的白细胞分类只是严格根据筛选标准报告实验结果、必要时还需以显微镜涂片检查进行复检，尤其是幼稚细胞或异常细胞存在于外周血时。

（二）嗜酸性粒细胞计数和嗜碱性粒细胞计数

嗜酸性粒细胞计数，手工法是利用嗜酸性粒细胞稀释液将血液稀释一定倍数，同时破坏红细胞和大部分其他白细胞。并将嗜酸性粒细胞着色，然后滴入细胞计数盘中，计数一定范围内嗜酸性粒细胞数。仪器法则是经分血器使血液与嗜酸性粒细胞特异计数的溶血剂混合，由于其特殊的 pH，除嗜酸性粒细胞以外所有的细胞将溶解或萎缩，含有完整的嗜酸性粒细胞液体通过小孔时，使计数电路产生脉冲而被计数。

嗜碱性粒细胞计数，手工法常见的有嗜苯胺蓝法和中性红法两种。仪器法，原理则类似于嗜酸性粒细胞计数。

（三）单核细胞计数和淋巴细胞计数

单核细胞有强烈的非特异性酯酶活性，在酸性条件下，可将稀释液中的 α-醋酸萘酯水解，产生 α-萘酚，并与六偶氮副产品结合，从而与其他细胞区别。

淋巴细胞计数，手工法是利用淋巴细胞稀释液结合淋巴细胞形态特点，即可计数每升血液中的淋巴细胞数。仪器法则是利用淋巴细胞单核细胞和粒细胞大小、细胞质含量、胞质内的颗粒大小和密度、胞核形态和密度不同，通过扫描技术得出白细胞分类各类细胞的比值。

1. 参考值

成人为（4~10）×10^9/L；新生儿为（15~20）×10^9/L；6个月~2岁为（11~12）×10^9/L。

2. 临床意义

（1）中性粒细胞：白细胞总数的50%~70%是中性粒细胞，其增高和减低直接影响白细胞总数的变化。

1）数量的变化：①生理性增多：见于胎儿和新生儿、妊娠期妇女，严寒、暴热、剧烈运动和情绪变化等；②病理性增多：见于急性感染、严重的组织损伤或大量血细胞的破坏、急性大出血、急性中毒和肿瘤性增多（如粒细胞性白血病、恶性肿瘤晚期等）；③减少：见于某些感染（如系统性红斑狼疮、伤寒、副伤寒、病毒感染等）、慢性化学损伤，自身免疫性疾病（如 SLE）、脾功能亢进和粒细胞缺乏症。

2）核象变化：①核象左移：即外周血中杆状核粒细胞增多，并出现晚幼粒细胞、中幼粒细胞、早幼粒细胞，常见于各种病原体所导致的感染，特别是急性化脓性感染；②核象右移：正常人外周血中中性粒细胞以3叶核者为主，若5叶以上者超过3%则为核象右移。主要见于巨幼细胞性贫血、恶性贫血以及应用抗代谢药物，如阿糖胞苷或疏嘌呤（6-疏嘌呤）等。在炎症恢复期，一过性出现核右移是正常现象，如在疾病进行期突然出现核右移，则表示预后不良。

3）形态学变化：①中性粒细胞的毒性变化：包括出现中毒颗粒、空泡 Pohle 体和退行性变（如胞体肿大、结构模糊、边缘不清、核固缩核肿胀和核溶解等）；②其他异常白细胞：如巨多核中性粒细胞（见于巨幼细胞性贫血）、Polger - Huer 畸形［见于某些严重感染、白血病、骨髓异常增生综合征（MDS）和肿瘤转移等］。

（2）嗜酸性粒细胞。

1）生理变化：劳动、寒冷、饥饿、精神刺激时嗜酸性粒细胞减少。

2）增多：见于过敏性疾患，某些皮肤病（银屑病），某些传染病（猩红热）、钩虫病、慢性粒细胞性白血病、恶性淋巴瘤、嗜酸性粒细胞性白血病等。

3）减少：见于伤寒、副伤寒、手术后严重组织损伤以及应用肾上腺皮质激素或促肾上腺皮质激素后。

4）嗜酸性粒细胞计数还可用于观察急性传染病、手术或烧伤患者的预后，以及用于测定肾上腺皮质功能等。

（3）嗜碱性粒细胞。

1）增多：见于慢性粒细胞性白血病、嗜碱性粒细胞性白血病、真性红细胞增多症、骨髓纤维化、黏液性水肿、溃疡性结肠炎、变态反应甲状腺功能减退等。

2）减少：由于此类细胞的参考值已很低，故其减少无多大临床意义。在临床上嗜碱性粒细胞计数，常用于慢性粒细胞性白血病和类白血病反应的鉴别和观察变态反应。

（4）单核细胞。

1）生理性增多：新生儿和儿童均可增多。

2）病理增多：见于某些感染（如亚急性感染性心内膜炎、疟疾、活动性非结核）和某些血液病（如粒细胞缺乏症恢复期以及恶性组织细胞病、淋巴瘤、MDS 等）。

3）减少：一般意义不大。

（5）淋巴细胞。

1）生理性增多：多见于婴幼儿和学龄前儿童。

2）病理性增多：见于病毒感染、某些慢性感染（如结核病恢复期）、淋巴细胞性白血病、白血性淋巴肉瘤。另外，在再障、粒细胞缺乏症患者，可出现淋巴细胞的相对增多，此时白细胞总数是减低的。

3）减少：主要见于接触放射线和应用肾上腺皮质激素后。另外，在传染性单核细胞增多症、病毒性肺炎、病毒性肝炎等病毒性感染或过敏源刺激下会出现异型淋巴细胞，包括空泡型、不规则型和幼稚型淋巴细胞。

三、血小板检查

血小板是血液中最小的一种有形成分。它由巨核细胞质脱落而成，在体内的功能是参与正常的止血功能，防止血管损伤后的血液丢失，血小板的黏附、聚集、释放反应以及凝血功能是正常止血功能的基本要素。此外，血小板还参与炎症、免疫和支持内皮完整性的功能。

（一）血小板计数

血小板计数的基本原理，与血液的白细胞计数法或红细胞计数法相同。血小板由于体积小，特别容易发生黏附、聚集和变性破坏，故常难以正确计数。目前，血小板计数主要有两大类：血小板分析仪法和目视显微镜计数法。前者由于重复性好，适用于临床。但因血细胞分析仪计数不能完全将血小板与其他类似的大小物质（如红细胞或白细胞碎片、灰尘等杂物）区别开来。因此，计算结果有时仍需目视显微镜计数做校正。在各种稀释液中，无论是用仪器法手工法进行血小板计数都以草酸铵溶液法作为参考。

现代的多参数血细胞分析仪可利用测量细胞的原理计算出平均血小板体积（MPV）和血小板分布宽度（PDW）。

1. 参考值

血小板计数为（100~300）×10⁹/L；MPV 为 6.8~10.0 fl（平均8.4 fl）；PDW 为 15%~17%。

2. 临床意义

（1）血小板计数的临床意义。

1）生理性变化：正常人血小板计数一天内有 6%~10% 的波动。表现为早晨最低、午后略高，春季较低、冬季略高，平原居民较低、高原居民较高，静脉血比毛细血管血高 10%，月经期偏低，晚期妊娠略高，剧烈运动和饱餐后升高。

2）病理性变化：①减少：在临床上，除创伤外，血小板减少是引起出血的常见原因。血小板数 > 100×10⁹/L 时，无异常出血，<50×10⁹/L 时可出现症状，常见于血小板生成障碍（如急性白血病、再障等）、血小板破坏过多（如 ITP、脾功能亢进、SLE 等）和血小板消耗过多（如 DIC、血栓形成性血小板减少性紫癜等）；②增多：血小板计数 >400×10⁹/L。见于原发性血小板增多症以及骨髓增生性疾病，如慢性粒细胞性白血病、真性红细胞增多症等、急性大出血、急性溶血、急性化脓性感染和脾切除术后。在急性炎症、应激反应和出血时，血小板计数常会升高，但很少超过 600×10⁹/L。

（2）MPV 变化的临床意义：研究表明，MPV 值大小与血小板的多少呈非线性相关，故在分析 MPV 临床意义时应结合血小板的变化来考虑。

1）血小板计数低，MPV 值升高：骨髓自身正常，但外周血血小板破坏增多造成血小板降低的刺激后反应性增生时，MPV 值升高，由于骨髓受抑而造成血小板减少的患者在恢复初期 MPV 值也升高。

2）血小板计数高，MPV 值正常：见于骨髓增生性疾病，如原发性血小板增多症。

3）血小板计数和 MPV 值均下降：见于艾滋病、骨髓纤维化、再障、骨髓瘤或白血病化疗后。

4）血小板计数和 MPV 值均升高：见于反应性血小板增多症、急性大出血等。

5）MPV 值升高、血小板计数正常：见于慢性粒细胞性白血病、骨髓纤维化、脾切除、α-珠蛋白生成障碍性贫血和 β-珠蛋白生成障碍性贫血等。

6）血栓前状态或血栓性疾病时 MPV 值常升高。

（3）PDW 可用于反映外周血血小板大小不等程度：目前认为，PDW 可用于鉴别原发性血小板增多症（PDW 升高）和反应性血小板增多症（PDW 正常）。另外，根据 MPV 值和血小板计数可计算出血小板比容，与 HCT 相类似，用于表示循环血中单位体积血液内血小板所占体积的百分率。目前认为，血小板比容在临床上并无诊断价值。

（二）血小板形态观察

光学显微镜下，血小板为含颗粒的无核盘状小体，平均直径在 $2 \sim 4~\mu m$。血小板表面光滑，胞质浅蓝、透明，含颗粒，正常血小板形态极不规则，常成簇成堆分布。在正常人血片中偶尔可以发现直径 >$5~\mu m$ 的血小板。当血小板生成增多时，可发现直径更大的血小板，在某些免疫性溶血性贫血时也可找到巨血小板，在某些遗传性血小板功能异常患者如巨血小板综合征时，往往可见巨血小板。出现血小板无力症时，由于血小板黏附、聚集能力下降，在血象中往往发现血小板数异常分布。骨髓增生性疾病有关的血小板计数升高时，血小板常出现大小不均，大者常与红细胞直径相似，这些可能是巨核细胞质碎片。在某些情况下，常可发现中性粒细胞周围黏附着血小板，这种情况往往出现于机体存在抗血小板抗体的患者，但更常见于健康人的抗凝血制成的血涂片中。

（吴耿茂）

第二节　骨髓穿刺检查

骨髓穿刺术是采集骨髓液的一种常用诊断技术。通常通过骨髓穿刺了解骨髓中造血细胞的增生情况、正常骨髓细胞比例的改变、有无异常细胞，并间接了解血细胞从骨髓输送到血循环的情况等，以协助明确诊断，观察疗效，估计预后或排除某些疾病。

一、适应证

（1）通过骨髓检查能确诊的疾病：各种白血病、巨幼细胞贫血、多发性骨髓瘤、恶性淋巴瘤、骨髓转移癌、脂质沉积病（如戈谢病、尼曼－匹克病）、寄生虫（例如疟疾、黑热病等）。

（2）通过骨髓检查能够提供重要的诊断依据的疾病：再生障碍性贫血、溶血性贫血、缺铁性贫血、原发免疫性血小板减少症、脾功能亢进（脾脏切除前，用以了解骨髓造血功能的状态）、真性红细胞增多症、巨球蛋白血症、粒细胞减少症（了解骨髓增生水平和成熟程度，并估计其类型和预后）、慢性放射病、淋巴瘤。

（3）临床表现和血常规高度怀疑血液病：不明原因的血三系细胞减少，不明原因的肝、脾、淋巴结肿大，不明原因的发烧，同时伴有血常规的改变，血涂片中可出现异常细胞。

（4）观察疾病的治疗反应：各种白血病、再生障碍性贫血、巨幼细胞贫血、缺铁性贫血、多发性骨髓瘤。

二、禁忌证

血友病及有严重凝血功能障碍者，当骨髓检查并非唯一确诊手段时，则不宜行骨髓穿刺检查，以免引起局部严重出血。骨髓穿刺局部皮肤有感染者。

三、术前准备

1. 医患沟通
术前医患沟通，与患者及其家属介绍此项操作的必要性及过程以消除对本操作的顾虑。

2. 患者准备
（1）了解、熟悉患者病情。
（2）与患者及家属谈话，交代检查目的、检查过程及可能发生情况，并签字。
（3）对怀疑有凝血功能障碍者，在穿刺前应行凝血功能检查，根据检查结果决定是否适合行骨髓穿刺检查。

3. 器材准备
（1）治疗车：治疗车上应备有无菌骨髓穿刺包，内含治疗盘、无菌棉签、手套、洞巾、注射器、纱布以及胶布。

（2）消毒用品：75%乙醇、2%碘酒或碘附。

（3）麻醉药品：2%利多卡因 2mL。

（4）其他：一次性注射器 2 个，无菌手套，干净玻片 6~8 张以及一张好的推片，抗凝管数个（根据检测项目决定）。

4. 操作者准备

（1）掌握骨髓穿刺术操作的相关知识，了解患者的病情和穿刺目的。

（2）摆好患者的体位，选择好穿刺点。

（3）熟悉操作步骤，洗手、戴口罩、戴帽子。

四、操作方法及步骤

（一）体位

根据穿刺点不同采取不同的体位。

1. 俯卧位或侧卧位

适合于选择髂后上棘穿刺点。

2. 仰卧位

适合于选择髂前上棘和胸骨穿刺点。

3. 座位或侧卧位

适合于选择腰椎棘突穿刺点。

（二）穿刺点的选择

1. 髂前上棘

常取髂前上棘后上方 1~2 cm 处作为穿刺点，此处骨面较平，容易固定，操作方便安全。

2. 髂后上棘

位于骶椎两侧、臀部上方骨性突出部位。

3. 胸骨柄

此处骨髓含量丰富，当上述部位穿刺失败时，可做胸骨柄穿刺，但此处骨质较薄，其后有心房及大血管，严防穿透发生危险，较少选用。

4. 腰椎棘突

位于腰椎棘突突出处，穿刺难度较大，不常选用。

（三）消毒麻醉

常规消毒皮肤，戴无菌手套、铺消毒洞巾，用 2%利多卡因做局部浸润麻醉直至骨膜。

（四）穿刺

（1）选择髂后和髂前上棘时，操作者左手拇指和食指固定穿刺部位，右手持骨刺针与骨面呈垂直方向刺入，当穿刺针接触骨面时，则沿针体长轴左右旋转进入，当突感穿刺阻力消失，即有突空感且穿刺针已固定在骨内时，表示穿刺针已进入骨髓腔内。

（2）选择胸骨穿刺点时，操作者左手拇指和食指固定穿刺部位，右手持骨刺针与骨面呈 30°~45°角方向刺入，深度 0.5~1 cm，穿刺针固定在骨内即可，一般无明显突空感。

（3）选择腰椎棘突穿刺时，操作者左手拇指和食指固定穿刺部位，右手持骨刺针与骨面呈垂直方向刺入，左右旋转，缓缓钻入骨质，进针，深度为 0.5~1 cm，穿刺针固定在骨内即可，一般无明显突空感。

（五）抽吸骨髓液

当穿刺针接触到骨质后左右旋转，缓缓刺入骨质，穿刺针已固定在骨内时，表示已进入骨髓腔。用干燥的 20 mL 注射器将内栓退出 1 cm，拔出穿刺针芯，接上注射器，用适当力度缓慢抽吸，可见少量红色骨髓液进入注射器内，骨髓液抽吸量以 0.1~0.2 mL 为宜，取下注射器，将骨髓液推于玻片上，由助手迅速制作涂片 5~6 张，送检细胞形态学及细胞化学染色检查。

（六）骨髓培养

如需做骨髓培养，再接上注射器，抽吸骨髓液 2~3 mL 注入培养液内。

（七）未能抽得骨髓液的原因及处理方法

如未能抽得骨髓液，可能是针腔被皮肤、皮下组织或骨片填塞，也可能是进针太深或太浅，针尖未在髓腔内，此时应重新插上针芯，稍加旋转或再钻入少许或再退出少许，拔出针芯，如见针芯上带有血迹，再行抽吸可望获得骨髓液。若仍抽不出骨髓液，或仅抽出少许稀薄血液，则称谓干抽，这可能是操作欠佳，或由于骨髓纤维化，或由于骨髓细胞成分太多、太黏稠（如高细胞白血病等）。若属于技术问题，则应换技术操作熟练的人员更换部位再穿，若属于后者，则应行骨髓活检术。

五、不良反应及处理

（1）穿刺针进入骨质后避免摆动过大，以免折断。穿刺针折断的并发症很罕见，大多是由于穿刺针进入骨质后，穿刺者摆动幅度过大，或由于骨质坚硬（如骨髓纤维化）难以进入骨髓腔而强行进针所致。因此，为了防止穿刺针折断，在穿刺针进入骨质后不要摆动过大，遇到骨质坚硬难以进针时，不要强行进针。若穿刺针折断在骨质内，可请外科处理。

（2）胸骨柄穿刺不可垂直进针，不可用力过猛，不可穿刺太深，以防穿透内侧骨板伤及心脏和大血管，尤其是老年人或骨髓瘤患者由于骨质疏松，初次骨髓穿刺最好避免胸骨穿刺。

（3）骨髓液抽取后应立即涂片，仅做细胞形态学检查时，抽吸量不宜过多，否则会使骨髓液稀释。

（4）多次干抽时应进行骨髓活检。

（5）术前应做出凝血时间、血小板等检查。严重出血的血友病禁做骨髓穿刺。

（6）有出血倾向或凝血时间明显延长者不宜做骨髓穿刺，但为明确诊断疾病也可做，穿刺后必须局部压迫止血 5~10 分钟。

（7）晚期妊娠的妇女慎做骨髓穿刺，小儿及不合作者不宜做胸骨穿刺。

（吴耿茂）

第三节　缺铁性贫血

缺铁性贫血是指由于体内贮存铁消耗殆尽、不能满足正常红细胞生成的需要时发生的贫血。在红细胞的产生受到限制之前，体内的铁贮存已耗尽，但还没有贫血，此时称为缺铁。缺铁性贫血的特点是骨髓及其他组织中缺乏可染铁，血清铁蛋白及转铁蛋白饱和度均降低，呈现小细胞低色素性贫血。

一、铁的代谢

铁是人体必需的微量元素，存在于所有细胞内。在体内除主要参与血红蛋白的合成和与氧的输送有关外，还参加体内的一些生物化学过程，包括线粒体的电子传递、儿茶酚胺代谢及 DNA 的合成。此外，约半数参加三羧酸循环的酶和辅酶均含有铁或需铁的存在。如铁缺乏，将会影响细胞及组织的氧化还原功能，造成人体多方面的功能紊乱。

（一）铁的分布

人体内铁的分布如表 6-2 所示。

表6-2 正常人体内铁的分布

铁存在的部位	铁含量（mg）	占全部铁（%）
血红素铁	2 000	62.1
贮存铁（铁蛋白及含铁血黄素）	1 000（男）	31.0
	400（女）	
肌红蛋白铁	130	4.0
易变池铁	80	2.5
组织铁	8	0.3
转运铁	4	0.1
	3 222（男）	100
	2 622（女）	

正常人体内铁的总量为3～5 g（男性约为50 mg/kg，女性约为40 mg/kg）。其中近2/3为血红素铁。血红蛋白内的铁占血红蛋白重量的0.34%。肌红蛋白、各种酶和辅酶因子中含的铁和血浆中运输的铁是执行生理功能的铁。

1. 血红素铁

血红素铁约占全部铁的62.1%。血红素的功能是参与血红蛋白的功能，在肺内与氧结合，将氧运送到体内各组织中。

2. 肌红蛋白铁

肌红蛋白铁约占全部铁的4%。肌红蛋白的结构类似血红蛋白，见于所有的骨骼肌和心肌。肌红蛋白可作为氧贮存所，以保护细胞对缺氧的损伤。

3. 转运铁

转运中的铁是量最少（总量为4 mg）然而也是最活跃的部分。转铁蛋白（Tf）每日在24小时内至少转运8～10次。转铁蛋白是由肝细胞及单核-巨噬细胞合成的β_1球蛋白，分子量为75 000～80 000 kD，678个氨基酸序列已被阐明，基因位于3号染色体上。每个转铁蛋白可结合2个铁原子（Fe^{3+}）。正常情况下，仅1/3转铁蛋白的铁结合点被占据。血浆中所有转铁蛋白结合点构成血浆总铁结合力（TIBC）。转铁蛋白的功能是将铁输送到全身各组织，将暂不用的铁送到贮存铁处。

4. 各种酶及辅酶因子中的铁

包括细胞色素C、细胞色素C氧化酶、过氧化氢酶、过氧化物酶、色氨酸吡咯酶、脂氧化酶等血红素蛋白类以及铁黄素蛋白类，包括细胞色素C还原酶、NADH脱氢酶、黄嘌呤氧化酶、琥珀酸脱氢酶和酰基辅酶A脱氢酶等。这部分铁虽然仅6～8 mg，含量极少，其功能大多是可逆的转运或接受电子，对每一个细胞的代谢至关重要，是维持生命所需的重要物质。

5. 易变池铁

易变池铁指铁离开血浆进入组织或细胞间，短暂结合于细胞膜或细胞间蛋白的铁容量。正常人易变池中铁的含量为80～90 mg，约占全部铁的2.5%。

6. 贮存铁

包括铁蛋白和含铁血黄素，其功能是贮存体内多余的铁。当身体需要时，铁蛋白内的铁仍可动用为功能铁。

铁蛋白为水溶性的氢氧化铁磷酸化合物与去铁蛋白结合而成。其内部可容纳2 000个铁原子。当铁最大饱和时其重量约为800 kD。去铁蛋白单体分重（H）型和轻（L）型两种。H型单体摄取铁较L型为快，但保留较少。在肝及脾内的去铁蛋白主要是由L型单体组成。目前，人类铁蛋白的H型单体和L型单体的氨基酸序列均已被确定，其染色体位置分别在11号染色体及19号染色体上，铁蛋白的基因DNA位置也已阐明。

含铁血黄素是变性式聚合的铁蛋白,也为水溶性,含铁量占其重量的25%~30%。含铁血黄素主要存在于单核-巨噬细胞中。如果含铁血黄素大量堆积于体内其他的组织内,会损伤各系统组织的功能。含铁血黄素在显微镜下呈金黄色折光的颗粒或团块状,也可用瑞氏或普鲁士蓝染色。

(二)铁的吸收

正常情况下,人体铁主要来源于食物。多数食物中都含有铁,以海带、木耳、香菇、肝、肉类、血制品及豆类中较丰富。成年人每日应从食物中摄取1~2 mg铁(食物铁的含量应为10~20 mg)。铁的吸收部位主要在十二指肠和空肠上段的黏膜。当缺铁时,空肠远端也可以吸收。

铁经肠黏膜上皮的吸收是主动的细胞内运转。但当口服大量铁剂时,铁也可被动地弥散进入肠黏膜。故在误服大量铁剂时,肠道对铁的吸收会失去控制而发生急性铁中毒。极少量的肌红蛋白铁或血红素铁可被直接吸收。大部分的血红蛋白须先经血红素加氧酶分解成铁及四吡咯后才被吸收。非血红素铁以二价的铁离子(Fe^{2+})形式或与铁螯合物结合(防止铁变成不易溶解的沉淀)而被吸收。这种与铁螯合物结合的铁在进入碱性环境中会重新离解出来而被吸收。

食物进入肠道后,肠道黏膜细胞内的转铁蛋白分泌至肠腔内与食物中的铁结合。铁与转铁蛋白结合后,再与肠黏膜微绒毛上的受体结合而进入肠黏膜细胞。在黏膜细胞内,Fe^{2+}被铜蓝蛋白及其他亚铁氧化酶氧化为Fe^{3+}后,与细胞内的转铁蛋白结合,越过细胞膜进入毛细血管网,剩余部分铁与细胞内的去铁蛋白结合形成铁蛋白,存留于细胞中。3~5天后随肠黏膜细胞的更新脱落而排出体外(图6-1)。

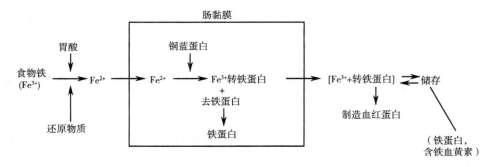

图6-1 铁代谢示意图

影响铁吸收的因素有:

1. 体内铁贮存量

当铁的贮存量多时,血浆铁的运转率降低,铁的吸收减少。当铁缺乏时则相反,铁的吸收量增加。当红细胞生成的速度加快时,铁吸收也增加。体内铁贮存量对肠黏膜的调节机制尚不清楚。

2. 胃肠道的分泌

铁在酸性环境中易于保持游离状态,利于被吸收。胃酸有利于食物中铁的游离。胃肠道分泌的黏蛋白及胆汁对铁有稳定和促进吸收的作用。碱性的胰腺分泌液中的碳酸氢盐可与铁形成不易溶解的复合物,不利于铁的吸收。但胰腺分泌的蛋白酶可使铁与蛋白分离,易被吸收。

3. 食物的组成

肉类食物中的肌红蛋白、血红蛋白经蛋白酶消化后,游离出的血红素铁可以直接进入肠黏膜细胞。蛋白质类食物分解后的氨基酸、酰胺及胺类均可与铁形成易于溶解的亚铁(Fe^{2+})螯合物,使铁易被吸收。而蔬菜及谷类食物中的铁多为高铁(Fe^{3+}),易与植物中的植酸、草酸、磷酸等结合形成不溶解的铁复合物,不易被吸收。故在食谱中应有一定量的肉类,以利于铁的吸收。

4. 药物的影响

还原剂如维生素C、枸橼酸、乳酸、丙酸及琥珀酸等均可使Fe^{3+}还原成Fe^{2+}以利于吸收。氧化剂、磷酸盐、碳酸盐及某些金属制剂(如铜、镓、镁)均可延缓铁的吸收。

(三)铁的运转

进入血浆中的铁,与转铁蛋白结合后被带到骨髓及其他组织中去。血浆转铁蛋白是由肝细胞合成的

β_1 球蛋白，在血浆中的半衰期为 8～10.4 天，血中浓度为 2.5 g/L。转铁蛋白在氨基酸及碳酸盐的协同作用下，当 pH ＞ 7 时才能与铁结合。每个转铁蛋白有两个结合铁的位点，可结合 1 个或 2 个铁离子（Fe^{3+}）。带高铁的转铁蛋白在幼红细胞表面与转铁蛋白受体（TfR）结合，通过胞饮作用进入细胞内。在 pH 条件改变成酸性（pH ＝5）时，再度还原成 Fe^{2+} 与转铁蛋白分离。Fe^{2+} 在线粒体上与原卟啉、珠蛋白合成血红蛋白、多余的铁以铁蛋白形式存于细胞内，可用亚铁氰化钾染成蓝色，这类幼红细胞称为铁粒幼细胞。与铁分离后的转铁蛋白及转铁蛋白受体接着被排出细胞外（图 6-2）。转铁蛋白回到血浆后可再度行使转运铁的功能。转铁蛋白携带的是单铁或双铁，钙离子、细胞的磷酸化、细胞膜的胆固醇含量均可影响转铁蛋白与转铁蛋白受体的结合。

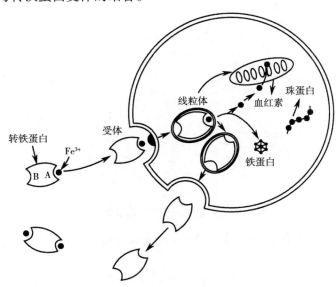

图 6-2 幼红细胞与铁结合及形成血红蛋白示意图

转铁蛋白受体（TfR）是一种细胞膜受体，在调节细胞铁的摄取中发挥着关键的作用。正常人 80% 以上的 TfR 存在于骨髓红系细胞上，红系各阶段细胞所表达的 TfR 数各不相同。原红细胞上可有 800 000 个 TfR，到网织红细胞逐渐减少到每个细胞上只有 100 000 个，成熟红细胞上则无 TfR。TfR 是由二硫键连接的双链跨膜糖蛋白，分子量约为 18 kD。其基因位于第 3 号染色体的长臂。TfR 与转铁蛋白的亲和力，与转铁蛋白所结合的铁原子数量和 pH 有关。当 pH 为 7.0 时，转铁蛋白结合两个铁原子时，TfR 对转铁蛋白的亲和力最大。

目前已知参与对 TfR 调节的因素有：

1. 细胞的分化状态

干细胞较少表达 TfR。BFU-E 和 CFU-E 所表达的 TfR 均较少，而 CFU-E 的 TfR 较 BFU-E 为多。在细胞内出现血红蛋白合成后，TfR 明显增多，待红细胞成熟后就全部消失。

2. 细胞内的血红素含量

在细胞内游离血红素含量增高时，可抑制 TfR 的表达。反之，则 TfR 的表达增加。

3. 细胞内的铁代谢

细胞内的铁调节蛋白（包括：铁反应元件结合蛋白 IRP-1、IRP-2、铁调节因子、铁抑制蛋白和 p90）为 mRNA 结合蛋白，能调节细胞内 TFR、铁蛋白和其他重要铁代谢蛋白。这些蛋白均已被离析，纯化和鉴定，氨基酸序列及基因定位已被确定。

当细胞内铁过多时，胞质内的铁调节因子 IRF 与 TfR mRNA 3′ 译区的铁反应元件 IRE 亲和力下降，TfR mRNA 的降解增加，细胞内 TfR mRNA 减少，TfR 合成减少，使细胞摄取铁减少；当细胞处于铁缺乏时，IRF 与 IRE 结合增强，使 TfR mRNA 稳定，不被降解，TfR mRNA 数量增加，TfR 合成增多，细胞摄取铁增加（图 6-3）。

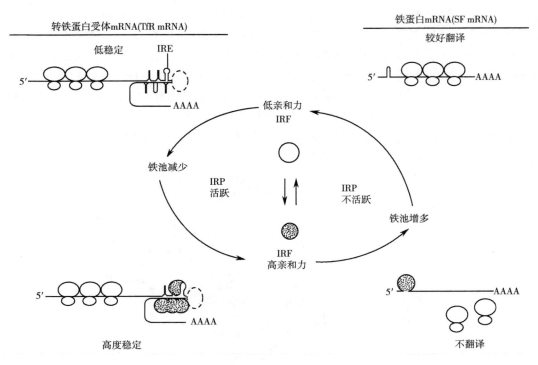

图 6-3 细胞内铁代谢的调节示意图

目前对 IRF 与 IRE 结合后如何稳定 TfR mRNA，避免被降解，以及细胞内铁如何调节 IRF 的机制尚不十分清楚。

当红细胞衰老后，从红细胞中释放出来的铁 80% 以上可被重新再利用。

（四）铁吸收及利用的调控

正常成年人每日约产生 2×10^{11} 个红细胞，需要的铁量 > 20 mg。每日从肠道吸收的铁仅 1 ~ 2 mg，远不能满足需要。产生红细胞所需要的铁主要来源于单核 - 吞噬细胞吞噬的衰老红细胞。多年来，对于铁在肠道吸收、储备及利用的调控机制不是太清楚。近年的研究认为，海帕西啶（hepcidin）——肝细胞产生的肽类激素，可能是机体铁储备及循环可利用铁的生理调控因子。实验证实 hepcidin 可通过调整肠道铁的吸收以控制体内的铁量，并通过影响巨噬细胞内铁的供给以促进红细胞的生成。

（五）铁的贮存

铁以铁蛋白和含铁血黄素的形式贮存在骨髓、肝和脾的单核巨噬细胞中。在铁代谢平衡的情况下，每日进入和离开贮存池的铁量很少。铁蛋白中的铁（Fe^{3+}）当机体需要时，先还原成 Fe^{2+}，与络合剂结合后，从铁蛋白中释放出来。当体内铁负荷过多时，则以含铁血黄素的形式存在。含铁血黄素内的铁是以缓慢而不规则的方式重新返回细胞内铁代谢循环。

铁蛋白的合成亦受 IRF（铁调节因子）的协调，当体内铁减少时，IRF 与铁蛋白 mRNA 上的 IRE（铁反应元素）结合，使铁蛋白 mRNA 停止运转，铁蛋白的合成减少（铁贮存减少），以扩大细胞内铁的利用。反之，当体内铁过多时，铁蛋白的合成增加（图 6-3）。

（六）铁的排泄

铁每日主要随胃肠道上皮细胞、胆汁等排出，泌尿生殖道及皮肤、汗液、脱落细胞也可丢失极少量的铁，总量约为 1 mg。生育年龄妇女平均每日排出的铁约为 1.5 ~ 2 mg。

二、缺铁的病因

人体内的铁是呈封闭式循环的。正常情况下，铁的吸收和排泄保持着动态的平衡，人体一般不会缺铁，只在需要增加、铁的摄入不足及慢性失血等情况下造成长期铁的负平衡才致缺铁。

造成缺铁的病因可分为铁摄入不足和丢失过多两大类。

（一）铁摄入不足

最常见的原因是食物中铁的含量不足、偏食或吸收不良。食物中的血红素铁容易被吸收，且不受食物组成及胃酸的影响。非血红素铁则需要先变成 Fe^{2+} 才能被吸收。蔬菜、谷类、茶叶中的磷酸盐、植酸、丹宁酸等可影响铁的吸收。成年人每日铁的需要量为 1~2 mg。男性 1 mg/d 即够，生育年龄的妇女及生长发育的青少年铁的需要增多，应为 1.5~2 mg/d。如膳食中铁含量丰富而体内贮存铁量充足，一般极少会发生缺铁。

造成铁摄入不足的其他原因是药物或胃肠疾病影响了铁的吸收，某些金属（如镓、镁）的摄入，制酸剂中的碳酸钙和硫酸镁，溃疡病时服用的 H_2 受体抑制剂等，均可抑制铁的吸收。萎缩性胃炎、胃及十二指肠手术后胃酸减少影响铁的吸收等，均是造成铁摄入不足的原因。

（二）铁丢失过多

正常人每日从胃肠道、泌尿道及皮肤上皮细胞中丢失的铁约为 1 mg。妇女在月经期、分娩和哺乳时有较多的铁丢失。临床上铁丢失过多在男性常是由于胃肠道出血，而女性则常是由于月经过多。

胃肠道出血常见原因是膈疝、食管静脉曲张、胃炎（药物及毒素引起）、溃疡病、溃疡性结肠炎、痔、动静脉畸形、息肉、憩室炎、肿瘤及钩虫感染。酗酒、服用阿司匹林及类固醇和非类固醇抗炎药者，以及少见的血管性紫癜、遗传性毛细血管扩张症及坏血病等，也常会有胃肠道的小量慢性失血。其他系统的出血，见于泌尿系肿瘤、子宫肌瘤、反复发作的阵发性睡眠性血红蛋白尿症和咯血，止血凝血障碍性疾病或服用抗凝剂等。

此外，妊娠期平均失血 1 300 mL（约 680 mg 铁）需每日补铁 2.5 mg。在妊娠的后 6 个月，每日需要补铁 3~7 mg/d，哺乳期铁的需要量增加 0.5~1 mg/d，如补充不足均会导致铁的负平衡。如多次妊娠则铁的需要量更要增加。

献血员每次献血 400 mL 约相当于丢失铁 200 mg。约 8% 的男性献血员及 23% 女性献血员的血清铁蛋白降低。如在短期内多次献血，情况会加重。

三、发病机制

铁是人体必需的微量元素，存在于所有生存的细胞内。铁除参与血红蛋白合成外，还参加体内的一些生物化学过程，包括线粒体的电子传递、儿茶酚胺代谢及 DNA 的合成。已知多种酶需要铁，如过氧化物酶、细胞色素 C 还原酶、琥珀酸脱氢酶、核糖核酸还原酶及黄嘌呤氧化酶等蛋白酶及氧化还原酶中都有铁。如缺乏，将影响细胞的氧化还原功能，造成多方面的功能紊乱。

含铁酶的活性下降，影响细胞线粒体的氧化酵解循环。使更新代谢快的上皮细胞角化变性，消化系统黏膜萎缩，胃酸分泌减少。缺铁时，骨骼肌中的 α-磷酸甘油脱氢酶减少，易引起运动后乳酸堆积增多，使肌肉功能及体力下降。含铁的单胺氧化酶对一些神经传导剂（如多巴胺、去甲肾上腺素及 5-羟色胺等）的合成、分解起着重要的作用。缺铁时，单胺氧化酶的活性降低，可使神经的发育及智力受到影响。缺铁时过氧化氢酶和谷胱甘肽过氧化物酶活性降低，易致细胞膜氧化损伤，红细胞的变形性差，寿命缩短。此外，缺铁时血小板的黏附功能降低，抗凝血酶Ⅲ和纤维蛋白裂解物增加，严重时可影响止血功能。

发育中的红细胞需要铁、原卟啉和珠蛋白以合成血红蛋白。血红蛋白合成不足会造成低色素性贫血。

关于缺铁与感染的关系，目前尚有不同的看法。缺铁时巨噬细胞功能和脾自然杀伤细胞活性明显有障碍；中性粒细胞的髓过氧化物酶和氧呼吸爆发功能降低；淋巴细胞转化和移动抑制因子的产生受阻，细胞免疫功能下降。但另有人强调，铁也是细菌生长所需，认为缺铁对机体有一定的保护作用。铁丰富时较铁缺乏时更易发生感染。

四、临床表现

缺铁性贫血的临床表现是由贫血、缺铁的特殊表现及造成缺铁的基础疾病所组成。

（一）症状

贫血的发生是隐伏的。症状进展缓慢，患者常能很好地适应，并能继续从事工作。贫血的常见症状是头晕、头痛、乏力、易倦、心悸、活动后气短、眼花、耳鸣等。

（二）特殊表现

缺铁的特殊表现有：口角炎、舌乳突萎缩、舌炎，严重的缺铁可有匙状指甲（反甲）、食欲减退、恶心及便秘。欧洲的患者常有吞咽困难、口角炎和舌异常，称为 Plummer - Vinson 综合征或 Paterson - Kelly 综合征，这种综合征可能与环境及基因有关。吞咽困难是由于在下咽部和食管交界处有黏膜网形成，偶可围绕管腔形成袖口样的结构，束缚着食管的开口。常需要手术破除这些网或扩张狭窄，单靠铁剂的补充无济于事。

（三）非贫血症状

缺铁的非贫血症状表现：儿童生长发育迟缓或行为异常，表现为烦躁、易怒、上课注意力不集中及学习成绩下降。异食癖是缺铁的特殊表现，也可能是缺铁的原因，其发生的机制不清楚。患者常控制不住地仅进食一种"食物"，如冰块、黏土、淀粉等。铁剂治疗后可消失。

（四）体征

体征除皮肤黏膜苍白、毛发干枯、口唇角化、指甲扁平、失光泽、易碎裂，约18%的患者有反甲，约10%缺铁性贫血患者脾轻度肿大，其原因不清楚，患者脾内未发现特殊的病理改变，在缺铁纠正后可消退。少数严重贫血患者可见视网膜出血及渗出。

五、辅助检查

（一）血常规

呈现典型的小细胞低色素性贫血（MCV < 80 fl、MCH < 27 pg、MCHC < 30%）。红细胞指数改变的程度与贫血的时间和程度相关。红细胞宽度分布（RDW）在缺铁性贫血的诊断中意义很难定，正常为 13.4% ±1.2%，缺铁性贫血为 16.3%（或 >14.5%）特殊性仅为 50% ~70%。血片中可见红细胞染色浅淡，中心淡染区扩大，大小不一。网织红细胞大多正常或轻度增多。白细胞计数正常或轻度减少，分类正常。血小板计数在有出血者常偏高，在婴儿及儿童中多偏低。

（二）骨髓象

骨髓检查不一定需要，除非是需要与其他疾病的贫血相鉴别时。骨髓涂片表现增生活跃，幼红细胞明显增生。早幼红及中幼红细胞比例增高，染色质颗粒致密，胞质少，血红蛋白形成差。粒系和巨核细胞系正常。铁粒幼细胞极少或消失。细胞外铁缺如。

（三）生化检查

1. 血清铁测定

血清铁降低 [< 8.95 μmol/L（50 μg/dL）]，总铁结合力增高 [> 64.44 μmol/L（360 μg/dL）]，故转铁蛋白饱和度降低。由于血清铁的测定波动大，影响因素较多，在判断结果时，应结合临床考虑。在妇女月经前 2 ~3 天、妊娠的后 3 个月，血清铁和总铁结合力均会降低，但不一定表示缺铁。

2. 血清铁蛋白测定

血清铁蛋白低于 14 μg/L。但在伴有炎症、肿瘤及感染时血清铁蛋白可能增高，应结合临床或骨髓铁染色加以判断。缺铁性贫血患者骨髓红系细胞内及细胞外铁染色均减少或缺如。

3. 红细胞游离原卟啉（FEP）测定

FEP 增高表示血红素合成有障碍，用它反映缺铁的存在，是较为敏感的方法。但在非缺铁的情况如铅中毒及铁粒幼细胞贫血时，FEP 也会增高。应结合临床及其他生化检查考虑。

4. 红细胞铁蛋白测定

用放射免疫法或酶联免疫法可以测定红细胞碱性铁蛋白，可反映体内铁贮存的状况，如 <6.5 ag/RBC，表示铁缺乏。此结果与血清铁蛋白相平行，受炎症、肿瘤及肝病的影响较小是其优点。但操作较复杂，尚不能作为常规使用。

（四）其他检查

为明确贫血的病因或原发病，尚需进行多次大便潜血、尿常规检查，必要时还应进一步查肝肾功能，胃肠 X 线检查、胃镜检查及相应的生化、免疫学检查等。

六、诊断与鉴别诊断

（一）诊断

仔细询问及分析病史，加上体格检查可以得到诊断缺铁性贫血的线索，确定诊断还须有实验室证实。临床上将缺铁及缺铁性贫血分为缺铁或潜在缺铁、缺铁性红细胞生成及缺铁性贫血 3 个阶段。其诊断标准分别如下。

1. 缺铁或潜在缺铁

此时仅有体内贮存铁的消耗。符合（1）再加上（2）或（3）中任何一条即可诊断。

（1）有明确的缺铁病因和临床表现。

（2）血清铁蛋白 <14 μg/L。

（3）骨髓铁染色显示铁粒幼细胞 <10% 或消失，细胞外铁缺如。

2. 缺铁性红细胞生成

指红细胞摄入铁较正常时减少，但细胞内血红蛋白的减少尚不明显。符合缺铁的诊断标准，同时有以下任何一条者即可诊断。

（1）转铁蛋白饱和度 <15%。

（2）红细胞游离原卟啉 >0.9 μmol/L。

3. 缺铁性贫血

红细胞内血红蛋白减少明显，呈现小细胞低色素性贫血。诊断依据如下：

（1）符合缺铁及缺铁性红细胞生成的诊断。

（2）小细胞低色素性贫血。

（3）铁剂治疗有效。

（二）鉴别诊断

主要与其他小细胞低色素性贫血相鉴别。

1. 珠蛋白生成障碍性贫血（地中海贫血）

常有家族史，血片中可见多数靶形红细胞，血红蛋白电泳中可见胎儿血红蛋白（HbF）或血红蛋白 A_2（HbA_2）增加。患者的血清铁及转铁蛋白饱和度、骨髓可染铁均增多。

2. 慢性病贫血

血清铁虽然降低，但总铁结合力不会增加或有降低，故转铁蛋白饱和度正常或稍增加。血清铁蛋白常有增高。骨髓中铁粒幼细胞数量减少，巨噬细胞内铁粒及含铁血黄素颗粒明显增多。

3. 铁粒幼细胞贫血

临床上不多见，好发于老年人，主要是由于铁利用障碍。本病常为小细胞正色素性贫血。血清铁增高而总铁结合力正常，故转铁蛋白饱和度增高。骨髓中铁颗粒及铁粒幼细胞明显增多，可见到多数环状铁粒幼细胞。血清铁蛋白的水平也增高。

七、治疗

（一）病因治疗

应尽可能地去除导致缺铁的病因。单纯的铁剂补充只能使血常规恢复。如对原发病忽视，不能使贫血得到彻底的治疗。

（二）铁剂的补充

铁剂的补充治疗以口服为宜，常用的是亚铁制剂（琥珀酸亚铁或富马酸亚铁）。于进餐时或餐后服用，以减少药物对胃肠道的刺激。铁剂忌与茶同服，否则易与茶叶中的鞣酸结合成不溶解的沉淀，不易被吸收。钙盐及镁盐也可抑制铁的吸收，应避免同时服用。

患者服铁剂后，自觉症状可以很快地恢复。网织红细胞一般于服后 3~4 天上升，7 日左右达高峰。血红蛋白于 2 周后明显上升，1~2 个月后达正常水平。在血红蛋白恢复正常后，铁剂治疗仍需继续服用，待血清铁蛋白恢复到 50 μg/L 再停药。如果无法用血清铁蛋白监测，则应在血红蛋白恢复正常后，继续服用铁剂 3 个月，以补充体内应有的贮存铁量。

如果患者对口服铁剂不能耐受，不能吸收或失血速度快须及时补充者，可改用胃肠外给药。常用的是右旋糖酐铁或山梨醇铁肌内注射。治疗总剂量的计算方法是：所需补充铁（mg）=（150 - 患者 Hbg/L）×3.4（按每 1 000 gHb 中含铁 3.4 g）×体重（kg）×0.065（正常人每 kg 体重的血量约为 65 mL）×1.5（包括补充贮存铁）。上述公式可简化为：所需补充铁（mg）=（150 - 患者 Hb g/L）×体重（kg）×0.33。首次给注射量应为 50 mg，如无不良反应，第 2 次可增加到 100 mg，以后每周注射 2~3 次，直到总剂量用完。有 5%~13% 的患者于注射铁剂后可发生局部肌肉疼痛、淋巴结炎、头痛、头晕、发热、荨麻疹及关节痛等，多为轻度及暂时的。偶尔（约 2.6%）可出现过敏性休克，会有生命危险，故给药时应有急救的设备（肾上腺素、氧气及复苏设备等）。

八、预防

缺铁性贫血大多是可以预防的。主要是重视营养知识教育及妇幼保健工作，如改进婴儿的喂养，提倡母乳喂养和及时添加辅食，妊娠及哺乳期妇女适当补充铁剂等；在钩虫流行区应进行大规模的寄生虫防治工作；及时根治各种慢性消化道出血的疾病等。

九、预后

缺铁性贫血的预后取决于原发病是否能治疗。治疗原发病、纠正饮食习惯及制止出血后，补充铁剂治疗可使血红蛋白较快地恢复正常。如治疗结果不满意，失败的原因常为：①诊断错误，贫血不是由缺铁所致；②并发慢性疾病（如感染、炎症、肿瘤或尿毒症等）干扰了铁剂的治疗；③造成缺铁的病因未消除，铁剂的治疗未能补偿丢失的铁量；④同时合并有叶酸或维生素 B_{12} 缺乏影响血红蛋白的恢复；⑤铁剂治疗中的不恰当（包括每日剂量不足，疗程不够，未注意食物或其他药物对铁吸收的影响等）。

（单　蕾）

第四节　溶血性贫血

一、定义

溶血性贫血是指由于红细胞过早、过多地破坏而发生的贫血。正常情况下成熟红细胞的平均寿命为 120 天，自然消亡的红细胞和新生的红细胞数平衡，红细胞总量保持恒定。成人骨髓造血功能可按需要扩大，甚至可达正常造血的 5~8 倍，这样红细胞寿命可从 120 天降至 15~20 天仍无贫血。而小儿的骨髓造血本处于兴旺状态，进一步增加造血的潜力不如成人。当红细胞破坏的速度超过骨髓造血的代偿能力时，则出现贫血。在有些情况下虽有溶血但可不贫血，称溶血性疾病或代偿性贫血。红细胞消亡的方式：①在血循环中溶破，血红蛋白直接释入血浆，称血管内溶血，又称细胞外溶血；正常衰老红细胞有10%～20%以此方法破坏；②由于红细胞膜表面的变化，被肝和脾的巨噬细胞辨认捕捉，在巨噬细胞内破坏，称血管外溶血，又称细胞内溶血；正常衰老红细胞80%～90%以此方法破坏。多数溶血病是血管外溶血，但是脾切除患者的红细胞寿命也不会超过120天。在不同的溶血病中红细胞的破坏方式以某种方式为主，严重者兼而有之，但仍各有侧重。另外，所谓原位溶血是指红细胞在骨髓生成过程中，在骨髓内破坏，实为无效红细胞生成。正常情况下原位溶血不应超过红细胞生成的10%，在某些造血异常的疾病中如珠蛋白生成障碍性贫血，原位溶血可增加。近年研究提示，部分原因是早期红细胞过早凋亡。许多疾病如慢性贫血、肾性贫血、叶酸、维生素 B12 缺乏，甚至缺铁性贫血，都会有红细胞的破坏过多，但溶血性贫血则是指红细胞破坏过多、过快为导致贫血的主要因素。

二、分类

溶血性疾病可按不同方式分类：按病因分为红细胞内在缺陷与红细胞外因素；或分为先天性和后天获得性；也可按红细胞破坏场所分血管内溶血与血管外溶血等。

除阵发性睡眠性血红蛋白尿症（PNH）以外，所有红细胞内在缺陷都是先天性的，而绝大多数红细胞外溶血因素所致都是后天获得性的。有些情况是在红细胞内在缺陷的基础上又有外界因素诱发溶血。

三、发病情况

据国内一些地区门诊或住院病例的统计，溶血性贫血约占同期贫血患者中的10%～15%。据1975年日本的调查，溶血性贫血的总发病率为（1.03～3.66）/10万，其中遗传性溶血病约占55%。不同溶血病在不同地区和民族中的发生率不同，例如北欧人中遗传性球形红细胞增多症的发病率高达（20～30）/10万，而镰状细胞贫血、热异形红细胞增多症则主要见于黑种人。

四、溶血机制

无论溶血的病因是由于红细胞本身的异常还是红细胞受外在因素的影响，红细胞溶破必以膜破为前提，即先有膜的异常变化使膜脆弱易受损伤才能导致解体，或易被吞噬细胞辨认而清除。红细胞膜缺陷分原发性及继发性。原发性膜缺陷又分先天性与后天获得性，继发性膜缺陷的原发病不在膜，而是由于红细胞的酶或血红蛋白等的缺陷或是一些外在因素影响到膜的组成、结构和功能而致。因此，溶血的分子病理学机制是红细胞膜的改变。红细胞膜的病变导致红细胞破坏的机制可涉及多个方面。

1. 膜的完整性遭到破坏

如红细胞表面的抗原与相应的抗体发生反应，若能激活补体则补体的终末复合物可穿通红细胞膜。又如梭状芽孢杆菌产生的磷脂酶 C 能分解红细胞膜的磷脂。此外，有微血管病变时，红细胞在循环过程中遭受机械损伤，也可直接损伤膜的完整性而发生溶血。

2. 膜改变而被吞噬细胞辨认和清除

吞噬细胞有识别异常细胞的能力。吞噬细胞有 IgG/Fc 段受体及 C3b 受体，若膜表面附有 IgG 或 C3b，则可被吞噬细胞辨认，整个细胞或一部分膜被吞掉。此外，如 G-6-PD 缺乏时，有 Heinz 小体附着在膜上，珠蛋白生成障碍性贫血有氧化的珠蛋白结合在膜上，膜结构和细胞形态异常均可被吞噬细胞认出而清除。

3. 红细胞膜的稳定性和细胞变形性减低

红细胞在微循环及通过脾窦小孔（直径比红细胞还小）时，需有较大的变形能力。红细胞在一定外力作用下改变形状的能力称为可变形性。若可变形性减低，则红细胞在穿过微血管和细小孔隙时易被挤伤和扣留。另外，红细胞在长时间、长距离不断运行的过程中需要一个有韧性的膜，能耐受一定的机械损伤，保持膜的完整和稳定，否则红细胞在运行过程中就会破裂。红细胞变形性取决于膜的性能，如膜的微黏度和弹性、红细胞内容物如血红蛋白的性质和浓度、膜面积和细胞体积之比等。正常红细胞呈双凹盘形，其表面积比包裹细胞内容物的最小面积大60%~70%，因而有利于细胞变形。任何原因引起的球形或口形细胞，其表面积与细胞体积的比值减低，都会使变形性减低。镰状红细胞的血红蛋白不正常且水分不足，加上膜的继发性改变，变形性差。膜脂质的某些变化使膜的微黏度增加，流动性减低也可能影响膜的可变形性。另外，膜的弹性可使红细胞改变形状后又恢复原形，弹性减低也会影响膜的变形能力。变形能力差的红细胞可引起一些血液流变学的变化，同时变形性差的红细胞在循环中也容易遭受过多的机械损伤，若膜的稳定性差，则易破坏。变形性差的红细胞也容易在微循环特别是脾中滞留，进一步发生变化，并被吞噬细胞清除。膜的稳定性主要取决于红细胞膜的骨架蛋白，特别是膜收缩蛋白的结构和功能，如遗传性椭圆形红细胞增多症患者的红细胞膜中的收缩蛋白二聚体不能形成正常的四聚体，则耐受机械创伤的能力差。α-地中海贫血的红细胞膜变形性差，但稳定性并不差；而β-地中海贫血的红细胞膜变形性及稳定性都差。遭受不同原因的氧化损伤后，红细胞膜的不饱和脂肪酸易遭氧化，膜蛋白及血红蛋白也易受氧化损伤，影响红细胞膜蛋白特别是骨架蛋白，而且氧化的血红蛋白或珠蛋白又可与膜蛋白交联，影响红细胞变形性，同时也易被吞噬细胞清除。过去认为 G-6-PD 缺乏者发生氧化溶血时，红细胞破坏主要在血管内，近年了解到有很大部分是被吞噬细胞破坏。

总之，不论什么原因引起的红细胞膜变化，严重者则红细胞在血循环中即破坏；膜变化较轻者或可继续运行，或被吞噬细胞清除；介于二者之间的则依红细胞膜病变的发展和在循环过程中遇到的各种外界不利因素的影响，最终在血管中破坏或被吞噬细胞清除。

五、溶血的病理生理

1. 血浆内游离血红蛋白增多

正常衰老的红细胞10%~20%在血管内溶破，游离的血红蛋白旋即被血浆结合珠蛋白（为一种 α 珠蛋白，正常值为 0.70~1.50 g/L）结合，并迅速被肝细胞摄取。未结合血红蛋白的结合珠蛋白的半衰期约为 4 天，而已结合血红蛋白的结合珠蛋白数分钟内即被主要位于肝的单核-巨噬系统去除，在该系统中血红蛋白及结合珠蛋白均被降解。因此，正常人血浆中游离血红蛋白 <40 mg/L。当大量红细胞在血管内溶破，血中游离血红蛋白即增多，结合珠蛋白因消耗而减少或消失。若肝生成结合珠蛋白的能力达不到需要，游离血红蛋白仍持续增高。血浆中的血红蛋白很不稳定，亚铁血红素超过 1 小时即可被氧化为高铁血红素，高铁血红蛋白迅速分解为珠蛋白及高铁血红素。后者除与高铁血红素结合蛋白（一种 β 球蛋白）结合，形成高铁血红素结合蛋白-高铁血红素复合体外，并可与白蛋白结合形成高铁血红素白蛋白，这两种复合体均可使血浆呈棕色，一般不会在尿中出现，且均可用分光光度计分别测知。已结合的高铁血红素被肝细胞摄取后降解代谢；未被结合的血红蛋白及高铁血红蛋白分解为 α、β二聚体，因分子量减半（约为 32 000D）可从肾小球滤过。正常情况下它们大部分又被近端肾曲管重吸收；若经肾小球滤过的量超过近端肾曲管的重吸收能力，则出现血红蛋白尿。血红蛋白尿的出现说明有快速的血管内溶血。被肾曲管重吸收的血红蛋白分解为珠蛋白、原卟啉和铁。一部分铁进入血浆，一部分以铁蛋白和含铁血黄素形式沉积在肾曲管细胞中，再缓慢地吸收入血，或随肾曲管细胞脱落，由尿液排出。带有含铁血红素的尿沉渣用普鲁士蓝染色呈现阳性反应。

2. 血红蛋白代谢产物增多

血管内溶血时，上述被结合的血红蛋白及高铁血红素均被肝脏细胞摄取并降解代谢。血管外溶血时，红细胞在吞噬细胞内经溶酶体作用，释放出血红蛋白再进一步降解。因此，无论血管内或血管外溶血，均可出现下述血红蛋白代谢产物增多的改变。

（1）血中未结合胆红素增高：未结合胆红素与白蛋白结合。血清中未结合胆红素量反映血红素降解量以及肝处理血红素使之变为结合胆红素的能力，故依溶血程度和肝处理能力可出现轻重不同的黄疸。

（2）经胆汁进入肠道的胆红素增多：因而粪胆原增加，尿液中的尿胆原也增加。慢性中、重度溶血常并发胆色素性结石。

（3）血红蛋白降解增多：因而一氧化碳生成率增多，使血中碳氧血红蛋白增多。每个血红素的4吡咯环打开时放出一个CO，所以内生CO的多少应反映体内红细胞破坏多少。但因无效造血（骨髓内不成熟红细胞的破坏，即髓内溶血）也产生CO，故不能准确反映成熟红细胞溶血的快速程度。

（4）在少数溶血患者中，一部分血红素不变成胆红素而降解为2吡咯物质由尿排出，故使尿呈棕色。

3. 红细胞系统造血代偿性增生

由于循环红细胞减少，引起骨髓红系代偿性造血活跃，可达正常的8倍，表现为：

（1）骨髓红系增生旺盛，具有造血功能的红髓体积扩展，长骨的部分黄髓可变成红髓。

（2）骨髓的释放加快，未完全成熟的有核红细胞在外周血出现。网织红细胞增多。

（3）髓外造血。由于儿童平时骨髓腔都为红骨髓所充满，溶血时造血组织难以进一步扩展，因而发生髓外造血。

（4）骨骼变形。发生在婴幼儿期严重的慢性溶血性贫血，由于骨髓增生，可出现骨髓腔扩大，骨骼变形。

4. 血清乳酸脱氢酶升高

因红细胞中富含乳酸脱氢酶，故血管内溶血时血清乳酸脱氢酶会增高。

六、溶血性疾病的诊断

溶血性疾病没有特异的临床表现，依溶血的快慢、病因、严重程度、持续时间及病情变化可有所不同。除心悸、无力、呼吸短促、体位性头昏、心绞痛加重等外，在急性溶血时可突然发病，背痛、胸闷、发热，甚至发生周围循环衰竭、少尿、无尿以至急性肾衰竭。慢性溶血时，常有不同程度的肝脾大和黄疸，病程中可因某种诱因而使病情加剧。先天性溶血病常从幼年即有贫血、间断的黄疸、脾大、溶血危象、胆石，少数可有小腿溃疡、骨改变；家族史常有贫血、黄疸、脾大、脾切除者；后天者常可查知病因，如感染、中毒、系统性红斑狼疮、慢性淋巴细胞白血病等。每种溶血病有各自的特点，详见各病相关章节。

溶血的实验室诊断，根据所反映的病理生理变化大致可分为以下两类。

1. 红细胞破坏过多的直接证明

如血浆游离血红蛋白增多、未结合胆红素增多、结合珠蛋白减低、血红蛋白尿以及红细胞寿命缩短等。对试验结果进行判断需要注意：

（1）血清未结合胆红素增高是血红素降解增加的一个指标，反映有溶血发生，结合胆红素则应正常。但血清胆红素一方面取决于红细胞破坏，另一方面取决于肝处理胆红素的能力，有时虽有明显溶血但胆红素正常。例如，在一组72例遗传性球形红细胞增多症中，25%的患者胆红素 < 1 mg/dL；另75%的患者胆红素在 1 ~ 4.8 mg/dL。另一组120例免疫性溶血患者有45%胆红素正常。在伴有肝病、胆管结石或胆小管胆色素栓塞时，则结合胆红素也可增高，甚至出现胆红素尿。

血清未结合胆红素水平不能准确反映血红素代谢率，精确的方法是测定内源性一氧化碳产率或胆红素转换率。然而，这些方法过于复杂，难以作为常规的实验室检查。

粪胆原排泄的定量检测比血清胆红素敏感，可是必须准确地收集粪便标本。溶血指数是粪胆原排泄量与循环血红蛋白的比值，溶血性疾病患者明显升高。但因为粪胆原的形成有赖于肠道细菌，应用广谱抗生素的患者可能会出现假阴性。

（2）结合珠蛋白在肝生成，红细胞破坏比正常多一倍时结合珠蛋白即可消失，它是反映溶血较敏感的指标。需注意往往在血浆游离血红蛋白尚未升高时结合珠蛋白已下降，常见于遗传性球形红细胞增多症、遗传性椭圆形红细胞增多症、丙酮酸激酶缺乏症等。在血管外溶血时，虽吞噬细胞所含血红蛋白可有少许逃出细胞外，使结合珠蛋白降低，长期溶血时，血浆游离血红蛋白也可稍升高，但其程度远不如血管内溶血，结合珠蛋白不一定耗竭，故一般很少产生血红蛋白尿。有肝脏疾病时结合珠蛋白生成可减少，而有炎症、肾病、恶性肿瘤、用类固醇药时结合珠蛋白则增加。所以在评价血清结合珠蛋白含量时需加注意。

（3）高铁血红素结合蛋白在中等和严重溶血时被消耗，血清含量减低（但不如结合珠蛋白下降得明显）。血浆中血红蛋白氧化为高铁血红蛋白后，高铁血红素易脱出，与高铁血红素结合蛋白或白蛋白结合，使血浆呈咖啡棕色，在 620~630 nm 可见吸收带，与高铁血红蛋白同位，但加 H_2O_2 后，后者消失，前者仍存在；加硫化铵后 620~630 nm 吸收带消失，在 558 nm 出现吸收带（Schumm 试验）。在严重的血管内溶血患者的血中可出现高铁血红素白蛋白。

（4）血浆游离血红蛋白与血管内溶血程度成比例地增高，但需注意排除红细胞在体外（取血或实验过程中）溶破所造成的假象。

（5）血红蛋白尿的出现提示有严重的血管内溶血，血红蛋白尿只发生在快速的血管内溶血，如 G-6-PD 缺乏症因氧化物加重、PNH、冷性血红蛋白尿、不相容血输入、温度或机械性损伤红细胞。有时需与肌红蛋白尿鉴别，因二者尿联苯胺试验均可呈阳性。鉴别二者最简单的方法是取抗凝血离心沉淀，血红蛋白尿患者的血浆呈棕红色，而肌红蛋白尿患者的血浆外观为正常。这是因为肌红蛋白（分子量小，为 17 000 Da）不与蛋白结合在血中存留，可迅速从尿中排泄，因而血浆颜色无改变。尿色的变化取决于血红蛋白量、氧化状态、血红素分解的程度，故须查新鲜尿，镜下观察，以除外血尿及吃紫菜头、安替比林（退热药物）或由卟啉病等引起的尿色的改变。

（6）经肾小球滤过的血红蛋白部分被近端小管上皮细胞重吸收，转变为铁蛋白或含铁血黄素。随后，含铁的小管上皮细胞脱落进入尿中。因此，含铁血黄素尿和尿铁排泄增加是近期内有血红蛋白血症的可靠证据。血管内溶血急性发作后，可能要数天之后才能检测到尿铁排泄增加；而且这种异常在发作终止之后可以持续一段时间。慢性血管内溶血可以持续存在尿铁排泄增加，而血红蛋白尿仅间断出现。除了溶血性疾病，尿铁排泄增加也见于血色病和肾病综合征。尿含铁血黄素来自脱落的肾小管细胞，由 Rous 试验检出。在急性血管内溶血时，Rous 试验可阴性，数天后出现并持续一段时间。在慢性溶血时，尿排铁持续增加，正常 <0.1 mg/dL，24 小时 <10 mg，血管内溶血时可达 3~11 mg/dL，长期可致缺铁。

（7）用 ^{51}Cr 标记红细胞测定红细胞生存期，是判断红细胞寿命和检测溶血的直接方法。虽因麻烦、费时不能视为必不可少的溶血检查项目，但由于可在体表测定心、肝、脾区的放射性，可帮助判断红细胞的主要破坏场所，决定脾切除适应证，是一种有用的检查方法。由于 ^{51}Cr 可自标记的红细胞中有一些自然逸脱，故 ^{51}Cr 标记的红细胞生存期与真正的红细胞生存期不呈直线关系，^{51}Cr 标记的红细胞生存期按放射性减低的速度计算，比红细胞的真正生存期要短得多。故前者只是后者的代表而非真实数字。

（8）溶血时血清乳酸脱氢酶（LDH）可升高，但不像巨幼细胞贫血那么明显，溶血主要以 LDH-2 为主，巨幼细胞贫血以 LDH-1 为主。

2. 红细胞破坏过多的间接证明

（1）骨髓红细胞系统代偿性增生：骨髓象表现为红细胞系统明显增生活跃，粒红比例降低甚至倒置。骨髓检查只是半定量，反映局部问题。红系造血增快常见于慢性溶血或急性溶血后一段时间。欲知总体红系造血情况应看铁转换率、血中转体蛋白受体水平等。

（2）红细胞形态异常：外周血出现有核红细胞，成人溶血时计数 100 个有核红细胞时看到的有核红细胞数一般不超过 1 个，新生儿和幼儿会多些。红细胞形态学检查有红细胞生成代偿性增快的表现，如红细胞大小不等、红细胞多嗜性、有豪-焦小体等。某些形态学改变还可作为病因诊断的线索，如球形红细胞可见于 HS 及温抗体型 AIHA；靶形红细胞见于地中海贫血、肝脏疾病等；红细胞碎片提示红细胞受机械性损伤，包括人工心瓣膜所致溶血、微血管病性溶血性贫血或弥漫性血管内凝血等；镰状或新月形红细胞见于镰状细胞贫血；其他异形红细胞（如口形红细胞、椭圆形红细胞、带刺红细胞等）也可提供诊断参考。

（3）网织红细胞增多：反映骨髓红细胞造血功能，网织红细胞一般以 "%" 表示，正常人为 0.8%~2.0%，但因贫血时红细胞绝对值减少，故即使网织红细胞产量不变，其百分比计算值会增加，造成假象。为了反映红系造血功能，网织红细胞计数应加以校正。一种方法是以网织红细胞%乘以患者血细胞比容/正常血细胞比容，使之在同一血细胞比容状况下加以比较。或计算网织红细胞绝对值，即网织红细胞%乘以红细胞计数值，正常平均值为 $70 \times 10^9/L$；若 $>100 \times 10^9/L$ 为红系高度增生表现，支持可能有溶血。即使如此校正也还不够，因网织红细胞本身从骨髓中释放出来有一定的阶段性，过早则在血中以网织红细胞形式存在的时期长，先后积累就使数目增多，故也可用网织红细胞成熟时间加以校正。计算网织红细胞产生指数 RPI = 网织红细胞%/网织红细胞成熟时间×患者 Hct/正常人 Hct。网织红细胞成熟时间与红细胞生成素（EPO）刺激使之释放出骨髓有关，与 Hct 相关。当 Hct 为 0.45 时，网织红细胞成熟时间为 0 天；Hct 为 0.35 为 1.5 天；Hct 为 0.25 为 2 天；Hct 为 0.15 为 2.5 天，所得 RPI 即比正常红细胞产生率增加的倍数（相当于正常的多少倍）。但因网织红细胞成熟时间是估计而来的，能否更准确反映实情仍是问题。

（4）红细胞老化的生化标志物：最有希望的是红细胞肌酸。年轻红细胞的肌酸水平比衰老红细胞高 6~9 倍，其升高可持续 20 天，而网织红细胞成熟时间仅为 1~3 天。因此，与网织红细胞相比，在缺铁性贫血治疗后观察红细胞肌酸升高出现晚，持续时间长。红细胞肌酸水平与网织红细胞相符，但并不呈线性关系。前者是反映红细胞老化更敏感的指标，在轻度溶血的患者网织红细胞计数尚正常时它即可出现增高。与网织红细胞计数相比，它的重复性好，受操作者的影响小。它可以更精确地反映溶血的程度。红细胞肌酸含量（正常 5.2 ± 1.9 mg/dL RBC）增多反映红系代偿性增生，外周血年轻红细胞比例增多。然而，这尚待更多的研究来评价。

其他红细胞老化的标志物包括一些酶，诸如己糖激酶、谷草转氨酶和尿卟啉-1-合成酶。其中有限的研究提示后者特别有助于估计溶血程度。

（5）红细胞糖化血红蛋白减少：溶血性疾病患者通常有糖化血红蛋白下降。糖化血红蛋白与红细胞寿命呈曲线相关。它可能与近 4~8 周溶血的程度有关。如果可以除外糖尿病和失血性贫血，糖化血红蛋白测定是评价溶血的有用指标。

（6）[99]锝及[111]铟双标记做全身骨髓 γ 照相有助于了解造血部位及功能。

（7）铁动力学研究：血浆铁转运率（PITR）反映总体红细胞生成，与红系增生程度相符。红细胞铁转换率（EITR）反映有效的红细胞生成，与网织红细胞计数相符。在溶血性贫血时，PITR 是正常的 2~8 倍，EITR 增加 2~4 倍。无效性红细胞生成时铁动力学指数也增加。这些指数精确反映红细胞生成。然而，由于网织红细胞计数等检查更简单、快速、便宜并且近乎同样精确，所以对于大多数患者来说，这些测定是不必要的。

七、鉴别诊断

溶血性疾病常被视为最难诊断的血液病之一，其实，若能按部就班进行并不困难。第 1 步先确定有无溶血，第 2 步确定属哪一种。常犯的错误是先走第 2 步，费时费钱，比较盲目。确定有无溶血首先要综合有关资料，如贫血、网织红细胞增多、黄疸、脾大为常见表现。

1. 下述情况下尤其应想到可能有溶血

（1）同时有红细胞产生和破坏过多的证据，如贫血、胆红素升高、网织红细胞升高。

（2）虽有红系增生仍贫血，而无失血。

（3）贫血发展之快非红系停止造血能解释者。

（4）有血红蛋白尿或血管内溶血证据。

2. 容易与溶血病相混的情况

（1）缺铁性贫血等营养性贫血有效治疗的初期：要随诊观察，加以鉴别。

（2）骨髓无效造血：网织红细胞不高，红细胞寿命不短。

（3）组织或体腔内出血：胆红素（间接）也可升高，出血停止后自然恢复。

（4）胆红素高，无贫血：在 Gilbert 综合征或其他胆红素代谢异常可见，网织红细胞不高，[51]Cr 红细胞寿命测定正常。

（5）骨髓转移癌。

八、病因诊断

确定溶血后，须结合临床有目的地选择项目以进一步查明病因。确定溶血性疾病的病因可从病史、体检、血涂片、Coombs 试验等寻找线索。以往对溶血性疾病的诊断思路具有一定的区域性。而目前随着人口流动性的变化，溶血性疾病区域性正逐渐被打乱，应引起足够的警惕。在我国北方一般思考次序是：①查找疾病诱发因素，先明确有无感染、接触生物、化学、物理因素；②做血细胞涂片，看红细胞形态有无异常；③Coombs 试验及 Ham 试验（或 CD55、CD59）；④红细胞形态正常，Coombs 试验及 Ham 试验（或 CD55、CD59）（－），再看地区、年龄等先后进行血红蛋白电泳、红细胞渗透脆性试验、热变性（不稳定血红蛋白）试验、G-6-PD 缺乏等试验；⑤若以上试验均（－），可能为少见酶缺乏或者少见类型血红蛋白病。

（1）血管内与血管外溶血有时不易截然区分，二者常在不同程度上合并存在。如细胞外的某种溶血因素使部分红细胞在血管内溶破，另一部分虽遭受损伤但细胞膜尚完整，未在血管内破坏，但可被吞噬细胞辨认并吞噬。又如红细胞本身有缺陷，通常是被吞噬细胞吞噬，但若严重影响膜的结构，则在血循环中遭受强力挤压或有其他因素也可在血管内破坏。血管外溶血红细胞破坏过多，超过巨噬细胞系统处理能力，血红蛋白也释入血浆中。另外还有人观察到吞噬细胞有时可将已吞噬破坏的红细胞吐出，这种红细胞遂在血管中破碎。此外，吞噬细胞也可将未经降解代谢的血红蛋白"吐入"血液。

（2）溶血性黄疸虽应以血清未结合胆红素增高为主，但有时因肝细胞所承受的处理胆色素的负担过重，排泄不及时或由于贫血影响肝排泄功能，或由于胆红素过多淤滞微细胆管，血中结合胆红素也可有所增高。单独未结合胆红素增多不伴有贫血及网织红细胞增高者，尚需排除先天性缺乏葡萄糖醛酸转移酶的体质性黄疸（Gilbert 综合征）及胆红素葡萄醛酸化遭受抑制的某些药物性黄疸等。

（3）溶血性疾病包括的病种很多，临床表现及轻重程度差异较大。近年来由于对疾病有了进一步认识，也出现一些新检测技术，但仍需强调按步骤进行。首先应确定有无贫血，再决定贫血是否由于溶血，溶血的主要部位和机制，然后根据临床特点及地区多发病种，推测病因及病种，按先后顺序选择由简到繁的实验，逐一证实或排除。

（4）溶血性疾病确诊后需除外继发性问题，以免遗漏原发疾病，如慢性淋巴细胞白血病并发 AIHA；系统性红斑狼疮并发 Evans 综合征等。此外，需注意两种溶血性疾病共存问题，如在华南地区可同时有 G-6-PG 缺乏与地中海贫血。

（5）需了解每项实验的临床意义，假阳性与假阴性的原因，不典型和轻型病例的诊断特点等。不能因一项初筛试验结果阴性否定高度怀疑的疾病。如抗人球蛋白试验（AGT）是检测 AIHA 最常用的方法，但 AGT 前带现象可呈假阴性结果。结果能否阳性还受红细胞膜上抗体含量多少的影响。据统计 AIHA 患者中 AGT 阴性者占 6%，因此，AGT 阴性不能排除 AIHA。骨髓单个核细胞抗人球蛋白分型试验（BMMNC-Coombs）可弥补常规 Coombs 分型试验仅检测成熟红细胞的自身抗体的不足，对不易诊断的血细胞减少患者可以试用 BMMNC-Coombs 分型试验。而 AIDS 患者中 34% 呈阳性反应而没有免疫溶血疾病的其他证据。

（6）药物性溶血和感染或其他诱因所致溶血，需注意是否在某些遗传性溶血病（G-6-PG 缺乏）基础上发生，应分清诱因和原发病的关系。

九、治疗原则

溶血性疾病的治疗也应依病因及病情个体化处理，大体包括以下几个方面。

1. 清除病因

能明确病因的溶血，需消除病因才能根治。如疟疾引起的红细胞破坏需待根治疟疾后才能纠正。

2. 去除诱因

由某种诱因诱发的溶血或使之加重者应尽快去除诱因。如冷抗体型 AIHA 患者应注意防寒保暖；G-6-PG 缺乏症患者应避免食用蚕豆和具有氧化性质的药物；原有溶血性疾病发生感染者应积极控制感染。

3. 对症治疗

大部分溶血性疾病患者虽能明确原因，但多数尚无有效方法根治病因，只能根据适应证采用下列方法以改善病情。

（1）肾上腺皮质激素：对免疫性溶血性疾病有效；对 PNH 频发型可减轻溶血发作；对其他型溶血性疾病常无效，应避免滥用。

（2）脾切除：近年来，因脾切除可导致继发性免疫缺陷病，有学者对脾切除持保守态度；但若能正确掌握适应证，采取预防性措施，使致死性感染发生率下降，脾切除对下述溶血病还是有效可行的。①经体表放射性测定探明红细胞主要在脾破坏者；②遗传性球形红细胞增多症；③需较大剂量肾上腺皮质激素维持或药物治疗无效的 AIHA；④有中度及重度贫血的遗传性椭圆形红细胞增多症及遗传性口形红细胞增多症；⑤某些类型的地中海贫血。一般而言，红细胞破坏轻者主要在脾中被清除，若重度红细胞破坏则在所有具有巨噬细胞的器官破坏，所以轻度红细胞病变切脾效果较好，HS、HE 效果最好；某些酶缺乏（PK、己糖激酶、葡萄糖磷酸同分异构酶缺乏）切脾后可稍减轻溶血；中、重度不稳定 Hb 病切脾也可进步；切脾对免疫性溶血者中的温型抗体比冷型抗体效果好。但每一个患者切脾的效果很难准确预测，最好根据^{51}Cr 标记红细胞体表测定。

（3）雄性激素：能刺激骨髓红系造血，但有一定限度。

（4）免疫抑制剂：如环磷酰胺、硫唑嘌呤，只对少数免疫性溶血性贫血或个别 PNH 有效。近年来还有人试用抗淋巴细胞球蛋白、环孢素等。还有时在 AIHA 应用大剂量静脉丙种球蛋白输注。

（5）输血：可改善贫血症状，但在某些溶血情况下也具有一定的危险性，如在 AIHA 及 PNH 输血易发生溶血反应。若能控制溶血而患者能耐受及等待应尽量借自身造血功能纠正贫血，除非血红蛋白太低。虽然输血要小心，输入的红细胞也可溶破，增加排泄系统的负担，有时还促进血栓形成，但当急性溶血所致休克时，只能依靠输血。然而要仔细配血型（ABO，Rh），还要用受血人血清与供血人红细胞在 37 ℃孵化 1 小时，查看有无溶血素。若输血后溶血加重只能考虑换血。

（6）血浆置换：可用于严重或顽固的 AIHA 等。

（7）适当补充叶酸及铁剂：溶血性疾病患者骨髓造血代偿性加速，对造血原料的需求量增加，需适当补充叶酸。溶血重者补充叶酸 15 mg/d 即可。若长期有血红蛋白尿而缺铁者则应补充铁剂，但对 PNH 患者需慎用，因补铁可诱发急性溶血。

（8）中西医结合治疗。

（9）治疗溶血的并发症：溶血危象时要注意出现休克，保持水电解质平衡，防止肾功能衰竭、尽力衰退等，应早期预防、早期发现和处理。

（白晓鹏）

第五节　过敏性紫癜

过敏性紫癜是最常见的血管炎之一，以非血小板减少性紫癜、关节炎或关节痛、腹痛、胃肠道出血及肾炎为主要临床表现。

本病是一个常见于儿童期的疾病，但也有成人患病的报道。常见发病年龄为 7～14 岁。男女之比为 1.4：1。发病有明显季节性，以冬春季发病为多，夏季较少。

一、病因和发病机制

尚不完全清楚。感染（细菌、病毒、寄生虫等）、食物（牛奶、鸡蛋、鱼虾等）、药物（抗生素、磺胺类、解热镇痛剂等）、花粉、虫咬及预防接种等都可以作为致敏因素，使具有敏感素质的机体产生变态反应，主要是速发型变态反应和抗原抗体复合物反应，从而造成一系列性损伤。然而，除少数患者与食物过敏、昆虫叮咬、药物或接触某些化学药物有直接关系外，大多数病例查不到所接触的抗原。多数患者在发病前 1~3 周常有上呼吸道感染史。本病也有可能由内源性抗原引起。有人用抗动脉壁内皮细胞的抗血清诱发实验动物发病，提示血管壁的某些成分也许是自身抗原。

二、病理

本病的主要病理变化为血管炎，除毛细血管外，也可累及微动脉和微静脉。皮肤病理变化主要为真皮层的微血管和毛细血管周围可见中性粒细胞和嗜酸性粒细胞浸润、浆液及红细胞外渗以致间质水肿。血管壁可有纤维素样坏死。微血管可因血栓形成而堵塞管腔，肠道改变为出血和水肿，以黏膜下最为显著，重者可发生黏膜溃疡。肾脏改变多为局灶性肾小球病变。毛细血管内皮增生，局部纤维化和血栓形成，灶性坏死，也可见新月型病变。病变严重时整个肾小球均受累，呈弥漫性肾小球肾炎改变。荧光显微镜检查，肾小球毛细血管有膜性和广泛性增殖性改变，并可见 IgG、C3 及颗粒纤维蛋白沉积。此外，关节受累时，可见滑膜片状出血。肺、胸膜、心脏、肝及颅内血管受侵犯时，分别出现肺血管周围炎、心肌炎、肝脏损害和颅内出血等改变。

三、临床表现

多数患者在发病前 1~3 周有上呼吸道感染史，发病急骤。以皮肤紫癜为首发症状，也可早期表现为不规则发热、乏力、食欲减退、头痛、腹痛及关节疼痛等非特异性表现。紫癜较轻微或缺如，此时往往早期诊断困难。

1. 皮肤症状

皮疹是本病的主要表现。主要分布在负重部位，多见于下肢远端，踝关节周围密集。其次见于臀部。其他部位如上肢、面部也可出现，躯干部罕见。特征性皮疹为高出皮肤，出为小型荨麻疹或粉红色斑丘疹，压之不褪色，即为紫癜。皮损部位还可形成出血性水疱，甚至坏死，出现溃疡。紫癜可融合成片，最后变为棕色。一般 1~2 周内消退，不留痕迹；也可迁延数周或数月。有时发病早期可出现手臂、足背、眼周、前额、头皮及会阴部血管神经性水肿。肿胀处可有压痛。

Osler 将各种皮肤症状加以归纳，分为 4 类：①单纯紫癜，可伴有水肿及水疱；②紫癜伴有荨麻疹或血管神经性水肿；③弥漫性瘀斑，伴或不伴水肿；④表皮坏死，继之溃疡形成。后两类较少见。

约半数以上患者常反复出现皮疹。每次发作时情况相同，但持续时间较前次发作为短且症状较轻。

2. 消化道症状

较为常见，约 2/3 患者出现消化道症状。一般出现在皮疹发生 1 周以内。最常见症状为腹痛，多表现为阵发脐周绞痛，也可波及腹部任何部位，可有压痛，但很少有反跳痛。同时伴有呕吐。约半数患者大便潜血阳性，部分患者出现血便，甚至呕血。如果腹痛在皮肤症状之前出现，易误为外科急腹症，甚至误行手术治疗。少数患者可并发肠套叠、肠梗阻、肠穿孔及出血性小肠炎，需外科手术治疗。

3. 肾脏表现

约 1/3 患者出现肾脏损害。可为肉眼血尿或显微镜下血尿及蛋白尿，或管型尿。一般于紫癜后 2~4 周出现，也可出现于皮疹消退后或疾病静止期。根据中华医学会儿科学分会肾脏病学组对紫癜肾炎的诊断，临床可分为 6 型。病情轻重不等，重症可出现肾功能衰竭和高血压。虽然半数以上患者的肾脏损害可以临床自愈，但少数患者的血尿、蛋白尿及高血压可持续很久。

4. 关节症状

大多数患者仅有少数关节疼痛或关节炎。大关节如膝关节、踝关节为最常受累部位。其他关节如腕关节、肘关节及手指也可受累。表现为关节及关节周围肿胀、疼痛及触痛，可同时伴有活动受限。关节病变常为一过性，多在数日内消失而不留关节畸形。

5. 其他症状

也会有一些少见的症状，如中枢神经系统症状，昏迷、蛛网膜下隙出血、视神经炎及格林巴利综合征。此外，还可出现肌肉内、结膜下及肺出血、反复鼻出血、腮腺炎、心肌炎及睾丸炎。

四、辅助检查

本病无特异性实验室检查。血小板计数正常或升高，这点可以与血小板减少性紫癜相鉴别。出血时、凝血时及血块收缩等均正常。部分患者白细胞总数增高达 $20 \times 10^9/L$，伴核左移。80% 有消化道症状如腹痛患者，伴大便隐血阳性者，可出现正色素性贫血，可能系消化道失血所致。血沉可增快，C 反应蛋白及抗链球菌溶血素可呈阳性，咽培养可见 β 溶血性链球菌。抗核抗体及类风湿因子常阴性。约半数患者在急性期时其血清 IgA、IgM 升高。肾脏受累时可出现镜下血尿及肉眼血尿。有时严重蛋白尿可致低蛋白血症。对有消化道症状者可进行腹部 B 型超声波检查，有利于肠套叠的早期诊断。肾组织活检可确定肾炎病变性质，对治疗和预后的判定有指导意义。中华医学会儿科学分会肾脏病学组对紫癜肾炎的病理分级分为 6 级。活检时可见肾小球系膜组织有 IgA 沉积。系膜上还有备解素、纤维素、补体 C3 沉积，这些改变与 IgA 肾病的改变相似，但二者的关系尚不清楚。皮肤活检有助于疑难病例的诊断。少数患者抗心脂抗体阳性。

五、诊断与鉴别诊断

皮肤症状典型者，如紫癜在大腿伸侧和臀部分批出现，对称分布，大小不等，诊断并不困难。急性腹痛、关节痛及尿液改变对诊断也有较大帮助。

1. 诊断标准

（1）可触性紫癜。

（2）发病年龄 <20 岁。

（3）急性腹痛。

（4）组织切片显示小静脉和小动脉周围有中性粒细胞浸润。

上述 4 条标准中，符合 2 条或以上者可诊断为过敏性紫癜。本标准的敏感性为 87.1%，特异性为 87.7%。

非典型病例，尤其在皮疹出现前出现其他系统症状时，易误诊。

2. 鉴别诊断

（1）特发性血小板减少性紫癜：根据皮疹的形态、分布及血小板数量一般不难鉴别。过敏性紫癜时常伴有血管神经性水肿，而血小板减少性紫癜时则无。

（2）外科急腹症：在皮疹出现以前如出现急性腹痛者，应与急腹症鉴别。过敏性紫癜的腹痛虽较剧烈，但位置不固定，压痛轻，无腹肌紧张和反跳痛，除非出现肠穿孔才有上述情况。出现血便时，需与肠套叠、美克耳憩室作鉴别。过敏性紫癜以腹痛为早期主要症状者大多数为年长儿。因此，对于儿童时期出现急性腹痛者应考虑过敏性紫癜的可能，需对皮肤、关节及尿液等做全面检查。

此外，还需与系统性红斑狼疮、弥散性血管内凝血及溶血尿毒症综合征相鉴别。

（3）细菌感染（如脑膜炎双球菌菌血症、败血症及亚急性细菌性心内膜炎）均可出现紫癜样皮疹。这些疾病的紫癜，其中心部位可有坏死。患者一般情况危重且血培养阳性。

（4）肾脏症状突出时，应与链球菌感染后肾小球肾炎、IgA 肾病等相鉴别。

六、预后

多数患者预后良好。部分患者可复发，复发间隔时间数周至数月不等。消化道出血较重者，如处理恰当，一般可以控制。肾脏受损程度是决定预后的关键因素。约有 2% 的患者发生终末期肾炎。大多数有轻度肾脏损害者，病理分型为 Ⅱ 级者，都能逐渐恢复；而有新月体形成的肾小球肾炎患者，病理表现为 Ⅳ 级以上者，80% 以上于 1 年内发展为终末期肾炎。有报道在病初 3 个月内出现肾脏病变或病情反复发作并伴有肾病时常预后不良。

七、治疗

目前尚无特效疗法。主要采取支持和对症治疗，急性期卧床休息。要注意入液量、营养及保持电解质平衡。有消化道出血者，如腹痛不重，仅大便隐血阳性者，可用流食。如有明显感染，应给予有效抗生素。注意寻找和避免接触过敏原。

1. 药物疗法

（1）对症疗法：有荨麻疹或血管神经性水肿时，应用抗组胺药物和钙剂；有腹痛时应用解痉挛药物；消化道出血时，可静脉滴注西咪替丁 20~40 mg/（kg·d）。

（2）糖皮质激素：单独皮肤或关节病变且较轻时，无须使用糖皮质激素。有严重消化道病变，如消化道出血时，可服泼尼松每日 1~2 mg/kg，服用 7 天后逐渐减量，总疗程为 2~3 周。对有肾脏病变者，糖皮质激素无显著疗效。对于严重肾脏病变患者，有人主张用甲泼尼龙冲击疗法，每次 30 mg/kg，于 1 小时内静脉滴入，隔日或隔 2 日 1 次，6 次为 1 个疗程，疗效有待进一步观察。

（3）免疫抑制剂：适用于肾型患者。硫唑嘌呤每日 2~3 mg/kg 或环磷酰胺每日 2~3 mg/kg，服用数周或数月，用药期间，应严密监测血常规及其他不良反应。

（4）雷公藤：对肾型者疗效颇佳。大部分患者用药 1.5~2 个月后尿蛋白转阴。血尿于用药 1~3 个月后明显好转，2~6 个月后大部消失。临床上多采用雷公藤总苷片每日 1~1.5 mg/kg，分 2~3 次口服。疗程为 3 个月。用药期也应复查血常规和观察其他不良反应。

（5）其他药物：有人主张应用尿激酶治疗紫癜性肾损害，可起到利尿、消肿作用。其作用是减少纤维蛋白在肾小球的沉积。用量为每次 1 万~2 万 U，静脉注射，每日 1 次，连用 20 天。还可用抗血小板凝集药物如阿司匹林 3~5 mg/（kg·d），或 25~50 mg/d，每日 1 次口服；双嘧达莫 3~5 mg/（kg·d），分次服用。

因本病可有纤维蛋白原沉积、血小板沉积及血管内凝血的表现，故近年来有使用肝素的报道。协和医院儿科报道使用小剂量肝素预防过敏性紫癜性肾炎，剂量为肝素 120~150 U/kg 加入 10% 葡萄糖溶液 100 mL 中静脉滴注，每日 1 次，连续 5 天，或肝素钙每次 10 U/kg，皮下注射，每日 2 次，连续 7 天，能降低紫癜肾炎的发生。此外，普鲁卡因具有调节中枢神经系统、抑制过敏反应、恢复血管功能的作用。用药前须做过敏试验，阴性者方可使用。剂量为 3~5 mg/kg，加入 5% 葡萄糖内静脉滴注，每日 1 次，7~10 天为 1 个疗程。

2. 其他治疗

（1）大剂量丙种球蛋白冲击疗法有报道试用重症紫癜肾炎，疗效有待进一步观察。

（2）血浆置换可去除血浆中的抗体、补体、免疫复合物及炎性介质，用于治疗紫癜肾病引起的急进性肾炎。

（白晓鹏）

第七章

神经内科疾病

第一节　脑电图检查

一、脑电图总论

1. 脑电图的概念及基本成分

脑电图是脑组织生物电活动通过脑电图仪放大（约放大100万倍）记录下来的曲线，由不同的脑波活动组成。脑波与其他任何波如光波、电波一样，有频率、波幅、位相和波形4个基本成分。

（1）频率：一个波从它离开基线到返回基线，或者从一个波底到下一个波底所需要的时间为周期，通常用毫秒（ms）来表示；每秒出现的周期数称为频率，以次/秒（c/s）或赫兹（Hz）来表示。频率及周期的测量标准为：①选择基线稳定的部分进行测量；②凡波的下降支未回到基线但等于或大于上升支的2/3为一个波；③当前波波底过深，后波下降支虽不及上升支的2/3，但下降支已回到基线者，后波应算为一个波。脑电图中的单个电位差称"波"，数个相同的波连续出现称为活动，同一频率的脑波重复出现持续达1秒钟以上者称为节律。不过在脑电图实际工作习惯中仍有将波、活动、节律统称为波者。

脑波按照频率可分为以下几种：

α波：频率8~13 c/s即8~13 Hz。

β波：频率超过13 c/s，通常为14~30 c/s。

θ波：频率4至不足8 c/s，通常为4~7 c/s。

δ波：频率不足4 c/s或周期超过250毫秒。

β波因频率高于α波又称快波，θ波及δ波频率低于α波统称慢波。

（2）波幅：波幅又名振幅或电压，代表脑部电位活动的大小，系指波峰到波谷垂直高度，用微伏（μV）表示。测量方法如下：①当波的上升点与下降点均在同一水平线上时，波顶到波底的垂直距离为波幅；②波的上升起点与下降支终点不在同一基线上时，从波峰向基线作一垂直线，此线与波之起点和终点连线相交，其交点至波峰的距离为波幅；③复合波（系指2个以上的波所构成的脑波）的波幅为波的最高处到波谷间的垂直线高度。根据上述方法测得波幅高度的毫米数后，换算成微伏表示。

换算公式为：

$$波幅（\mu V）= 所测波幅高度标准电压高度 \times 标准电压微伏数$$

大多数脑电图室采用标准电压，5 mm相当于50 μV，因此：

$$波幅 = 所测波幅高度毫米数5\ mm \times 50\ \mu V$$

临床上把25 μV以下的波幅称为低波幅，25~75 μV称为中波幅，75~150 μV称为高波幅，超过150 μV称为极高波幅。

（3）相位：一个波由基线偏转可产生位相。向基线一侧偏转的称为单相波，向上偏转称负相波，向下偏转称正相波。一个波由基线先向一侧偏转而后向另一侧偏转称双相波。一个波由基线反复向两侧

— 141 —

偏转多次称多相波。两个导程的描记中其波幅间的时间关系可产生位相差，如两个导程的波幅同时由基线向上或向下偏转而位相差等于0°时，称同位相或同步，反之产生位相差称不同位相或不同步。如两个导程的波同时向基线相反的方向偏转，位相差等于180°时，称位相倒转。

（4）波形：波形就是波的形状，它与波的频率、波幅和位相诸因素密切相关。这些因素的不同组合构成不同的波形，如正弦波、类正弦波、半弧状波、锯状波、复合波与多形波等。

2. 脑电图常见的生理和病理波

（1）α波：频率8～13 c/s，波形呈正弦波，波幅10～100 μV。由头皮电极所导者偏低，针电极波幅偏高，成人100 μV，儿童有时可达150 μV。枕部波幅最高，其次为顶、额部，最低处在颞部。α波在安静及闭目时出现最多，波幅也最高，在精神活动如心算、思考问题时受抑制，睁眼则消失。α波是正常成人脑电图的基本节律，全脑均可出现，主要在枕部，其次为顶部，而颞部最少。α波波幅出现周期由小到大，又由大到小的调幅现象，呈纺锤形或梭形，每一调幅现象持续1～10秒，两个调幅之间有低波幅β波相间，称沉静期，时间在2秒以内。

（2）β波：频率14～30 Hz，波幅5～30 μV，平均20 μV左右，多呈不规则出现，主要分布于额区和中央区，其次为颞区，在枕部出现于沉静期，与α节律共同构成调幅现象。约6%的正常成人以β波为基本节律。β波在精神活动、情绪紧张和睁眼时增多，当肢体运动或受触觉刺激，可使对侧半球β波产生抑制。

（3）θ波：频率4～7 Hz（或周期125～250毫秒），波幅10～40 μV，正常成年人在额颞区可见少数低波幅θ波。

（4）δ波：频率0.5～3 Hz（或周期超过250毫秒），正常成年人仅有少数散在低幅δ波，主要见于额区。慢波（θ波及δ波）增多见于下列两种情况：

1）正常情况：婴儿、儿童的清醒期以及各种年龄的睡眠期。

2）病理状态：有两种表现。①局限性慢波增多，见于癫痫部分性发作、脑肿瘤、脑脓肿、脑外伤性血肿、伴有脑软化的血管病等；②弥漫性慢波增多，出现于感染、中毒、低血糖、颅内压增高、脑部弥漫性病变。

（5）顶尖波：此波又称驼峰波，频率3～8 Hz，波幅100～300 μV的双相或三相锐波，两侧同步对称，单个出现或连续出现，主要见于顶区及中央区，此波常见于刚入睡时出现。

（6）后头部孤立性慢波：频率3～4 Hz，波幅50～150 μV，一般不超过200 μV，波形呈三角形，多为负波，主要分布于一侧或两侧枕区。此波若与前面的α波连在一起，易被误认为尖－慢复合波。后头部孤立波多见于儿童及青年，成年人较少出现。此波在睁眼时减少，过度换气时增多，睡眠时消失。

（7）纺锤波：此波又称睡梭、σ波，频率12～14 Hz，波幅20～100 μV，此波见于正常人中睡期，最先出现于中央、顶区及枕区，继之向前额及前颞区扩散。

（8）K复合波：此波是由顶尖波与σ节律组成的复合波，系在浅睡或中度睡眠期被突然的声音刺激所诱发。

（9）棘波：这是一种病理波，周期为20～80毫秒，波的上升支及下降支均极陡峭，形状如棘，故名棘波。波幅多在100 μV以上，若波幅在50 μV以下者称为小棘波。棘波是大脑皮质神经细胞受刺激，过度兴奋的表现，见于癫痫，包括症状性和原发性癫痫。

（10）尖波：尖波又称锐波，其波形与棘波相似，但下降支缓慢，周期较长，通常为80～200毫秒，波幅在100 μV以上。尖波出现的临床意义与棘波大致相同。

（11）棘－慢复合波：系由棘波和慢波组合而成，即在棘波之后跟随一个200～500毫秒的慢波，或在慢波的上升支重叠有棘波。慢波波幅通常在100～200 μV。棘－慢复合波的周期包括棘波和慢波所占时间之和，波幅按最高处计算。一般认为，棘波代表皮质的兴奋，慢波代表皮质或皮质下的抑制过程。棘－慢复合波见于癫痫。

（12）尖－慢复合波：系由一个尖波和一个慢波组成的复合波，慢波周期在500～1 000毫秒。尖－

慢复合波也见于癫痫。

（13）高幅失律：为不规则的高波幅慢波，中间杂以棘波和尖波，一般不形成典型的棘－慢和尖－慢复合波，见于婴儿痉挛症。

（14）爆发性抑制活动：系指在平坦活动的背景上，突然出现高波幅慢波，可合并尖波，是大脑皮质下广泛损害的表现，见于脑炎极期或麻醉过深。

（15）平坦活动：又称电沉默现象，为各种频率电活动均有严重程度的抑制，见于大脑严重损害及极度昏迷患者。

（16）懒波：是指在某一区域或一侧半球的 α 波、β 波、睡眠梭形波的减弱或消失，减弱或消失的部位多为器质性病变的部位。

3. 脑电图的描记方法

（1）电极位置：常用电极位置有 19 个，即左前额 FP_1、右前额 FP_2、左额 F_3、右额 F_4、左中央 C_3、右中央 C_4、左顶 P_3、右顶 P_4、左枕 O_1、右枕 O_2、左前颞 F_7、右前颞 F_8、左中颞 T_3、右中颞 T_4、左后颞 T_5、右后颞 T_6、头顶正中 C_2、左耳垂 A_1、右耳垂 A_2。放置部位的测量方法可参考国际脑电图学会建议的 10～20 系统放置法。

（2）导联方法。

1）单极导联：描记时，一个电极为作用电极，放在需要检查部位的头皮上与另一参考电极（即想象中的零电位）相连。常用参考电极部位是耳垂。单极导联就是把上述头皮电极分别与耳垂电极相连记录脑电图。

2）双极导联：是把头皮上两个作用电极相连在一起记录两电极间的相对电位差。

单极导联的特点是：①记录下来的电位差接近绝对值，故波幅较恒定；②对皮质下病变较易发现，但定位不够准确，易受干扰，产生伪差。双极导联的特点是：①较易发现皮质局灶性病变，定位较准确；②受干扰较小，伪差较少，但对深部位病变不够敏感。因此，单极与双极导联各有优缺点，可互相弥补。常用双极导联方法有 3 种：

内外联：①DFP_1-T_3；②FP_2-T_4；③T_3-O_1；④T_4-O_2；⑤FP_1-C_3；⑥FP_2-C_4；⑦C_3-O_1；⑧C_4-O_2。

外侧联：①FP_1-F_7；②FP_2-F_8；③F_7-T_3；④F_8-T_4；⑤T_3-T_5；⑥T_4-T_6；⑦T_5-O_1；⑧T_6-O_2。

内侧联：①FP_1-F_3；②FP_2-F_4；③F_3-C_3；④F_4-C_4；⑤C_3-P_3；⑥C_4-P_4；⑦P_3-O_1；⑧P_4-O_2。

（3）诱发试验：常用的有两种方法。

1）睁闭眼试验：是在描记过程中嘱受检查者睁眼 3～5 秒后，再闭眼 10～15 秒，反复 3 次。正常情况下，睁眼时 α 节律减弱或消失，减弱称为部分抑制，消失称为完全抑制。睁闭眼试验通常在单极导联进行，因单极导联枕部 α 波明显，便于观察。

2）过度换气：嘱受检查者以每分钟 20～25 次的速度深呼吸，持续 3 分钟，使体内二氧化碳排出量增加，血中碱度相对增高，引起脑毛细血管收缩，神经细胞相对缺氧，以及 γ-氨酪酸水平降低，脑抑制作用减弱。在正常情况下，大多数成年人逐渐出现 α 波增多，波幅增高，部分正常人在深呼吸 1 分钟后出现较多 θ 波活动，深呼吸停止后半分钟内消失，α 波逐渐恢复正常。

（4）描记程序。

1）定标：定标电压一般常以 50 μv 等于 0.5 cm 为标准，描记 10 秒。

2）试笔：将各导程均通联至一对电极，描记同一部位的脑波，观察其波形、波幅是否一致。

3）单极导联：常包括两侧额、中央、顶、枕和颞 10 个部位，记录 2～4 分钟，并在单极导联中做睁闭眼试验。

4）双极导联：每个导联方法记录 1～2 分钟。

5）过度换气试验：受检查者在安静、闭目情况下做完上述描记后，可选择单极导联或双极导联进行过度换气试验，并在过度换气停止后至少再记录 2 分钟。

6）记录：整个记录时间一般不少于 20 分钟，描记结束后在每份脑电图的封面上除记录受检查者的姓名、年龄、性别、诊断、记录日期、住院或门诊号、脑电图编号外，还要写明定标电压及走纸速度

（通常用 3 cm/s 的送纸速度）。

4. 正常脑电图

（1）成人正常脑电图：80% 的正常成人脑电图以 α 波为基本节律，α 波在枕区最多，波幅也最高，两侧枕部波幅差不超过 20%，频率多为 10 ~ 12 Hz，频率波动不超过 1.5 Hz。睁眼及精神活动时 α 波受抑制。β 波主要分布于额及中央区，波幅在 30 μV 以下。θ 波仅散见于颞区，波幅低。此外，部分正常人以 β 波为基本节律，频率多为 16 ~ 25 Hz，波幅 20 ~ 30 μV，分布于全头。还有一部分正常人表现为低波幅脑电图，全图均为低波幅，α 波及 β 波相对较少，而 θ 波较多。

（2）儿童正常脑电图：正常儿童脑电图有 5 个特点。

1）6 个月以前以 δ 波活动占优势，6 个月以后虽有 δ 波活动，但以 θ 波活动占优势，波幅一般为 20 ~ 50 μV；1 ~ 3 岁，δ 波逐渐减少，θ 波增多，波幅为 30 ~ 60 μV，后头部出现 α 波；4 岁以前 θ 波较 α 波明显；5 ~ 6 岁，α 波与 θ 波的数量大致相等；7 岁以后 α 波占优势。

2）儿童的 α 波波幅较高，可达 150 μV，较易出现两侧波幅不对称。

3）睁闭眼试验：α 波节律抑制现象随年龄增加而增高。

4）过度换气试验：深呼吸 1 分钟后可出现高波幅 δ 波活动。

5）睡眠脑电图：睡眠脑电图随睡眠过程而变化，睡眠过程有很多分类方法，最简单和实用的方法是把睡眠分为四期。

a. 思睡期：α 波减少，波幅降低，出现一些低波幅 β 波活动和 θ 波活动。

b. 浅睡期：α 波逐渐消失，出现很多低波幅 4 ~ 7 Hz θ 波活动和顶尖波。

c. 中睡期：出现睡梭和一些 δ 波，声音刺激可诱发 K 复合波。

d. 深睡期：高波幅 δ 活动占优势，频率 1 ~ 2 Hz。

（3）药物对脑电图的影响。

1）催眠药：巴比妥类、水合氯醛等药物一般治疗量会出现很多快活动 β 波，剂量加大引起入睡则出现慢活动，同睡眠脑电图表现。

2）弱安定药：甲丙氨酯（眠尔通）、氯氮（利眠宁）、地西泮等药，一般治疗剂量出现很多快活动，并能抑制癫痫小发作异常波形。

3）强安定药（如氯丙嗪、利血平）和抗抑郁药（如丙米嗪），一般治疗量可出现大量慢活动，长期大量服用，可有癫痫样放电。

4）抗癫痫药：苯妥英钠通过促使正常脑细胞内的钠离子排出到细胞外，稳定细胞膜电位，使癫痫病灶放电不向四周扩散，控制临床发作，但它不能抑制癫痫病灶的高频放电，因此，对脑电图上的癫痫灶放电无影响。其他抗癫痫药可使脑电图背景节律产生改变。

5. 异常脑电图

（1）异常脑电图的范围。

1）基本脑波在分布部位、两侧对称性和反应性等方面的异常。

2）基本波的频率比同龄者增快或减慢。

3）脑波波幅比正常人增高或减低。

4）慢波增多。

5）出现病理波。

（2）异常脑电图的表现形式。

1）阵发性异常：指突然出现一串异常脑波，这种脑波与背景脑波有显著区别，并突然消失。

2）持续性异常。

3）对称性异常：指对称部位的异常脑波基本相同。

4）非对称性异常。

5）广泛性异常：①普遍性异常，即两侧各部位都有异常波，呈对称性；②弥漫性异常，即各部位有异常波，但两侧不对称。

6）局限性异常：异常波局限于某一区、某一叶或一侧半球。

7）诱发异常：指在闭目安静下描记的脑电图为正常，经诱发试验描记出异常脑电图者。如过度换气出现以下情况属异常：①深呼吸半分钟内出现高波幅 θ 波活动或 δ 波活动；②深呼吸停止后半分钟仍有明显 θ 波及 δ 波活动；③出现病理波；④在诱发中出现阵发性节律异常，尤其是高波幅 δ 节律；⑤两侧半球出现不对称的反应；⑥出现癫痫发作。

（3）广泛异常脑电图的分级。

1）界限性异常：又称边缘性脑电图，指脑电图改变偏离正常界限、尚未达到轻度异常者。

2）轻度异常：①θ 波活动增多，额、颞、顶部指数超过 20%，波幅超过 50 μV 或 100 μV；②δ 波活动增多，散在出现，指数超过 10%；③成人过度换气时出现中至高波幅 θ 活动；④α 波波形不规则，调节差（频率波动范围超过 2 Hz），调幅不佳，两侧波幅差超过 30%，枕部超过 50%，α 波泛化（全脑各区均为 α 波）、前移（额部 α 波波幅比枕部高），生理反应不明显或不对称；⑤各区出现高波幅 β 波活动。

3）中度异常：①θ 波活动占优势；②中波幅 δ 波活动成串或持续出现；③自发或诱发出现病理波，如尖波、棘波、尖 - 慢、棘 - 慢复合波；④过度换气时出现高波幅 δ 波活动。

4）重度异常：①δ 波活动占优势；②自发或诱发出现尖节律、棘节律或复合波节律；③高度失律；④出现爆发性抑制活动或平坦活动。

6. 脑电图报告所包括的内容

（1）基本节律：指脑电图中的优势频率脑波，正常成年人是以枕区 α 节律为代表，在儿童或病理情况下可以是慢活动，报告内容应包括基本节律脑波幅、波形、分布、调节及调幅。

（2）快波：β 波的频率、波幅及分布。

（3）慢波：包括 θ 波和 δ 波的频率、波幅、出现方式和部位。

（4）病理波：说明出现的部位、数量、方式和波幅。

（5）睁闭眼试验的反应。

（6）过度换气试验的反应。

（7）结论：根据上述各项内容最后写出脑电图所见的结论，如正常脑电图，广泛轻度、中度、重度异常脑电图。

二、神经系统疾病的脑电图改变

1. 癫痫脑电图改变

（1）全身强直 - 阵挛性发作。

1）发作期的脑电图表现可分为 4 个期。①抽搐前期：突然广泛的低电压去同步化；②强直期：10 ~ 20 Hz 的低波幅快节律，以额部及中央区最明显，其波幅逐渐增高，频率逐渐减慢；③阵挛期：此期阵发性棘波与阵发性慢波相间出现，继之棘波逐渐减少；随着抽搐停止，棘波也消失；④发作后期：先表现为数秒的低电压或等电位波形，继之波幅逐渐增高，频率增快，转变为 θ 活动，意识清醒时，恢复到发作前的脑电图。

2）间歇期的脑电图：多为非特异性的活动增多及阵发性波幅增高，以额部明显，部分患者出现散在或阵发性短程尖波、棘波、尖 - 慢复合波、棘 - 慢复合波。

3）持续状态的脑电图：抽搐时如上述的放电性改变，两次发作之间呈高波幅 δ 波或仅有 θ 波增多。

（2）失神发作。

1）发作期的脑电图：表现为两侧对称性同步的高波幅 3 Hz 棘 - 慢复合波节律性爆发，其频率先快后慢，棘波成分的波幅可高可低，多为单发，有时多发，可位于慢波前或慢波后，也可重叠在慢波的上升支或下降支上，慢波成分波幅可高达 200 μV 以上，以额部及中央区最明显。

2）间歇期的脑电图：大多数患者可出现散发或持续短中程棘 - 慢复合波发放，过度换气及睡眠常可诱发。持续状态的脑电图：持续或十分频繁出现 3 Hz 的棘 – 慢节律，额部明显。

（3）部分运动性发作：发作期的脑电图改变为局限性棘波、尖波、尖 – 慢复合波，由于病灶部位不同，这些病理波的表现也有差异：大脑深部病灶出现的棘波与浅部病灶相比，其周期较长，呈尖波样，电极远离病灶的棘波与邻近病灶的棘波相比，其周期也较长；深部病灶在出现病理波时，其背景脑电图多为正常，而浅部病灶出现病理波时，背景脑电图多为异常。杰克逊（Jackson）发作：脑电图表现为局灶性病理波（尖波、棘波、尖 – 慢复合波、棘 – 慢复合波）按解剖部位，逐渐或迅速扩至两侧大脑半球。持续状态的脑电图表现为局限性持续性放电，如棘波、尖波、棘 – 慢波、δ 波和 θ 波的发放。间歇期的脑电图表现为局限性痫性放电，呈散在性出现，若病灶较小或位于深部，脑电图也可无异常改变，诱发试验常可诱发出异常脑电图。

（4）复杂部分性发作：发作期的脑电图有多种表现，多数患者发作时为一侧或双侧颞区或额、颞区出现阵发性高波幅 4 ~ 7 Hz θ 节律，继之频率变慢，出现 2 Hz δ 波，在慢活动间偶有棘波或尖波。少数患者发作时脑电图为两侧广泛出现阵发性 4 ~ 20 Hz 的快波节律，或表现低波幅快活动，或平坦活动。也有少数患者因病灶较小，部位较深，距离头皮电极较远，故发作时脑电图无明显改变。间歇期的脑电图主要表现为一侧或两侧颞部，尤其颞叶前部出现散在负性棘波、尖波，这些脑波在睡眠时的出现率可高达 90%，在清醒时其阳性率仅为 30%，有的患者在间歇期，额、颞部也可出现尖 – 慢复合波、棘 – 慢复合波或爆发性慢波。

（5）肌阵挛发作：脑电图表现为不规则多棘波或多棘 – 慢复合波，以中央区最为显著，并常出现于睡眠时，也可由过度换气或突然的声、光刺激所诱发。

（6）婴儿痉挛症：脑电图的异常改变为具有特征性的高幅失律，即高波幅不规则的慢活动、尖波和棘波混合在一起，一般不形成典型的尖 – 慢复合波和棘 – 慢复合波，这些异常脑电图出现的部位不固定，呈游走性，也可为阵发性或弥漫性出现，在清醒期和睡眠期记录到的异常脑电图无差别。

（7）热性惊厥：热性惊厥又称热性痉挛、高热抽搐，常发生于 5 岁以前儿童，呈全身性抽搐并与发热有关，体温多在 38.5℃ 以上。热性惊厥在发作期的脑电图改变与全身强直 – 阵挛性发作相似，为消除发热和惊厥后改变对脑电图的影响，应在热退 1 ~ 2 周以后进行脑电图描记，异常波出现率为 6% 左右，且异常率与热性惊厥复发次数及发病年龄之间有一定关系。发作次数越多，发病年龄越大，脑电图异常率越高。

发作间歇期的脑电图有 3 种表现：正常；基本节律异常；发作性 3 Hz 的棘 – 慢复合波。此外，在临床发作后的 1 周内有 1/3 患者出现脑电图慢波化，而且以枕部改变最明显。

2. 脑血管疾病脑电图改变

（1）原发性高血压：原发性高血压患者在无并发症的情况下脑电图多为正常，若高血压变动明显者常出现 α 波频率不稳定，混有较多的 θ 波活动和 β 波活动，高血压脑病患者，脑电图主要改变为前头部出现高波幅慢活动。

（2）脑动脉硬化：轻症者一般无异常改变，脑动脉硬化明显时可出现 α 波异常；主要改变为 α 波的分布呈广泛化，频率变慢，呈 8 Hz 节律，波幅变高，波幅变动小，缺乏调幅现象。有的患者则表现为脑波波幅降低，过度换气时 α 波活化。严重脑动脉硬化脑电图的另一种改变是出现局限性或弥漫性慢活动，尤其是双额，中央区常有散在性 θ 波或 δ 波。动脉硬化性痴呆患者的脑电图为 α 波节律减少或消失，出现弥漫性 θ 波活动甚至 δ 波活动。

（3）短暂性脑缺血发作：颈动脉系统短暂缺血发作时，脑电图的主要改变为病侧额区、顶区出现 α 波慢化，缺血严重者可出现慢活动。椎基底动脉系统缺血发作时，脑电图多为正常，若大脑后动脉缺血，则在同侧或双侧枕颞区出现慢活动。短暂脑缺血发作间歇期，脑电图多为正常，若有慢性脑供血不足，可出现 α 波慢化或出现慢活动。过度换气，在一侧颞区或两侧顶枕区出现慢波。

（4）脑血栓形成。

1）颈内动脉血栓形成：一侧部分阻塞，病侧常有 α 波节律变慢和波幅降低，额区、中央、颞区可见低波幅多形性 δ 波，过度换气上述改变明显。一侧完全阻塞时，通常在病侧额、中央、颞区出现 δ 波

和 θ 波相混合的局限性脑波异常，背景脑电图也有弥漫性低波幅、不规则 θ 波活动。

2）大脑中动脉血栓形成：主干发生急性阻塞，病侧出现慢活动，以颞区、中央区最明显。若发生慢性阻塞则表现为病侧 α 波节律变慢，波幅降低，有时也可增高。大脑中动脉外侧支梗死出现一侧或两侧颞区有阵发性慢活动。大脑中动脉内囊支阻塞时，脑电图可正常或仅有轻度异常改变。

3）大脑前动脉血栓形成：大脑前动脉阻塞额区可出现阵发性 δ 波活动。当水平段阻塞时，病侧额顶区脑电图受抑制，由于大脑前动脉胼周支循环完全丧失，顶枕区也可出现 δ 波活动。

4）大脑后动脉血栓形成：脑电图表现为病侧枕区 α 波受抑制，并出现多形性 δ 波活动，颞区有尖波，有时由于大脑后动脉急性梗死使脉络后动脉缺血而出现弥漫性慢活动。

5）椎 - 基底动脉血栓形成：大多数患者表现为低波幅脑电图，若供血不足影响到大脑后动脉，则出现一侧或两侧颞区有慢活动，部分患者枕区也可见慢活动，这些慢活动在过度转颈时加重。当椎 - 基底动脉系统阻塞使脑桥下端受损时，可出现去同步化低波幅快活动或正常脑电图；当脑桥上端、中脑或间脑受损，由于累及脑干网状结构上行投射系统，出现两侧阵发性 δ 波活动或 θ 波活动，有时以一侧明显。

6）多发性动脉血栓形成：脑电图改变亦与梗死部位、病灶大小有关，一侧大脑前动脉和大脑中动脉发生大块梗死时，病灶侧脑电图的基本活动受抑制，额区、中央区缺乏快波，中央区、颞区出现慢波。大脑中动脉和大脑后动脉同时发生梗死时，枕、颞区背景活动减弱，病灶侧颞区出现慢波。

7）脑栓塞：早期由于脑水肿和意识障碍，脑电图出现全头部弥漫性慢活动，病灶侧较明显；病情好转，脑水肿减轻后，才出现局限性异常脑波，持续时间较长。

8）钩端螺旋体脑动脉炎：脑电图改变主要为一侧或两侧 α 波减少，频率减慢，调节、调幅差，慢活动增多，并可出现不定位的阵发性高波幅 δ 波活动。

9）颅内静脉窦血栓形成：①上矢状窦血栓形成，表现为两侧 α 波活动减弱和出现慢活动，以顶颞区明显；②乙状窦、横窦血栓形成，表现两侧弥漫性慢波，以病灶侧顶枕部明显。

（5）脑出血。

1）基底核出血：急性期有意识障碍者，表现为两侧弥漫性慢活动，以病灶侧明显，尤其是额区和颞区。无意识障碍者，则在发病初期，脑电图就以局限性慢活动为主要表现。

2）脑叶出血：若出血位于靠近皮质，脑电图的主要改变为局限性高波幅慢波，多为局限性 θ 波，混有较多的 α 波及少数 δ 波，有时也可表现为局限性 δ 波；深部出血则为局限性慢波。

3）中脑出血：若患者处于昏迷时，脑电图常表现为两侧阵发性同步高波幅慢活动，这种慢活动在颞部常呈左右交替出现。也可表现为两侧广泛性高波幅 δ 波活动和 θ 波。

4）脑桥和延髓出血：脑电图有 4 种改变。①α 昏迷：患者昏迷但脑波为 8 ~ 10 Hz α 波，其机制可能是由于脑干到皮质的网状结构上行投射系统部分受损，结果其功能虽可以维持脑电图呈 α 波型表现，但不能维持意识的清醒状态；②β 昏迷：即患者意识不清，脑电图呈低波幅 β 波，这是由于损害延髓内抑制上行投射系统的结构；③纺锤波昏迷：即意识不清，脑电图出现纺锤波，因低位脑干网状结构受损所致；④出血病灶小，患者无意识障碍，则脑电图仅有轻度异常改变。

5）小脑出血：若无意识障碍，脑电图多为正常，部分患者显示 α 波节律变慢，或同侧枕、颞出现慢活动。若小脑出血压迫脑干，则可出现两侧低波幅快活动或弥漫性慢活动。

6）蛛网膜下腔出血：脑电图改变与意识障碍及脑受破坏程度有关，有意识障碍时出现广泛性慢波；若脑局部受损，如形成血肿或梗死者，出现局限性慢活动。

3. 中枢神经系统感染性疾病脑电图改变

（1）急性脑炎。

1）急性期：根据病期不同，脑电图改变可分 3 个阶段。①α 波消失期：出现于疾病早期，主要表现为 α 波逐渐减少，频率变慢，最后由 6 ~ 7 Hz θ 波所代替；②θ 波期：4 ~ 7 Hz θ 波先出现于顶、中央区，以后扩散到其他各区；③δ 波期：主要表现为多形性高波幅 δ 波，先出现于额部，以后扩散到顶、中央区，最后呈广泛性 δ 波。急性期有癫痫发作者，脑电图常出现阵发性或连续性棘波、棘 - 慢复合波。轻型脑炎其脑电图改变经 θ 波期或 δ 波期后，在发病数日、数周内，随着病情好转，慢波消失。重型脑炎却进入极期。

2）极期：在广泛性慢波的基础上出现平坦波，或为爆发性抑制电活动，可伴有尖波。

3）恢复期：δ 波减少，θ 波增多，最后出现 α 波。

4）后遗症期：大多数患者经治疗完全恢复，部分患者遗留癫痫发作及肢体运动障碍，前者在脑电图可见尖波、棘波、尖－慢复合波及棘－慢复合波，后者在脑电图上出现广泛性或局限性慢波。

（2）单纯疱疹病毒性脑炎：脑电图改变包括两个方面。①非特异性改变：表现为广泛性慢活动；②特异性改变：α 波消失，周期性出现异常脑波，常在低波幅慢波上重叠周期性尖波，或表现为高波幅慢波发放，每 1~5 秒发放一次，这种周期性异常脑波常呈局限性出现，以额、颞区为多见，有时则在后头部，多在发病后 2~15 天出现，以后不管病情有无改善，均可自行消失，这一点是与亚急性硬化性全脑炎不同之处。

（3）亚急性硬化性全脑炎：脑电图的特征性改变为出现周期性异常脑波，临床上称为亚急性硬化性全脑炎复合波（SSPE-complex）。SSPE 复合波的特点为周期性高波幅慢波，呈双相或多相，在负性慢波之后为正性慢波，两侧同步阵发性出现，波幅 100~600 μV，持续 0.5~2 秒，间隔期 4~60 秒，多数为 5~20 秒。随着病程的进展，波幅逐渐降低，不同病期及不同部位的波形可有差异。SSPE 复合波在前头部最明显，也可见于后头部，自疾病的 Ⅰ~Ⅳ 期均可见此复合波，但以 Ⅱ 期最明显，Ⅲ 期减少，Ⅳ 期逐渐消失，Ⅰ 期的背景脑电图基本正常，或仅有轻度异常，以后逐渐出现棘波和其他异常脑波，Ⅳ 期的基本节律完全解体，出现不规则低平波。

（4）脑膜炎。

1）病毒性脑膜炎：脑电图改变较轻，主要为后头部出现散在性高波幅 θ 波。

2）化脓性脑膜炎：脑电图在急性期的改变主要为弥漫性慢活动，尤其以后头部最明显。若并发脑脓肿，则出现局限性 δ 波，遗留癫痫发作者，脑电图出现尖波、棘波、尖－慢复合波和棘－慢复合波。

3）结核性脑膜炎：脑电图表现为广泛性 θ 波或 δ 波，以后头部明显。

（5）脑病的脑电图改变：脑病系指由多种病因，如感染、中毒、代谢、缺氧等引起的大脑弥漫性损害，常见的脑病有以下 6 种：

1）感染性脑病：脑电图的改变有两种类型。①大多数患者表现为广泛高波幅或低波幅 θ 波活动或 δ 波活动，少数有肢体瘫痪者，可有明显局限性慢活动；②在慢活动的基础上出现尖波、棘波、尖－慢复合波和棘－慢复合波，这类患者常伴有癫痫发作。恢复期脑电图大多数恢复正常，少数可遗留弥漫性或局限性慢波。

2）缺氧性脑病：轻症主要表现为 α 波频率变慢，波形不规则；重症患者，α 波消失，脑波主要为 θ 波活动或 δ 波活动；伴有癫痫发作者，出现尖波、棘波、尖－慢复合波和棘－慢复合波；极严重患者，脑电图表现为平坦活动。

3）肝性脑病：脑电图改变与意识障碍程度密切相关，可分为 5 期。①α 波节律期：此期 α 波节律可以正常或变慢，不规则，频率为 7.5~8 Hz，患者可无意识改变或仅有轻度障碍；②θ 波期：脑电图以 4~7 Hz θ 波为基本节律，混有少数 α 波活动与 θ 波活动，患者多有意识模糊；③三相波期：脑电图在 θ 波活动或 δ 波活动背景上出现三相波，典型的三相波是两个负相波中间夹有一个高波幅（50~100 μV）正相波，频率 2~7 Hz，各相周期为第 3 相 > 第 2 相 > 第 1 相。此期患者常处于浅昏迷；④δ 波期：表现为 δ 波活动占优势，呈现广泛性不规则高波幅 δ 波，混有少数 θ 波活动或 α 波活动，此期患者常处于浅昏迷；⑤平坦波期：δ 波活动频率变慢，波幅逐渐降低，成为平坦活动。此期患者处于极度深昏迷的濒死状态。

4）肾性脑病：脑电图的主要改变有 3 个方面。①α 波基本节律变慢，呈 8 Hz 慢化波，混有 θ 波和 δ 波；②出现广泛或阵发性慢波；③可伴有尖波、棘波、尖－慢复合波和棘－慢复合波。

5）肺性脑病：脑电图改变与其他脑病相似，主要为广泛性慢波。早期基本节律正常，但有较多低波幅 θ 波；继之 α 波慢化并混有较多 θ 波和 δ 波；最后全头部出现广泛性 θ 波或 δ 波，额部尤为明显。

6）药物中毒性脑病：脑电图轻者出现 α 波节律变慢，重者出现广泛性 θ 波活动或 δ 波活动，伴有癫痫发作者，在上述脑波的基础上出现尖波、棘波、尖-慢复合波和棘-慢复合波。

4. 神经系统其他疾病脑电图改变

（1）偏头痛：发作期绝大多数脑电图正常，少数在盲点对侧的枕区出现局限性慢活动或出现广泛性 α 波节律变慢和阵发性慢活动。间歇期脑电图绝大多数正常，少数患者可有两侧 α 波节律不对称及出现局限性慢活动。

（2）晕厥：发作期出现广泛性高波幅不规则 δ 波；间歇期脑电图多为正常。

（3）阿-斯综合征（Adams-Stokes syndrome）：发病当时出现广泛性 20～30 Hz 快波，继之变为广泛性高波幅 δ 波，并经 θ 波恢复到原来的 α 波节律脑电图。心跳停止超过 30 秒以上者，脑电图恢复缓慢或不完全，心跳恢复后仍有心功能不全和循环障碍者，脑电图常出现 α 波变慢和 θ 波增多。

（4）昏迷：昏迷的脑电图除出现 α 波型、β 波型、纺锤波型和发作波型（如棘节律、棘-慢节律、三相波等）外，最常表现为广泛 θ 波活动或 δ 波活动的慢波型，昏迷越深，慢波频率越慢，波幅也越低，深度昏迷的脑电图常由 δ 波活动逐渐转变为平坦活动。脑电图可以反映昏迷的深度及脑损伤程度，对判断预后有一定价值。

（5）去大脑皮质状态：大多数患者表现为广泛性慢活动，严重者显示平坦活动；当两侧大脑半球受损的严重程度不同时，两侧脑电活动不对称，表现一侧为慢活动，另一侧为平坦活动。

（6）脑死亡：临床判定必须同时具备三项基本条件，即不可逆性深昏迷、脑干反射全部消失及自主呼吸停止（呼吸诱发试验证实无自主呼吸）。脑电图表现为脑电活动消失，即呈平坦直线型，而这种脑电图改变应在下列描记条件下获得：

1）脑电图仪器噪音不超过 2 μV。

2）电极头皮间电阻：0.1～10 kΩ，两侧各电极的阻抗基本匹配。

3）连续记录时间至少 30 分钟，且完整保存。

4）成人应按国际 10～20 系统安放电极，只安放 8 个记录电极，双耳垂为参考电极，并同步记录心电信号。

5）采用参考导联和各种双极导联组合记录和分析，每一导联的两电极之间应间隔 10 cm。

6）适当调节记录参数：高频率波 75 Hz，时间常数 0.3 秒，灵敏度 2 μV/mm。

7）描记中分别以疼痛刺激双上肢，亮光分别照射两侧瞳孔，观察脑电图有无变化。

8）12 小时在同等条件下重复一次。

（田文华）

第二节　脑脊液检查

脑脊液（CSF）是存在于脑室和蛛网膜下腔内的一种无色透明液体，对脑和脊髓具有保护、支持和营养等多种功能。脑脊液的性状和压力受多种因素的影响，若中枢神经系统任何部位发生器质性病变，如感染、炎症、出血、缺血、外伤、肿瘤、阻塞、水肿等，将使脑脊液的性状和成分发生改变，CSF 检查可为临床诊治提供有价值的参考指标。

一、脑脊液的采集

脑脊液可通过腰池、小脑延髓池、前囟及脑室穿刺术而采集，临床上以腰椎穿刺及小脑延髓池穿刺为常用。

（一）腰椎穿刺（腰穿）

1. 适应证

（1）中枢神经系统感染性病变，包括各种原因引起的脑膜炎和脑炎。

（2）临床怀疑蛛网膜下腔出血，脑出血破入脑室，尤其是头颅 CT 无明显征象、不能与脑膜炎鉴别时。

（3）有剧烈头痛、昏迷、抽搐或瘫痪等症状和体征而原因不明者。

（4）中枢神经系统血管炎、脱髓鞘疾病及颅内转移瘤的诊断和鉴别诊断

（5）脑膜肿瘤的诊断。

（6）脊髓病变和多发性神经根病变的诊断及鉴别诊断。

（7）脊髓造影和鞘内药物治疗等。

（8）怀疑颅内压异常。

2. 禁忌证

（1）有明显颅内压升高症状及体征时，需做眼底检查，必要时做 CT 或 MRI 检查。如有明显视盘水肿或有脑疝先兆者，禁忌穿刺，否则易引起脑疝危及生命。

（2）如存在凝血功能障碍时应先纠正再行穿刺。

（3）开放性颅脑损伤或有脑脊液漏者以及有脊髓压迫症状时禁做腰穿，否则会加重病情。

（4）穿刺部位有化脓性感染灶。

（5）患者处于休克、衰竭或濒危状态也不宜行腰椎穿刺。

3. 方法

术前应了解病史，向患者及家属说明检查的必要性及可能出现的不良反应，以获得理解与合作，防止意外及纠纷。

（1）体位：一般取侧卧位（气脑取坐位）。头前屈、背靠床缘，双腿屈曲以手抱膝，使腰椎后突、椎间隙增大便于穿刺。

（2）皮肤准备：按常规消毒、铺洞巾，依无菌操作施术。

（3）选穿刺点：常选腰椎 3～4 间隙（双髂嵴最高点连线与背中线交点为腰 4 棘突），必要时可选其上、下各一间隙，并在其皮下以 1% 的利多卡因或普鲁卡因做局部浸润麻醉。

（4）穿刺：穿刺针进入皮下，以针尖斜面与躯干纵轴平行，并取垂直脊背略向头倾斜方向由浅而深缓慢进入，当过黄韧带、硬脊膜时可有落空感，抽出针芯，见 CSF 流出即穿刺成功。一般成人穿刺深 4～6 cm，儿童 2～4 cm。若无 CSF 滴出，可捻转针头，调整方向或更换间隙按上述步骤再行穿刺。

（5）测压：穿刺成功后，立即接上测压装置测初压，并视需要行动力学检查。

（6）放液：测压及动力学检测后，视需要缓慢放出 CSF 送检常规、生化及其他特种检查。

（7）拔针：放液后再测终压，插入针芯，再拔出针管，局部覆以消毒纱布并固定之。

（8）术后嘱患者平卧（去枕头）6～24 小时，并随时观察和处理。

（二）小脑延髓池穿刺

1. 适应证

（1）基本同腰穿适应证，因局部原因不宜行腰穿或腰穿失败者。

（2）做气脑或下行性脊髓腔造影者。

（3）需比较小脑池与腰池间脑脊液差异者。

2. 禁忌证

（1）局部有感染、外伤、畸形者。

（2）疑颅脊部占位病变者。

（3）疑枕大孔疝者。

（4）检查不能合作者。

3. 方法

（1）术前准备：同腰穿，但需剃光枕部毛发。

（2）体位：坐位或侧卧位，头前屈，侧卧时应垫高与脊柱达同一水平。

（3）选点：双乳突尖连线与枕外隆突正中垂直线之交点，相当于颈 2 棘突上缘之凹陷处。

4. 穿刺法

（1）间接法：右手持针，左手拇指固定于颈 2 棘突上，由其上凹陷处进针，以外耳道眉间连线为方向，向上向前缓慢刺入。当针尖接触枕大孔后缘，稍退出略向下再缓慢刺入 2~5 mm。如有落空感，即为进入小脑延髓池，取出针芯，可见 CSF 滴出或行抽出脑脊液留用。如穿刺失败，可依上法调整方向再行穿刺，一般穿刺深度为颈围 1/10 + 1 cm。

（2）直接法：于枕大孔后下缘与第一颈椎间直接穿刺缓慢深入，当有落空感即停止进针，拔出针芯见脑脊液流出。如不见滴出可小心再刺入 2 mm 或捻转针头。

5. 手术的处理

术毕平卧 24 小时。

二、压力与动力学检查及其临床意义

（一）压力测定

1. 初压

腰穿成功后在未留 CSF 前，将测压装置接穿刺针，嘱患者放松，可见压力表上升，至其停止上升或见轻微波动，读数并记录称初压。

2. 终压

放出脑脊液后，重按上法测出之压力称终压。

3. 临床意义

（1）正常压力：腰穿侧卧位的压力一般为 80~180 mmH_2O，>200 mmH_2O 为高颅压，<60 mmH_2O 为低颅压。观测初压时应注意脑脊液液面有无呼吸性搏动（随呼吸产生 10~20 mmH_2O 的液面搏动）和脉搏性搏动（随脉搏产生 2~4 mmH_2O 的液面搏动）。前者消失时，提示椎管内有梗阻或有枕大孔疝，临床上应引起重视。

（2）阿亚拉指数：正常值为 5.5~6.5；<5 为蛛网膜下腔容积变小，见于椎管阻塞及颅内占位性病变；>7 为蛛网膜下腔容积变大，常见于脑积水、脑萎缩、浆液性脑膜炎等。

（二）动力学检查

1. 适应证

（1）疑脊髓腔狭窄、脊髓压迫者，可测定阻塞程度。

（2）疑横窦、乙状窦栓塞，可两侧分别压试了解有无阻塞。

2. 禁忌证

（1）具有高颅压者。

（2）因局部原因不能施术者。

3. 方法

（1）压颈试验。

1）手试法：穿刺针与测压表接好后，用手压迫颈静脉（左右对比或双侧同压）10 秒，并同时观察时间与压力上升至最高值为止，放手解压后再观察其压力恢复与时间的关系。以压力数值为纵坐标、时间为横坐标，绘制压力变化曲线。

2）脉压带法：用脉压带绕颈测初压，再分别以 20 mmHg、40 mmHg、60 mmHg 顺序分别加压以替代手法，同时以每 5~10 秒观察记录脑脊液压力上升直至不再上升为止，再放压至 0 并同时观察记录脑脊液压力下降速度与时间，同样绘压力曲线图。

（2）压腹试验：以拳头或手掌用力压迫患者腹部观察 CSF 压力上升速度与时间；放手去压后，再观其压力下降速度与时间。

4. 临床意义

（1）通畅。

1）压颈 10～15 秒后，压力迅速上升至最高点，去压 15 秒左右又迅速降到原来水平。

2）压腹后 CSF 压力上升不及压颈时高，于放压后并迅即降到原水平。

（2）部分阻塞。

1）压颈时，CSF 压力上升及停压时压力下降速度均缓慢，或上升快而下降慢或不能降至原来水平。

2）压腹时，压力上升或停止压腹时压力下降均快，提示颈、上胸段有部分阻塞；如压腹时 CSF 压力上升慢或不上升，提示下胸段或腰段可能阻塞。

（3）完全阻塞：压颈时 CSF 压力不升，压腹时其压力升高快，提示脊髓腔完全阻塞。Tobey - Ayer 试验：分别压左右侧颈静脉，如一侧呈正常压力反应，另一侧无脑脊液压力变化，称阳性征，提示本侧横窦或颈静脉阻塞。

5. 注意事项

①严格掌握适应证、禁忌证，嘱患者合作；②加压前应确定穿制针位置及测压管是否正常，否则应进行调整；③疑颈段脊髓腔受阻，尚可行屈颈、仰颈姿势测试；④结果正常，应反复再试，以求准确。

三、脑脊液实验室检查

（一）常规检查

1. 色泽

正常脑脊液为无色、透明、清亮液体。红色脑脊液常见于蛛网膜下腔出血、脑出血、硬膜下血肿等。脑脊液前后均匀红染，离心后上清液黄色或淡黄色，潜血试验阳性。腰椎穿刺时观察到流出的脑脊液先红后转无色，为穿刺损伤性出血，两者应注意鉴别。黄色脑脊液多见于脑脊液中变性血红蛋白、胆红素或蛋白量异常增高。乳白色脑脊液多见于化脓性脑膜炎。微绿色脑脊液见于绿脓假单胞菌性脑膜炎、甲型链球菌性脑膜炎。褐色或黑色脑脊液见于中枢神经系统的黑色素瘤、黑色素肉瘤等。

病毒性脑膜炎、乙型脑炎、神经梅毒等疾病的脑脊液可呈透明外观或微混。脑脊液中白细胞如超过 $200 \times 10^6 / L$ 时可变为混浊；蛋白质含量增加或含有大量细菌、真菌等也可使其混浊；结核性脑膜炎常呈毛玻璃样混浊；而化脓性脑膜炎常呈明显混浊或有凝块。

2. 细胞计数、分类

正常脑脊液白细胞总数成人为 $(0～10) \times 10^6 / L$，儿童为 $(0～15) \times 10^6 / L$，新生儿为 $0～30 \times 10^6 / L$，无红细胞。白细胞分类：大多数为淋巴细胞，少数为单核细胞，偶见中性粒细胞、嗜酸粒细胞。淋巴细胞：单核细胞约为 7：3。

临床意义：

（1）中枢神经系统感染：化脓性脑膜炎脑脊液细胞学检查分为 3 期。

1）渗出期（发病 3 天内），细胞计数可达 $2\,000 \times 10^6 / L$ 或更多，以中性粒细胞反应为主，数量可占白细胞计数的 90% 以上，且以杆状核细胞多见。各类细菌性脑膜炎急性期的脑脊液细胞学改变并无特异性，此期间细胞数很多，常可在细胞内或细胞外检出致病菌。

2）增殖期（发病 3 天后）以单核 - 吞噬细胞反应为主，此期细胞数迅速下降，粒细胞下降的同时，激活淋巴细胞，单核或单核样细胞明显增多，后者多发展成吞噬细胞，并对细菌具有很大的吞噬作用。

3）修复期（发病 10 天后）以淋巴反应为主，脑脊液细胞总数接近正常，中性粒细胞完全消失，细胞正常化的标志为不活跃的小淋巴细胞和单核细胞增多，当二者的比例正常、所有病理细胞完全消失和白细胞计数正常时提示修复完全。增殖期可出现炎症的再次复发或进入慢性期，前者脑脊液细胞学特点为中性粒细胞的再次增多，后者为单核细胞及激活单核细胞、淋巴细胞及激活淋巴细胞、中性粒细胞数量大致相等。

病毒性脑膜炎大部分呈淋巴样细胞反应，即使有中性粒细胞出现，在短期内也完全消失，而且激活淋巴细胞持续时间一般不超过 2 周。

结核性脑膜炎时其脑脊液细胞数可增加，但超过 $500 \times 10^6/L$ 者较为罕见，在发病初期以中性粒细胞为主，但很快下降。持续的混合性细胞学反应是结核性脑膜炎的特点，即在脑脊液细胞分类中既含有相当比例的中性粒细胞，也会有一定比例的激活单核细胞、淋巴细胞、激活淋巴细胞和浆细胞，这种以中性粒细胞占相当数量的多种细胞的组合，特别是激活淋巴细胞的存在对结核性脑膜炎的早期诊断是有帮助的，且这种混合细胞反应一般持续时间较长，短时期内常无明显变化。经过适当治疗病情好转后，脑脊液中中性粒细胞、激活淋巴细胞消失，而代之以正常的淋巴细胞和单核细胞。慢性期可呈持续混合细胞反应，且以淋巴细胞反应为主。

（2）中枢神经系统肿瘤：脑脊液细胞数可正常或稍高，以淋巴细胞为主。脑脊液找到白血病细胞是白血病脑膜转移的证据。脑脊液中查到肿瘤细胞是确诊脑膜癌病的主要方法，其敏感性为 70% ~ 90%，特异性为 100%。

（3）脑血管病：脑脊液细胞学检查有助于鉴别脑出血或腰穿损伤性出血。前者在早期病后数小时可见大量红细胞和明显中性粒细胞增多，2 ~ 3 天内达高峰，在脑脊液中可发现吞噬细胞（出血后数小时至第 3 天可出现含有红细胞的吞噬细胞，5 天后可见含铁血黄素吞噬细胞）。如为穿刺损伤性出血，则不会有上述反应。

（4）脑寄生虫病：不仅脑脊液细胞数升高，还可见嗜酸粒细胞增多，约占白细胞的 60% 或更高，浆细胞增多为另一特点。如将脑脊液离心沉淀物在显微镜下检查可发现血吸虫卵、阿米巴原虫、弓形体、旋毛虫的幼虫等，甚至还可找到细粒棘球绦虫的头节或头钩。

（二）生化检查

1. 蛋白质定量

正常成人腰池的蛋白质为 200 ~ 400 mg/L，脑池蛋白质为 100 ~ 250 mg/L，脑室内的蛋白质为 50 ~ 150 mg/L。

蛋白质含量增加一般指腰穿脑脊液中蛋白质含量高于 0.45 g/L，见于：①颅内感染，如化脓性脑膜炎，流行性脑脊髓膜炎，此时蛋白质显著增加；结核性脑膜炎，此时蛋白质含量中度增加；病毒性脑炎，此时蛋白质轻度增加；②颅内出血性疾病（蛛网膜下腔出血、脑出血等）；③颅内肿瘤；④椎管内梗阻；⑤神经梅毒、多发性硬化；⑥吉兰 - 巴雷综合征等。

蛋白质含量降低指腰穿脑脊液中蛋白质含量低于 0.15 g/L，见于：①大量脑脊液丢失；②良性颅内压增高症；③脑脊液漏等。

2. 蛋白电泳检测

参考值范围如下：

前清蛋白：0.02 ~ 0.07；

清蛋白：0.56 ~ 0.76；

α_1-球蛋白：0.02 ~ 0.07；

α_2-球蛋白：0.04 ~ 0.12；

β-球蛋白：0.08 ~ 0.18；

γ-球蛋白：0.03 ~ 0.12。

前清蛋白增高常见于舞蹈症、帕金森病、手足徐动症等中枢神经系统变性疾病；前白蛋白减少常见于脑膜炎。清蛋白增高常见于脑血管病，如脑梗死、脑出血等，以及椎管阻塞、脑肿瘤；白蛋白减少见于脑外伤急性期。α_1-球蛋白增高常见于脑膜炎、脑脊髓灰质炎等；α_2-球蛋白增高常见于脑肿瘤、转移癌、胶质瘤等；β-球蛋白增高常见于某些退行性变如帕金森病、外伤后偏瘫等；γ-球蛋白增高常见于多发性硬化。

电泳技术分析脑脊液标本中相关成分，在某些中枢神经系统疾病患者的样本中，能够迅速发现多条独特的、局限于球蛋白的寡克隆区带（OB）；脑脊液 IgG 寡克隆带（OCB）是 IgG 鞘内合成的重要定性指标，对判定 IgG 鞘内合成具有重要价值。临床上 CSF 中出现 OCB 主要见于多发性硬化（MS）、神经性梅毒、亚急性硬化性全脑炎、脑膜脑炎等疾病。

由于 CSF 中蛋白组分均来自血清，因此必须同时检测血清作为对照，以区别由血清透过血脑脊液屏障进入鞘内的 IgG 与鞘内自身合成的 IgG。

3. 葡萄糖测定

正常成人脑脊液糖含量为 2.5 ~ 4.5 mmol/L，儿童为 2.8 ~ 4.5 mmol/L；脑脊液中葡萄糖和血糖有密切关系，脑脊液葡萄糖约为血糖的 60%，也可以在 30% ~ 90% 范围内变化，这是由于血浆葡萄糖达到平衡需 1 ~ 2 小时。脑脊液中葡萄糖含量取决于血液葡萄糖浓度、血脑屏障的通透性、脑脊液中葡萄糖的酵解程度、携带运转系统的功能等。脑脊液中葡萄糖含量降低较升高更为常见，更具有临床意义。糖尿病或注射葡萄糖液使血糖升高后脑脊液中葡萄糖可以升高。当中枢神经系统受细菌或真菌感染时，这些病原体或被破坏的细胞都能释放出葡萄糖分解酶使葡萄糖消耗，而使脑脊液中葡萄糖降低，尤以化脓性脑膜炎早期降低最为明显。结核性、隐球菌性脑膜炎的脑脊液中葡萄糖降低多发生在中晚期，且葡萄糖含量越低，预后越差。病毒性脑炎时脑脊液中葡萄糖多为正常。

4. 氯化物测定

正常脑脊液氯化物含量较血中高，为 120 ~ 130 mmol/L，脑脊液中氯化物也随血浆氯化物的改变而变化。当脑脊液中蛋白质增多时，为维持脑脊液渗透压平衡，氯化物减少，多见于细菌性脑膜炎，尤其以结核性脑膜炎最为明显，可降至 102 mmol/L 以下。在低氯血症如呕吐、腹泻、脱水时脑脊液氯化物也会减少，而病毒性脑炎时无显著变化。脑脊液氯化物增加可见于尿毒症患者。

5. 酶学检测

正常人由于血脑屏障完整，脑脊液内酶浓度比血清内酶浓度低，当颅脑损伤、颅内肿瘤或脑缺氧时，血脑屏障破坏，细胞膜通透性也有改变，使脑脊液内酶量增加，且不受蛋白总量、糖含量及细胞数的影响：主要与脑细胞坏死程度和细胞膜的损害程度有关。

乳酸脱氢酶（LDH），正常成人的参考值是 3 ~ 40 U/L，活性增高常见于细菌性脑膜炎、脑血管病、脑肿瘤及脱髓鞘病等有脑组织坏死时。病毒性脑膜炎多在正常水平，这对鉴别细菌性脑膜炎与病毒性脑膜炎有一定意义。

天门冬氨酸氨基转移酶（AST），正常成人的参考值是 5 ~ 20 U/L，活性增高常见于脑梗死、脑萎缩、急性颅脑损伤、中毒性脑病及中枢神经系统转移癌等。

肌酸激酶（CK），正常成人的参考值是（0.94 ± 0.25）U/L，活性增高常见于化脓性脑膜炎、结核性脑膜炎、进行性脑积水、继发性癫痫、多发性硬化症、蛛网膜下腔出血、慢性硬膜下水肿、脑供血不足及脑肿瘤等。

溶菌酶活性增高多见于化脓性脑膜炎、脑瘤、血脑屏障破坏。结核性脑膜炎时增高明显，并且增高程度与病情轻重正相关。

6. 免疫学检查

IgG 的正常参考值为 10 ~ 40 mg/L，增高见于亚急性硬化性全脑炎、多发性硬化、急性化脓性脑膜炎、结核性脑膜炎、病毒性脑膜炎、神经梅毒等。约 70% 的多发性硬化脑脊液 IgG 指数增高，表明中枢神经鞘内源性 IgG 合成增多，但并非特异。如果 IgG 增高、脑脊液 IgG 指数正常，多为血脑屏障通透性增高所致。

IgA 的正常参考值为 0 ~ 6 mg/L，增高见于脑血管病、化脓性脑膜炎、结核性脑膜炎、神经梅毒等。

IgM 的正常参考值为 0 ~ 13 mg/L，增高见于中枢神经系统急性感染性疾病、脑肿瘤及多发性硬化。

（田文华）

第三节　数字减影脑血管造影检查

数字减影血管造影（DSA）是将传统的血管造影与电子计算机结合起来的新技术，具有重要的实用价值和诊断价值。近年来，CT 和 MRI 在临床上广泛应用，为颅脑疾病的诊断开辟了新途径，但在脑血管病的诊断上，仍不能取代数字减影脑血管造影。

一、基本原理与临床应用

数字减影装置由 X 线发生器、影像增强器、电视透视、数字电子转换器、电子计算机储存器组成。其原理是将 X 线投照人体所得到的光学图像，经影像增强视频扫描及数模转换，再经数字化处理后产生实时动态血管图像。造影前先摄取的图像为"模拟像"，造影后摄取的一组含有造影剂的图像为"潜影像"，将潜影像与模拟像相减，获得的就是数字减影像。数字减影脑血管造影按给药途径可分为静脉数字减影（IVDSA）和动脉数字减影（IADSA）。静脉数字减影注入造影剂剂量大，显影图像不如动脉减影清晰，近几年来，动脉数字减影逐渐取代常规脑血管造影，也逐步取代静脉数字减影，成为脑血管造影的主要方法。

1. 适应证

（1）脑血管疾病：颅内动脉瘤、脑动静脉畸形、各种病因的脑动脉炎、颅内动静脉瘘、脑血管狭窄与闭塞性疾病、脑动脉硬化、颅内静脉窦阻塞、颅内静脉血栓等。

（2）颅内肿瘤：脑膜瘤、胶质瘤及转移性肿瘤。

（3）颅内血肿：硬膜外血肿、硬膜下血肿、脑内血肿。

（4）介入放射治疗：颅内血管病的介入性治疗包括颅内动脉瘤的栓塞、脑动静脉畸形手术前或治疗性栓塞、颅内动静脉瘘的填塞、脑动脉内的溶栓治疗等。脑肿瘤的介入性治疗主要用于恶性肿瘤的局部用药。

2. 禁忌证

（1）对碘过敏者。

（2）中重度肝肾功能不全者。对轻度肾功能不全者最好应用非离子型造影剂，以减少对肾脏的损害。

（3）高热或急性传染病。

（4）血液病及凝血机制障碍。

（5）穿刺部位局部皮肤感染。

（6）不自主运动患者及癫痫频繁发作患者。

二、动脉数字减影脑血管造影的方法

1. 术前准备

（1）严格掌握适应证与禁忌证。

（2）做好患者的解释工作。

（3）术前做碘过敏试验：静脉注射泛影葡胺溶液 1 mL，观察 15 分钟，询问及观察患者有无恶心、呕吐、荨麻疹及结膜充血。有过敏反应可改用非离子造影剂，减少副作用。

（4）备皮：穿刺部位在腹股沟股动脉处，应剃除该处毛发，并用肥皂水清洗。

2. 血管造影

动脉数字减影脑血管造影多在股动脉插管，即为股动脉导管法。此方法操作方便，能选择多根脑血管。造影前 6 小时禁食，常规做碘过敏试验。造影结束后拔出导管，局部压迫 15 分钟，至无渗血为止。若压迫时间到达，仍有出血者，需重新压迫 15 ~ 20 分钟，术后平卧 24 小时，穿刺部位压沙袋防止出血。

3. 意外事故的处理

（1）造影过程中意外情况及处理。

1）动脉痉挛：此时可给予血管扩张剂。

2）穿刺部位血肿：如果血肿较小，可自行缓慢吸收，无须特殊处理。若血肿较大，需手术清除局部血肿。

3）动脉内血栓形成：小血栓可不引起症状，大的血栓可出现缺血症状，如偏瘫、单个肢体发凉、疼痛、发绀；桡动脉或足背动脉搏动减弱或消失。此时，应行溶栓治疗或手术取出栓子。

（2）造影剂引起的不良反应及处理：造影剂为碘剂，常见过敏反应。少数严重者引起并发症。

1）轻度过敏反应：患者口干咽痒、皮肤瘙痒、恶心、呕吐、面色潮红、心悸，一般不需特殊处理，症状重时可肌内注射地塞米松 5 ~ 10 mg，上述症状可缓解。

2）休克：患者开始表现轻度过敏反应，继之手足发凉、烦躁、神志恍惚、血压下降，此时静脉给予升压药物，同时肌内注射异丙嗪 25 mg，并给予吸氧。

3）惊厥：部分患者在造影过程中快速注入造影剂时出现意识丧失、全身抽搐、牙关紧闭。此刻，应立即停止注入造影剂，静脉缓慢注射地西泮 10 mg，同时保持呼吸道通畅，必要时吸氧。

4）急性肾衰竭：一般发生在肾功能不良及一次性注入造影剂量过大时。表现为造影术后出现少尿或无尿及水肿。此时，给予呋塞米 40 mg 加入 50% 葡萄糖溶液 40 mL 中，静脉推注。

（杨梅梅）

第四节　动脉粥样硬化性血栓性脑梗死

一、病因与发病机制

动脉粥样硬化性血栓性脑梗死是指在动脉粥样硬化等原因引起的血管壁病变的基础上，管腔狭窄、闭塞或有血栓形成，造成脑局部供血区血流中断，发生脑组织缺血、缺氧，软化坏死，引起相应的神经系统症状和体征，旧称脑血栓形成，为脑梗死中最常见的类型。最常见的病因为脑动脉粥样硬化，少见的原因为脑动脉炎（包括钩端螺旋体感染、结核性、梅毒性、风湿性、AIDS 等）；还见于高同型半胱氨酸血症、动脉夹层、偏头痛及血液高凝状态等。急性脑梗死病灶是由缺血中心区和周围的缺血半暗带组成，中心区由于严重的完全性缺血致脑细胞死亡，脑组织发生不可逆性损害；缺血半暗带的局部脑组织存在大动脉残留血液和侧支循环，脑缺血程度轻，仅功能缺损，具有可逆性。

二、诊断

该病常在安静休息时发生，一般意识清楚；但发生基底动脉血栓或大面积脑梗死时，则病情严重，出现意识障碍，甚至死亡。局灶症状因发生血栓的血管不同而异。颈动脉系统血栓表现为病灶对侧中枢性偏瘫、对侧感觉障碍，优势半球血管闭塞，尚可有失语；椎基底动脉系统血栓可出现脑干及小脑受累的症状，包括交叉性瘫痪、交叉性感觉障碍、脑神经麻痹和共济失调等。CT 扫描在发病 24 ~ 48 小时后可见低密度灶，磁共振检查（MRI）在发病数小时后即可显示 T_1 低信号、T_2 高信号的病变区域，对脑干、小脑梗死和小梗死灶比 CT 检查更清晰。血管造影可发现狭窄或闭塞的动脉。功能性 MRI，如弥散加权成像（DWI）和灌注加权成像（PWI），可在发病后的数分钟内检测到缺血性改变。本病临床结合影像，不难作出诊断，但应注意与脑出血及颅内占位性病变等相鉴别。

三、急性期治疗

脑梗死按病程可分为急性期（发病 2 周内）、亚急性期（15 天至 1 个月内）、恢复期（2 ~ 6 个月）和后遗症期（6 个月后）。治疗重点是急性期的分型治疗，要重视超早期（6 小时内）和急性期的处理，注意对患者进行整体化综合治疗和个体化治疗相结合。针对不同病情、不同发病时间及不同病因，采取有针对性的措施，包括溶解血栓和脑保护治疗。

1. 溶栓治疗

在发病 6 小时的时间窗内有适应证者可行溶栓治疗。溶栓治疗的目的是挽救缺血半暗带，通过溶解血栓使闭塞的脑动脉再通，恢复梗死区的血液供应，使缺血脑组织发生的不可逆性损伤降至最低程度。溶栓治疗的常用药物包括组织型纤溶酶原激活剂（rt-PA）和尿激酶（UK）等。溶栓治疗的时机是影响疗效的关键，多数研究包括对照临床试验的结果提示，发病 3 小时内应用 rt-PA 治疗可以减轻神经缺失程度和减少卒中的病死率。rt-PA 是选择性纤维蛋白溶解剂,纤溶作用仅局限于血栓形成部位,治疗量为 0.9 mg/kg,最大总剂量 90 mg,10% 剂量静脉推注,90% 的剂量在 60 分钟内静脉滴注,一般在发病 3 小时内使用,动脉内溶栓的有效性有待证实;UK 在国内应用较多,常用量 100 万 ~ 150 万 U,溶于生理盐水 100 ~ 200 mL 中,持续 30 分钟静滴,也可采用 DSA 监视下超选择性介入溶栓。

溶栓治疗的适应证:①年龄 18 ~ 80 岁(发病 4.5 小时内,年龄 ≥ 18 岁);②发病 6 小时之内;③意识清楚或嗜睡;④有缺血性卒中导致的神经功能缺损症状;⑤患者或家属签署知情同意书。

溶栓治疗的禁忌证包括:①有出血倾向或出血素质;②既往有颅内出血,包括蛛网膜下隙出血;近 3 个月有头颅外伤史;近 3 周内有胃肠或泌尿系统出血;近 2 周内进行过大的外科手术;近 1 周内有不可压迫部位的动脉穿刺;③近 3 个月有脑梗死或心肌梗死史,但陈旧小腔隙性梗死未遗留神经功能体征者除外;④有严重心、肾、肝功能不全或严重糖尿病;⑤体检发现有活动性出血或外伤(如骨折)的证据;⑥血压 ≥ 180/100 mmHg,血小板计数 < 100 × 10⁹/L,血糖 < 2.7 mmol/L(50 mg);⑦已口服抗凝药,且 INR > 1.7;48 小时内接受过肝素治疗(APTT 超出正常范围);⑧妊娠;⑨CT 提示多脑叶梗死(低密度影 > 1/3 大脑半球)。

溶栓治疗的并发症主要是脑梗死病灶继发出血或身体其他部位出血。

溶栓治疗的注意事项:①定期进行神经功能评估,在静脉点滴溶栓药物过程中及结束后 2 小时内每 15 分钟 1 次,随后 6 小时内为每 30 分钟 1 次,此后每 60 分钟 1 次直至 24 小时;②患者出现严重的头痛、急性血压增高、恶心或呕吐,或神经症状、体征恶化,应立即停用溶栓药物,紧急行头颅 CT 检查;③注意调控血压,测血压时间点同神经功能评估。如果血压高于 180/100 mmHg,更应多次检测血压,可酌情选用 β 受体阻滞剂,如拉贝洛尔、亚宁定等,如果血压高于 230/140 mmHg,可静滴硝普钠或地尔硫䓬;④溶栓治疗 24 小时内一般不用抗凝、抗血小板药物,24 小时后无禁忌证者可用阿司匹林 300 mg/d,以后改为维持量 50 ~ 150 mg/d;⑤胃管、导尿管或动脉内测压管在病情允许的情况下应延迟安置。

上述静脉溶栓是血管再通的首选方法。发病 6 小时内由大脑中动脉闭塞导致的严重卒中或由后循环大动脉闭塞导致的严重卒中且不适合静脉溶栓的患者,或静脉溶栓无效的大动脉闭塞患者,经过严格选择后可在有条件的医院进行动脉溶栓,或机械取栓,或(和)两者合用。

2. 抗血小板聚集治疗

可降低卒中的复发率,改善患者的预后。

(1)多数无禁忌证的不溶栓患者应在卒中后尽早(最好 48 小时内)开始使用阿司匹林。

(2)溶栓的患者应在溶栓 24 小时后使用阿司匹林。

(3)阿司匹林推荐剂量为 150 ~ 300 mg/d,2 周后改为预防剂量 50 ~ 150 mg/d。

3. 抗凝治疗

主要目的是防止缺血性卒中的早期复发、血栓的延长及防止堵塞远端的小血管继发血栓形成,促进侧支循环。但大多数急性脑梗死患者不推荐常规立即使用抗凝剂;使用溶栓治疗的患者,一般不推荐在 24 小时内使用抗凝剂。如果无出血倾向、严重肝肾疾病、血压 > 180/100 mmHg 等禁忌证时,下列情况可考虑应用抗凝治疗:①心源性梗死(如人工瓣膜、心房纤颤、心肌梗死伴附壁血栓、左心房血栓形成等);②深静脉血栓形成,肺动脉栓塞;③高凝综合征患者;④动脉夹层或颅内外动脉狭窄患者。

常用的抗凝剂有肝素和华法林。临床应用低分子肝素较安全,4 000 U 皮下注射,每日 2 次,10 日为一疗程。使用抗凝治疗时,应该密切监测凝血状况,使用的剂量要因人而异。

4. 降纤治疗

可降解血中的纤维蛋白原,增加纤溶系统的活性,抑制血栓形成。脑梗死早期(特别是 12 小时以内),不适合溶栓,并经过严格筛选,可选用降纤治疗,高纤维蛋白原血症患者更应积极降纤治疗。

(1)巴曲酶:治疗急性脑梗死有效,可显著降低纤维蛋白原水平,症状改善快且较明显,不良反应轻,但亦应注意出血倾向。首次剂量 10 U,之后隔日 5 U,静脉滴注,共用 3 次,每次用药前需进行纤维蛋白原检测。

（2）降纤酶：可有效地降低脑梗死患者血液中纤维蛋白原水平，改善神经功能，减少卒中的复发率。发病 6 小时内用效果更佳。值得注意的是纤维蛋白原降至 130 mg/dl 以下时增加了出血倾向。

（3）其他降纤制剂：如蚓激酶、蕲蛇酶等临床也有应用。

5. 扩容治疗

对一般缺血性脑卒中患者，不推荐扩容。对于低血压或脑血流低灌注所致的急性脑梗死，如分水岭梗死可酌情考虑扩容治疗，但应注意可能加重脑水肿、心功能衰竭等并发症。

6. 其他改善脑血液循环药物

（1）丁基苯酞：丁基苯酞是近年国内开发的Ⅰ类新药。几项评价急性脑梗死患者口服丁基苯酞的多中心随机、双盲、安慰剂对照试验显示，丁基苯酞治疗组神经功能缺损和生活能力评分均较安慰剂对照组显著改善，安全性好。

（2）人尿激肽原酶：人尿激肽原酶（尤瑞克林）是近年国内开发的另一个Ⅰ类新药。评价急性脑梗死患者静脉使用人尿激肽原酶的多中心随机、双盲、安慰剂对照试验显示，尤瑞克林治疗组的功能结局较安慰剂组明显改善并安全。

7. 脑保护治疗

（1）神经保护剂：已经进行了许多试验和临床研究，探讨了各种神经保护剂的效果，不少神经保护剂在动物实验时有效，但缺乏有说服力的大样本临床观察资料。目前常用的有胞磷胆碱、依达拉奉、吡拉西坦及他汀类药物等，后者除具有降低低密度脂蛋白胆固醇的作用外，还具有神经保护等作用。

（2）亚低温治疗：亚低温（32～34 ℃）可以降低脑组织氧代谢率，抑制兴奋性氨基酸释放和细胞内钙超载，减少自由基的生成。局部亚低温可能是较有前途的治疗方法。高压氧亦可使用。

8. 中医中药治疗

治疗原则主要是活血化瘀、通经活络。动物实验显示，一些中药单成分或者多种药物组合可以降低血小板聚集、抗凝、改善脑血流、降低血黏滞度，以及具有神经保护作用。药物有三七、丹参、川芎、葛根素、水蛭及银杏叶制剂等。

9. 抗脑水肿治疗

腔隙性脑梗死主要是改善循环，不宜脱水；大、中梗死应积极脱水降颅压，防止脑疝形成。脑水肿高峰期为发病后的第 3～5 天，可根据临床观察或颅内压监测判定。可给予 20% 甘露醇 125～250 mL，6～8 小时一次；也可用呋塞米 40 mg 或 10% 白蛋白 50 mL，一天一次。对于大脑半球的大面积脑梗死，可在药物治疗效果差时施行开颅去骨瓣减压或部分脑组织切除术；较大的小脑梗死，尤其影响到脑干功能或引起脑脊液循环阻塞的，可行后颅窝开颅去骨瓣减压或直接切除部分梗死的小脑。

10. 其他治疗

（1）卧床休息，必要时吸氧。注意对皮肤、口腔及尿道的护理；按时翻身，避免压疮、肺部和尿路感染等。适当抬高头位，一般 15°～30° 左右，昏迷的患者应将头歪向一侧，以利于口腔分泌物和呕吐物流出，保持呼吸道通畅；对于有意识障碍或气道功能严重障碍者应给予气道支持（气管插管或切开）及辅助呼吸，使氧饱和度维持在 95% 以上。严密观察患者的意识改变、瞳孔大小、血压、脉搏及呼吸，有条件应进行监护，包括 24 小时内应常规进行心电图检查，必要时持续心电监护 24 小时或以上，以便早期发现阵发性心房纤颤或严重心律失常等心脏病变。吞咽困难者有误吸的危险，进食时应坐起，一般采用软食、糊状或黏稠食物，进食后应保持坐位 0.5～1 小时以上，必要时留置胃管鼻饲。对体温升高的患者应寻找和处理发热原因，如存在感染应给予敏感抗生素治疗，体温 >38 ℃ 的患者应给予退热措施。尽量增加瘫痪肢体的活动，避免发生深静脉血栓和肺栓塞。注意防治吸入性肺炎、上消化道出血、水电解质紊乱、心力衰竭等并发症。

（2）调控血压：脑梗死早期高血压的处理取决于血压升高的程度及患者的整体情况。收缩压 <180 mmHg 或舒张压 <100 mmHg 时，不需要降血压治疗；如收缩压在 180～200 mmHg 或舒张压在 100～110 mmHg 之间，也可不必急于降血压治疗，但应严密观察血压变化；如果血压 >200/110 mmHg，则应给予缓慢降血压治疗，并严密观察血压变化，尤其防止血压降得过快、过低；溶栓治疗前后，如果血

压 > 180/100 mmHg，则应及时降血压治疗，以防止发生继发性出血，最好使用微输液泵静滴硝普钠或地尔硫䓬。有高血压病史且已在服用降压药者，如病情波动，无禁忌证，可于起病数天后恢复使用发病前服用的降压药物或开始启动降压治疗。

（3）控制血糖：脑卒中急性期血糖增高可以是原有糖尿病的表现或是应激反应。高血糖和低血糖都能加重缺血性脑损伤，导致患者预后不良。当患者血糖增高超过 11.1 mmol/L 时，应给予胰岛素治疗，将血糖控制在空腹血糖为 7.8 mmol/L 以下，随机血糖为 10.0 mmol/L 以下。开始使用胰岛素时应 1 ~ 2 小时监测血糖一次。当血糖控制之后，通常需要给予胰岛素维持。急性卒中很少发生低血糖，有低血糖时应及时纠正。

11. 卒中单元

是一种组织化管理住院脑卒中患者的医疗模式，指在卒中病房内，以神经专科脑卒中医生、护士和康复人员为主，为脑卒中患者提供系统综合的规范化管理，包括药物治疗、肢体康复、语言训练、心理康复和健康教育等，将卒中的急救、治疗、护理与康复等有机地融为一体，有效降低病死率和致残率，改进患者预后。

四、恢复期治疗

1. 康复治疗

康复的目标是减轻脑卒中引起的功能缺损，提高患者的生活质量。应尽早进行，只要患者意识清楚，生命体征平稳，病情不再进展，48 小时后即可进行，康复应与治疗并进。早期给予被动肢体运动，随后可予主动运动，能增加肌力及协调性。除运动康复以外，还应注意语言、认知、心理、生活能力与社会功能的康复等。

2. 脑血管病的二级预防

积极处理各项可进行干预的脑卒中危险因素，应用抗血小板聚集药物，降低脑卒中复发的危险性。

（杨梅梅）

第五节　颅内静脉系统血栓形成

一、病因与发病机制

颅内静脉系统血栓形成，包括颅内静脉和静脉窦血栓形成，是由多种原因所致的以脑静脉回流受阻、脑脊液吸收障碍为特征的一组特殊类型脑血管病。本组疾病的特点为病因复杂，发病形式多样，临床表现无特异性，诊断困难，容易漏诊误诊。依病变性质 CVST 可分为感染性和非感染性，前者常继发于头面部（面部危险三角区皮肤感染、中耳炎、乳突炎、鼻窦炎、齿槽感染、颅骨骨髓炎、脑膜炎等）或其他部位化脓性感染灶（血行感染），故又称化脓性静脉血栓形成或血栓性静脉炎及静脉窦炎；后者的发生多与高凝状态、血液淤滞及管壁损伤有关，常见于恶病质、严重脱水、休克、颅脑损伤、心功能不全、血液病（红细胞增多症、镰状细胞贫血、白血病等）、妊娠期、产褥期、口服避孕药等；也有不明原因者或遗传性高凝状态。由于脑的深浅静脉血均汇入颅内各静脉窦，最后由乙状窦与颈内静脉沟通，血栓性静脉窦闭塞可引起静脉回流障碍，静脉压升高，导致脑组织淤血、水肿，皮质和皮质下出现点片状出血灶，甚至有静脉性脑梗死。感染性者静脉窦内可见脓液，常伴有脑膜炎和脑脓肿。

二、临床表现

临床表现主要取决于血栓的性质、大小及部位等。可为单纯颅内压增高，也可为伴或不伴有颅内压增高的局灶性脑功能受损（瘫痪、痫性发作、失语、偏盲、感觉障碍等），还可表现为以意识障碍为主颇似亚急性弥漫性脑病者。海绵窦血栓形成时可见眶内软组织、眼睑、眼结膜水肿，眼球突出、疼痛，若累及动眼、滑车、外展、三叉神经，则表现为眼睑下垂，眼球各方向活动受限、眼球固定、瞳孔扩大、光反射和角膜反射消失。由于海绵窦借环窦相通，故易波及对侧而产生类似症状，附近脑膜可产生炎症。乙状窦血栓形成还可产生岩尖综合征、颈静脉孔综合征。

三、诊断

脑脊液检查主要是压力增高，早期常规和生化一般正常，中后期可出现蛋白轻中度增高，发现红细胞提示有出血，出现白细胞增高提示并发感染。头部 CT 扫描可看到束带征、高密度三角征、空三角征等直接影像，间接征象包括：脑室变小，脑白质低密度，脑梗死或出血性脑梗死，条索状高密度影。CT 扫描正常不能排除 CVST 的诊断。头部 MRI 检查示脑静脉（窦）内血栓信号具有特异性，是诊断本病可靠的直接征象。MRV 和 CTV 可显示脑静脉（窦）腔血流完全梗阻或部分梗阻，被认为是目前较好的无创性脑静脉成像诊断方法。DSA 可直接显示血栓的部位和轮廓，是 CVST 诊断的金标准。

四、治疗

针对具体患者予以个体化的综合治疗，包括病因、对症、抗栓治疗及远期治疗。

（一）抗栓治疗

1. 抗凝

目的为阻止血栓扩大，促进侧支循环通路开放，预防深静脉血栓和肺栓塞，但不能溶解已经形成的血栓。目前已列为一线治疗方法，首选，静脉给予普通肝素或皮下注射低分子肝素。早期可使用普通肝素（按剂量调整）或低分子肝素，均为皮下注射，2 次/天。常规使用 2 周，使活化部分凝血活酶时间及激活全血凝血时间延长至正常值的 2 倍；同期日服华法林，控制国际标准化比值（INR）在 2.0～3.0（血浆凝血因子时间延长至正常值的 2 倍）。对于病因明确且临床症状改善的患者，华法林可使用 3 个月；对于病因不明确的高凝状态可服用华法林 6～12 个月；对于复发性 CVST 患者可考虑终身抗凝。由于低分子肝素仅依据患者体重调整药物剂量及并发出血较少的优点而应用较广。颅内出血并非抗凝治疗禁忌证，可评价出血体积大小，调整抗凝药物的剂量，严重时可停用抗凝药物。新型口服抗凝药达比加群酯、利伐沙班、阿哌沙班、依度沙班等，在 CVST 中的疗效有待进一步观察。

2. 溶栓

患者在接受抗凝治疗后，病情仍继续恶化或尽管采用其他处理措施，但颅内压仍然较高者，则应考虑溶栓治疗。对病情严重者，可以考虑血管内介入局部给药溶栓或清除血栓，但效果待评价，技术难度较大，仅适用于有条件的医院。

（1）系统性静脉溶栓：通过静脉滴注溶栓剂，经血液循环至颅内静脉窦内溶解窦内血栓，使静脉窦再通。此治疗方法操作快速、简便，治疗费用相对较低，而且尿激酶或重组组织型纤溶酶原激活剂溶栓效果确切。可用尿激酶 50 万～150 万 U/d，5～7 天（同时检测纤维蛋白原≥1.0 g）；rt-PA，0.6～0.9 mg/kg，总量≤50 mg。由于必须有足够（相当）剂量的溶栓剂进入窦内与血栓接触，才能发挥溶栓作用。如果静脉窦内血栓已经完全闭塞静脉窦，窦内血液流动缓慢甚至无血液流动，经静脉输注后，溶栓药物多经侧支途径回流，造成窦内血栓局部溶栓药物浓度很低，溶栓效果降低甚至无效。因此，溶栓需要严格进行患者挑选。

（2）静脉窦接触性溶栓：对于部分充分抗凝治疗病情仍进展的 CVST 患者，排除其他引起恶化的情况，可考虑静脉窦接触性溶栓治疗。即将微导管通过股静脉入路置于血栓内，一方面显著提高了血栓内溶栓药物的浓度；另一方面，对血栓形成时间较长、溶栓速率较慢的患者，将微导管置于血栓远端，进行缓慢持续泵入尿激酶溶栓治疗，使尿激酶反复循环溶栓，可增加静脉窦再通率，缩短静脉窦再通的时间。用尿激酶 50 万～150 万 U/d，静脉滴注，2～4 次/天，3～7 天，具体用药时间根据患者临床症状改善、影像学是否证实静脉窦基本通畅来确定。

（3）动脉溶栓：深静脉或小静脉血栓、静脉窦溶栓不能接触到的血栓采用动脉溶栓。即将溶栓药物顺行送达静脉端，可有效溶解皮质及深静脉的血栓，在主引流静脉不通畅的情况下，可促进侧支循环的建立、开放侧支静脉回流途径。尿激酶，经颈动脉穿刺，10 万 U/d，1 次/天，5～7 天，10～25 分钟缓慢注射，交替穿刺颈动脉。经股动脉入路，溶栓总量以 50 万 U 为宜。

（4）机械碎栓：目前国内外有切割血栓、球囊、保护伞及 solitaire 拉栓等方法机械碎栓。根据患者病情及医院条件谨慎选择。

（5）支架成形术：对于正规治疗 >6 个月、慢性血栓、局部狭窄、症状无改善，远、近端压力差 > 12 mmHg 的患者，可考虑静脉窦内支架成形术。

（二）病因治疗

对感染性血栓形成应积极控制感染及处理原发病灶。临床一经确认，即应及早用药；针对性的治疗应在脓液、血液及脑脊液等细菌培养及药物敏感试验后选择用药，但在尚未查明致病菌种前，宜多种抗生素联合或用广谱抗生素治疗；使用抗生素剂量要足够，疗程宜长，或在局部或全身症状消失后继续用药 2~4 周。在抗生素应用基础上，彻底清除原发病灶，如疖肿切开排脓、乳突根治术等。对非感染性血栓形成也应在针对原发病患的基础上，尽力纠正脱水、增加血容量、降低血黏度、改善脑血液循环。

（三）对症治疗

有脑水肿、颅内高压者，应积极行脱水降颅压治疗。常用甘露醇快速静脉滴注、甘油果糖、利尿剂辅助脱水，应注意血黏度、电解质及肾功能，也可用乙酰唑胺抑制脑脊液分泌。颅压过高危及生命时可行开颅去骨瓣减压术。癫痫发作者给予抗癫痫治疗，高热患者应予以物理降温，对意识障碍的患者应加强基础护理及支持治疗，并预防并发症。

（四）远期治疗

停用避孕药；治疗原发疾病和危险因素；继续口服抗凝剂 3~6 个月。

（柴玉斌）

第六节　脑出血

一、病因与发病机制

脑出血是指非外伤性的自发性脑实质内出血，占全部脑卒中的 20%～30%。最常见的原因是高血压和脑动脉硬化，其他原因包括先天性脑血管畸形、颅内动脉瘤、脑淀粉样血管病、血液病、脑动脉炎、肿瘤等。出血部位以基底核区最多见，其次是脑叶、丘脑、脑干、小脑。出血产生的颅内血肿可导致该部脑组织破坏及受压水肿，产生相应的神经系统症状与体征；同时可影响颅内血液及脑脊液循环，进一步引起脑组织水肿、颅内压增高，甚至脑疝形成，危及生命。

二、诊断

临床上脑出血多表现为急骤起病、头痛、呕吐、神志障碍等颅内压增高的全脑症状，以及肢体瘫痪、麻木、脑神经麻痹等局灶症状，后者视出血部位而定。凡中年以上，有高血压动脉硬化史者，在活动状态下突然发生意识障碍和肢体瘫痪，血压升高，均应考虑本病的可能，脑 CT 扫描是诊断脑出血最有效最迅速的方法，可早期确诊。诊断还需与其他引起昏迷的全身性疾病和缺血性脑血管病相鉴别。本病死亡率较高，必须积极治疗。

三、急性期治疗

主要原则为保持安静，防止继续出血，对有指征者及时清除血肿，积极降低颅内压，控制脑水肿，减轻血肿造成的继发损害，促进神经功能恢复，调整血压，加强护理和防治并发症。近年来多推崇个体化治疗原则，根据出血部位、血肿量、有无继发性脑室出血、有无脑积水、脑疝、意识状态、一般情况等综合考虑，并对患者进行手术和非手术治疗预后评估，作出恰当的内外科治疗选择。

1. 一般治疗

尽可能就近治疗，不宜长途搬运及过多搬动，一般应卧床休息 2～4 周，以免加重出血和防止再出血。吸氧，保持呼吸道通畅，清除口腔分泌物和呕吐物，如分泌物不能流出，应随时吸出，必要时气管切开。密切观察血压、脉搏、呼吸、神志及瞳孔变化，有条件时应对昏迷患者进行监护。尿潴留应导尿，便秘者应使用缓泻剂；加强护理，定时变换体位，防止压疮。加强营养，维持水电解质平衡，发病后 2～3 天仍神志不清或吞咽困难者应鼻饲。烦躁不安者可适量用镇静药。

2. 调控血压

脑出血患者一般血压升高，这是颅内压增高后机体为保证脑组织供血的一种代偿性反应，当颅内压下降时血压也随之下降，因此一般首先给予降颅压治疗而不使用降血压药物。但血压过高时，容易增加再出血的危险性，则应及时控制血压。根据患者的年龄、高血压病史长短、平时血压控制情况、脑出血病因、发病后血压情况、颅内压水平及距离发病的时间间隔等，采取个体化原则进行血压调控。一般遵循以下原则：①降颅内压治疗后，收缩压≥200 mmHg、舒张压≥110 mmHg 时，可适当平稳降血压，使血压维持在略高于发病前水平或 180/105 mmHg 左右；②收缩压≤180 mmHg 或舒张压≥105 mmHg 时，可暂时不使用降压药，并严密观察血压情况，必要时再用降压药；③降压治疗时，要使血压维持在 160/90 mmHg 左右；④降压治疗应避免使用强降压药物，注意血压降低幅度不要过大，防止因血压下降过快而造成脑低灌注，加重脑损伤；⑤血压过低者（收缩压 < 90 mmHg 时）应给予升压治疗，以保持脑灌注；⑥恢复期血压缓慢降至高血压控制的目标血压。

3. 控制脑水肿，降低颅内压

脑出血后，脑水肿逐步加重，常在 3～5 天内达到高峰，可引起脑疝，危及生命，是脑出血患者死亡的主要原因，故控制脑水肿，降低颅内压是脑出血急性期处理的一个重要环节。渗透性脱水剂甘露醇是最重要的降颅压药物，20% 的甘露醇用量为 125～250 mL，快速静脉滴注，每 6～8 小时一次，一般应用 5～7 天为宜，颅内压增高明显或有脑疝形成时，可加大剂量，快速加压静推，使用时间也可延长，冠心病、心肌梗死、心力衰竭和肾功能不全者慎用，使用过程中需监测尿量、肾功能和电解质；可同时应用呋塞米（速尿）20～40 mg，静脉注射，二者常交替使用，每日 2～4 次；甘油果糖也是一种高渗脱水剂，起效较慢，但持续作用时间较长，250～500 mL 静脉滴注，每日 1～2 次，脱水作用温和，没有反跳现象，适用于肾功能不全者；20% 人血白蛋白 50～100 mL 静脉滴注，每日 1 次，能提高血浆胶体渗透压，减轻脑水肿，但价格昂贵；肾上腺皮质激素降颅压效果不如高渗脱水药，且易引起感染、升高血糖、诱发应激性溃疡，故不推荐使用。

4. 止血剂

一般脑内动脉出血难以药物制止，故不主张使用止血剂，但有凝血功能障碍时可选用，时间不超过 1 周。

5. 亚低温治疗

局部亚低温治疗是脑出血的一种辅助方法，能减轻脑水肿，减少自由基产生，促进神经功能缺损恢复，改善预后，且无不良反应，安全有效。局部亚低温治疗实施越早，效果越好，建议在脑出血发病 6 小时内给予亚低温治疗，治疗时间应至少持续 48～72 小时。

6. 并发症的防治

并发症影响预后，严重时可造成患者死亡，必须注意防治。定时翻身，防止压疮发生；一旦发生压疮，除应积极局部治疗外，还应加强全身支持治疗、高蛋白饮食等增加机体抵抗力，促进压疮愈合。应注意保持大小便通畅，以免因便秘及小便潴留而引起用力或烦躁不安，加重病情。注意保持呼吸道通畅，如并发肺部、泌尿系感染，可酌情使用相应的抗生素，在先经验用药的同时，应及时查找致病菌，以利于敏感抗生素的选择。对于中枢性发热的患者，主要以物理降温为主，可用冰毯或冰帽，必要时给予人工亚冬眠。脑出血患者上消化道出血的发生率高达 30%，因此可用 H_2 受体阻滞剂，如西咪替丁每日 0.2～0.4 g 静脉滴注，或雷尼替丁 150 mg 每日 2 次口服，或奥美拉唑 200 mg 每日 2 次口服，或奥美拉唑 40 mg 每日 1 次静脉注射；并可用氢氧化铝凝胶 10 mL 每日 3 次口服，或磷酸铝凝胶 20 g 每日 3 次口服；必要时可应用止血药，如去甲肾上腺素 4~8 mg 加冷盐水 80~100 mL 每日 4~6 次口服，或云南白药 0.5 g 每日 4 次口服；若内科保守治疗无效可在内镜直视下止血；应防止呕血时引起窒息，同时应补液或输血维持血容量。注意防治下肢深静脉血栓形成。并发癫痫发作者，给予相应的抗癫痫药物治疗。

7. 手术治疗

主要目的是清除血肿，降低颅内压，挽救生命；其次是尽可能早期减少血肿对周围组织的压迫，降低致残率。主要采用的方法有以下几种：去骨瓣减压术、小骨窗开颅血肿清除术、钻孔穿刺血肿碎吸术、内镜血肿清除术、微创血肿清除术和脑室出血穿刺引流术等。目前对手术适应证和禁忌证尚无一致意见，可根据病情、出血部位和医疗条件决定，下列情况可考虑手术治疗：①基底核区中等量出血（壳核出血≥30 mL，丘脑出血≥15 mL），在合适时机选择钻孔穿刺血肿清除术或小骨窗血肿清除术，及时清除血肿；大量出血或脑疝形成者，多需外科行去骨瓣减压血肿清除术，以挽救生命；②小脑出血，易形成脑疝，出血量≥10 mL，或直径≥3 cm，或并发脑积水，应尽快手术治疗；③脑叶出血，高龄患者常为淀粉样血管病变出血，除血肿较大危及生命或由血管畸形引起需外科治疗外，多行内科保守治疗；④脑室出血，轻型的部分脑室出血可行内科保守治疗，重症全脑室出血（脑室铸形）需脑室穿刺引流加腰穿脑脊液置换治疗。

四、恢复期治疗

危险期过后，待病情允许，应及早进行康复治疗。主要目的是加强瘫痪肢体的被动与主动锻炼，配合物理疗法、针灸等，以促进功能恢复；对失语者同时应积极进行言语训练。应嘱患者定期复诊，继续稳定血压，治疗高脂血症、糖尿病等，适当给予改善脑循环及代谢的药物，促进脑功能恢复。

（雷红韦）

参考文献

［1］ 葛均波，徐永健，王辰．内科学［M］.9 版．北京：人民卫生出版社，2018.

［2］ 林果为，王吉耀，葛均波．实用内科学［M］.15 版．北京：人民卫生出版社，2017.

［3］ 张文武．急诊内科学［M］.4 版．北京：人民卫生出版社，2017.

［4］ 吕坤聚．现代呼吸系统危重症学［M］.北京：世界图书出版公司，2015.

［5］ 谢灿茂．内科急症治疗学［M］.6 版．上海：上海科学技术出版社，2017.

［6］ 陈灏珠．实用心脏病学［M］.4 版．上海：上海科学技术出版社，2016.

［7］ 胡大一．心血管内科学高级教程［M］.北京：中华医学电子音像出版社，2017.

［8］ 张健，陈义汉．心脏病学实践 2018［M］.北京：人民卫生出版社，2018.

［9］ 黄振文，邱春光，张菲斐．心血管病诊疗手册［M］.郑州：郑州大学出版社，2015.

［10］ 于皆平，沈志祥，罗和生．实用消化病学［M］.3 版．北京：科学出版社，2017.

［11］ 姜泊．胃肠病学［M］.北京：人民卫生出版社，2015.

［12］ 夏冰，邓长生，吴开春，等．炎症性肠病学［M］.3 版．北京：人民卫生出版社，2015.

［13］ 林三仁．消化内科学高级教程［M］.北京：中华医学电子音像出版社，2016.

［14］ 迟家敏．实用糖尿病学［M］.北京：人民卫生出版社，2015.

［15］ 栗占国，张奉春，曾小峰．风湿免疫学高级教程［M］.北京：中华医学电子音像出版
社，2018.

［16］ 陈进伟，曾小峰．风湿免疫性疾病综合征［M］.北京：人民卫生出版社，2018.

［17］ 福西．哈林森风湿病学［M］.3 版．田新平，译．北京：科学出版社，2018.

［18］ 蒲传强，崔丽英，霍勇．脑卒中内科治疗［M］.北京：人民卫生出版社，2016.

［19］ 王伟，卜碧涛，朱遂强．神经内科疾病诊疗指南［M］.3 版．北京：科学出版社，2018.

［20］ 励建安，张通．脑卒中康复治疗［M］.北京：人民卫生出版社，2016.